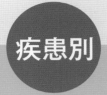

疾患別
整形外科理学療法ベストガイド
上肢・脊椎編

[編著]

相澤純也
東京医科歯科大学医学部附属病院
スポーツ医学診療センター理学療法技師長

中丸宏二
寺嶋整形外科医院リハビリテーション科部長

平尾利行
船橋整形外科クリニック理学診療部課長

中外医学社

●執筆者 (執筆順)

地神 裕史	国士舘大学理工学部健康医工学系准教授
川井 誉清	松戸整形外科病院リハビリテーションセンター
見供 翔	河北総合病院リハビリテーション科
大路 駿介	東京医科歯科大学医学部附属病院スポーツ医学診療センター
池田 崇	昭和大学保健医療学部理学療法学科講師/昭和大学藤が丘リハビリテーション病院
仲島 佑紀	船橋整形外科市川クリニック理学診療部副部長
関口 貴博	船橋整形外科クリニック理学診療部課長
波戸根 行成	寺嶋整形外科医院リハビリテーション科
中丸 宏二	寺嶋整形外科医院リハビリテーション科部長
三森 由香子	慶應義塾大学病院リハビリテーション科
瓦田 恵三	寺嶋整形外科医院リハビリテーション科
大石 敦史	船橋整形外科クリニック理学診療部主任
小山 貴之	日本大学文理学部体育学科准教授
伊藤 貴史	苑田会リハビリテーション病院リハビリテーション科科長

序

　「疾患別整形外科理学療法ベストガイド」を手に取って頂き誠にありがとうございます．本書はタイトルに「ベストガイド」とあるように，整形外科疾患への理学療法評価・治療のスキルアップに向けて，ベストと思われる手本を示しながらガイド（案内・誘導）することをコンセプトとして企画・編集を進めてまいりました．

　理学療法に関する書籍は山ほどありますが，その内容から実際に「どこを見て何をチェックするのか」，「どこをどのように触ってどのように動かすのか」など，読者がすぐにテクニックを再現できるような工夫がなされた実用書は多くはないように思います．本文に「他動的なストレッチングを行う」とだけ記載されていたり，図があってもキャプションとの対応がわかりにくいと，著者が意図した具体的な方法やコツを読者が理解し，再現することは容易ではありません．優れた師匠は答えをすぐに与えずにあえて悩ませるという考え方もありますが，我々の対象が症状のある患者である以上，「失敗しても色々チャレンジしてみよう」というわけにはいきません．その道のエキスパートからテクニックを効率よく盗むことも重要ではないでしょうか．

　本書では，整形外科疾患に関わる理学療法士や養成校学生が避けては通れない代表的な33の疾患を上肢，脊椎，下肢に分類して取り上げました．それぞれにおいて「疾患の特徴」をわかりやすく解説した上で，「理学療法評価」と「理学療法治療」について症状別の視点で系統的に理解できるよう紙面構成を工夫しました．そして，最も特徴的な点が「ガイド」と称した図であり，図内のコメントにより，読者が著者の意図したテクニックを再現，実践できるよう工夫をしたことです．そして，各章の最後には「XXときかれたらどうする？」というコミュニケーションガイドの頁を設け，エキスパートの先生方が患者さんによく聞かれる疑問と，その返答へのアドバイスを執筆して頂きました．普段の臨床や現場での活動で役立つこと間違いないと思います．

　執筆はケア，研究，教育の第一線で活躍されているエキスパートの先生方にご依頼しました．少々手の込んだ紙面構成で頭を悩ませながらも素晴らしい玉稿を書き上げてくださいました．校正・編集は執筆・編集の経験が豊富で，私が尊敬する中丸宏二先生，平尾利行先生に助言を頂きながら進めてまいりました．学生や新人理学療法士は勿論ですが，指導的な立場にある先生方にも「使える」指導用参考書としてご活用いただけると幸いです．

　最後に，我々に素晴らしい企画を提案して頂き，出版まで導いてくださった高橋様をはじめとする中外医学社の方々にお礼を添えて編集の序とします．

　　　2018年9月　　　　　　　　　　　　　　　　　　　　　　　　　　相澤純也

目 次

第1章　上肢

1 胸郭出口症候群 〈地神裕史〉 2
疾患の特徴 ……………………………………………………………………… 2

1. 理学療法評価 …………………………………………………………… 5
1-1. 感覚異常 ………………………………………………………………… 5
1-2. ROM制限と代償性アライメント ……………………………………… 6
1-3. 筋力低下 ………………………………………………………………… 6
1-4. 類似疾患症状 …………………………………………………………… 8
1-5. アライメント・姿勢の異常 …………………………………………… 16
1-6. 下部体幹の機能異常 …………………………………………………… 16

2. 理学療法治療 …………………………………………………………… 18
2-1. 疼痛・感覚異常に対する物理療法 …………………………………… 18
2-2. 症状に直接関係する筋のストレッチング …………………………… 19
2-3. 上肢・肩甲帯のエクササイズ ………………………………………… 22
2-4. 体幹機能エクササイズ ………………………………………………… 27

2 肩関節周囲炎（五十肩，凍結肩） 〈川井誉清〉 34
疾患の特徴 ……………………………………………………………………… 34

1. 理学療法評価 …………………………………………………………… 36
1-1. 痛み ……………………………………………………………………… 36
1-2. 関節可動域制限，スティッフネス …………………………………… 38
1-3. 姿勢・アライメント異常 ……………………………………………… 39
1-4. 腱板機能低下 …………………………………………………………… 39
1-5. 肩甲上腕関節機能の低下 ……………………………………………… 40
1-6. 肩甲胸郭関節の可動性，安定性の異常 ……………………………… 42
1-7. 日常生活動作の障害 …………………………………………………… 43

2. 理学療法治療 …………………………………………………………… 43
　　2-1. 患者教育 ………………………………………………………… 44
　　2-2. 痛みへのアプローチ …………………………………………… 44
　　2-3. 肩甲上腕関節の ROM エクササイズと徒手療法 …………… 45
　　2-4. 肩峰下圧を軽減するためのエクササイズ …………………… 47
　　2-5. 肩甲胸郭関節の可動性改善のためのエクササイズ ………… 47
　　2-6. 姿勢・運動パターンの修正エクササイズ …………………… 49

3 投球障害肩 …………………………………………………〈見供 翔〉 54
　疾患の特徴 ……………………………………………………………… 54

　1. 理学療法評価 …………………………………………………………… 56
　　1-1. 情報収集 ………………………………………………………… 56
　　1-2. 痛み ……………………………………………………………… 56
　　1-3. 関節可動域の異常 ……………………………………………… 59
　　1-4. 上腕骨頭の異常運動 …………………………………………… 61
　　1-5. 肩甲帯の機能不全 ……………………………………………… 62
　　1-6. 胸郭の機能不全 ………………………………………………… 65
　　1-7. 腱板の機能不全 ………………………………………………… 67
　　1-8. 下肢・体幹の機能不全 ………………………………………… 68
　　1-9. 投球動作パターンの異常 ……………………………………… 70

　2. 理学療法治療 …………………………………………………………… 74
　　2-1. 痛みに対する治療 ……………………………………………… 74
　　2-2. ROM 制限への徒手療法とエクササイズ …………………… 74
　　2-3. 筋機能トレーニング …………………………………………… 76
　　2-4. 下肢・体幹機能エクササイズ ………………………………… 78
　　2-5. 投球動作を想定した機能エクササイズとフォーム修正 …… 80

4 肩関節脱臼（外傷性前方脱臼）…………………………〈大路駿介〉 86
　疾患の特徴 ……………………………………………………………… 86

　1. 理学療法評価 …………………………………………………………… 89
　　1-1. 肩関節不安定性 ………………………………………………… 89
　　1-2. 痛み ……………………………………………………………… 89
　　1-3. 筋機能異常 ……………………………………………………… 90

1-4. ROM 制限，筋の硬さ ………………………………… 92
　　1-5. 肩甲帯の機能不全 ……………………………………… 94
　　1-6. 神経筋コントロール不良 …………………………… 96
　　1-7. 姿勢・アライメント異常 …………………………… 98
　　1-8. 運動連鎖不良 ………………………………………… 99

　2. 理学療法治療 ……………………………………………… 101
　　2-1. 患者教育 ……………………………………………… 102
　　2-2. 筋のリラクセーション ……………………………… 102
　　2-3. 姿勢・アライメントの修正 ………………………… 103
　　2-4. 肩甲胸郭関節のエクササイズ ……………………… 104
　　2-5. ROM エクササイズ ………………………………… 104
　　2-6. インナーマッスルの筋力トレーニング …………… 105
　　2-7. 神経筋コントロールエクササイズ ………………… 106
　　2-8. アウターマッスルや患部外を含めた筋力トレーニング … 107
　　2-9. 動作修正トレーニング ……………………………… 109

5　上腕骨近位部骨折 〈池田　崇〉113
　疾患の特徴 …………………………………………………… 113

　1. 理学療法評価（外固定期） ……………………………… 117
　　1-1. 痛み，感覚異常 ……………………………………… 117
　　1-2. 腫脹・浮腫 …………………………………………… 117
　　1-3. 筋機能異常 …………………………………………… 118
　　1-4. 関節可動域制限 ……………………………………… 120
　　1-5. 胸郭・体幹可動性の低下 …………………………… 120

　2. 理学療法治療（外固定期） ……………………………… 122
　　2-1. 肩外転装具の装着指導 ……………………………… 122
　　2-2. 徒手療法 ……………………………………………… 123
　　2-3. 上肢遠位部の自動運動 ……………………………… 124
　　2-4. 肩関節の ROM エクササイズ ……………………… 126

　3. 理学療法評価（固定解除後） …………………………… 127
　　3-1. 筋緊張異常 …………………………………………… 127
　　3-2. ROM 制限 …………………………………………… 129

3-3. 筋機能の異常 …………………………………………………………… 130
　　3-4. 転倒リスク ……………………………………………………………… 131

　4. **理学療法治療**（固定解除後）………………………………………………… 131
　　4-1. 筋緊張のコントロール ………………………………………………… 132
　　4-2. ROMエクササイズ …………………………………………………… 132
　　4-3. 筋機能エクササイズ …………………………………………………… 134
　　4-4. 転倒予防のためのエクササイズ ……………………………………… 137

6 上腕骨外側上顆炎（テニス肘） ………………………………〈仲島佑紀〉 139
疾患の特徴 …………………………………………………………………………… 139

　1. **理学療法評価** …………………………………………………………………… 141
　　1-1. 痛み ……………………………………………………………………… 141
　　1-2. アライメント異常・筋タイトネス …………………………………… 144
　　1-3. ROM制限 ……………………………………………………………… 146
　　1-4. 筋機能異常 ……………………………………………………………… 148
　　1-5. 日常生活動作 …………………………………………………………… 149

　2. **理学療法治療** …………………………………………………………………… 150
　　2-1. 痛みの管理 ……………………………………………………………… 150
　　2-2. ROMエクササイズ・ストレッチング ……………………………… 151
　　2-3. セルフエクササイズ …………………………………………………… 154
　　2-4. 装具療法 ………………………………………………………………… 157

7 投球障害肘 …………………………………………………………〈仲島佑紀〉 160
疾患の特徴 …………………………………………………………………………… 160

　1. **理学療法評価** …………………………………………………………………… 162
　　1-1. 痛み ……………………………………………………………………… 162
　　1-2. 肘関節機能異常（アライメント異常・ROM制限・筋機能異常）…… 165
　　1-3. 肩関節機能異常（アライメント異常・ROM制限・筋機能異常）…… 167
　　1-4. 肩甲胸郭関節機能異常（アライメント異常・可動性低下・筋機能異常）…… 169
　　1-5. 下肢機能異常 …………………………………………………………… 172

　2. **理学療法治療** …………………………………………………………………… 173

- 2-1. 痛みの管理 …………………………………………………………… 173
- 2-2. 徒手療法（ROMエクササイズ） ……………………………… 173
- 2-3. 筋機能エクササイズ ……………………………………………… 175
- 2-4. 投球動作エクササイズ …………………………………………… 176

8 橈骨遠位端骨折 〈関口貴博〉 181

疾患の特徴 ……………………………………………………………………… 181

1. 理学療法評価 ……………………………………………………………… 183
- 1-1. 浮腫 ………………………………………………………………… 183
- 1-2. 痛み ………………………………………………………………… 183
- 1-3. ROM制限 …………………………………………………………… 185
- 1-4. 筋機能異常 ………………………………………………………… 186
- 1-5. 動作異常 …………………………………………………………… 186
- 1-6. 総合的手関節機能異常 …………………………………………… 188

2. 理学療法治療 ……………………………………………………………… 190
- 2-1. 浮腫に対するアプローチ ………………………………………… 190
- 2-2. ROMエクササイズ ………………………………………………… 191
- 2-3. 筋機能トレーニング ……………………………………………… 193
- 2-4. 患者教育 …………………………………………………………… 194

9 手根管症候群 〈波戸根行成〉 197

疾患の特徴 ……………………………………………………………………… 197

1. 理学療法評価 ……………………………………………………………… 200
- 1-1. 痛み・しびれ・感覚異常 ………………………………………… 200
- 1-2. 筋機能異常 ………………………………………………………… 204
- 1-3. 不良姿勢 …………………………………………………………… 206

2. 理学療法治療 ……………………………………………………………… 207
- 2-1. 装具による固定，安静 …………………………………………… 207
- 2-2. 界面構造へのアプローチ ………………………………………… 208
- 2-3. 神経系への直接的アプローチ …………………………………… 210
- 2-4. 環境へのアプローチ ……………………………………………… 210

10 TFCC損傷 〈関口貴博〉 215
疾患の特徴 215

1. 理学療法評価 217
1-1. 痛み 217
1-2. ROM制限 220
1-3. 筋機能異常 222
1-4. 動作異常 222

2. 理学療法治療 224
2-1. 痛みに対するアプローチ 224
2-2. ROMエクササイズ 224
2-3. 筋機能トレーニング 226
2-4. 姿勢・運動パターンの修正 228

第2章 脊椎

1 頚椎症性神経根症 〈中丸宏二〉 232
疾患の特徴 232

1. 理学療法評価 234
1-1. 痛み・しびれなどの症状 234
1-2. 姿勢・アライメント異常 238
1-3. ROM制限, 運動パターンの問題 239
1-4. 筋機能異常 241
1-5. 関節機能異常 242

2. 理学療法治療 244
2-1. 急性期の症状に対する治療 244
2-2. 筋機能異常に対する治療 245
2-3. 関節機能異常に対する治療 246
2-4. 姿勢, 運動パターンの修正 247
2-5. 患者教育(ADL・ホームエクササイズ指導) 249

2 胸椎・腰椎圧迫骨折 〈三森由香子〉 254
疾患の特徴 254

1. 理学療法評価 256
- 1-1. 痛み 256
- 1-2. 関節可動域制限 257
- 1-3. 筋機能障害 259
- 1-4. 姿勢アライメント異常 259
- 1-5. 歩行能力低下 260
- 1-6. バランス能力低下 262
- 1-7. 活動量低下 262

2. 理学療法治療 263
- 2-1. 患者教育 263
- 2-2. 体幹装具（コルセット）の選定，治療環境の調整 264
- 2-3. 関節可動域制限の予防と改善のためのストレッチング 266
- 2-4. 筋出力，筋力の強化 267
- 2-5. 起居移動動作の指導 269
- 2-6. 姿勢の修正，歩行練習，バランス練習 269
- 2-7. 体力増強，活動量維持 270
- 2-8. 再発予防 272

3 非特異的腰痛 〈瓦田恵三〉 274
疾患の特徴 274

1. 理学療法評価 275
- 1-1. 痛み 275
- 1-2. アライメント異常 276
- 1-3. ROM 制限 278
- 1-4. 筋長の異常 280
- 1-5. 運動・動作パターン，筋機能異常 281
- 1-6. 腰椎不安定性 283
- 1-7. 仙腸関節機能障害 283
- 1-8. 心理社会的要因 285

2. 理学療法治療 ……………………………………………………………………… 285
　　　2-1. 痛みに対する治療 …………………………………………………………… 285
　　　2-2. ROM 制限に対する治療 …………………………………………………… 287
　　　2-3. 筋機能トレーニング ………………………………………………………… 289
　　　2-4. 姿勢，運動・動作パターンの修正エクササイズ ………………………… 291
　　　2-5. 患者教育，カウンセリング ………………………………………………… 293

4　腰椎椎間板ヘルニア …………………………………………〈大石敦史〉298
　疾患の特徴 ……………………………………………………………………………… 298

　　1. 理学療法評価 ……………………………………………………………………… 300
　　　1-1. 痛み・しびれなどの症状 …………………………………………………… 300
　　　1-2. 姿勢・アライメント異常 …………………………………………………… 304
　　　1-3. ROM 制限，運動パターンの問題 ………………………………………… 305
　　　1-4. 筋機能異常 …………………………………………………………………… 306

　　2. 理学療法治療 ……………………………………………………………………… 309
　　　2-1. 患者教育 ……………………………………………………………………… 309
　　　2-2. 筋機能異常に対する治療 …………………………………………………… 309
　　　2-3. 神経の滑走性や伸張性に対する治療 ……………………………………… 311
　　　2-4. 腰椎の関節機能異常に対する治療 ………………………………………… 312
　　　2-5. 体幹の不安定性に対する治療 ……………………………………………… 314
　　　2-6. ADL 指導 …………………………………………………………………… 315

5　腰椎分離症 …………………………………………………………〈小山貴之〉319
　疾患の特徴 ……………………………………………………………………………… 319

　　1. 理学療法評価 ……………………………………………………………………… 321
　　　1-1. 痛み …………………………………………………………………………… 321
　　　1-2. アライメント異常 …………………………………………………………… 322
　　　1-3. 抗剪断力の低下 ……………………………………………………………… 323
　　　1-4. ROM 制限・過可動性 ……………………………………………………… 327
　　　1-5. 筋力・筋持久力低下 ………………………………………………………… 328
　　　1-6. 動作パターンの機能不全 …………………………………………………… 329

　　2. 理学療法治療 ……………………………………………………………………… 336

- 2-1. 痛みに対する治療 ………………………………………………… 337
- 2-2. ROM 制限・過可動性に対する治療 …………………………… 337
- 2-3. 抗剪断力，筋力・筋持久力に対する治療 …………………… 338
- 2-4. 動作パターンの機能不全に対する治療 ……………………… 341
- 2-5. 患者教育（ADL・ホームエクササイズ）…………………… 343

6 腰部脊柱管狭窄症 ……………………………………〈伊藤貴史〉346
疾患の特徴 ……………………………………………………………… 346

1. 理学療法評価 ……………………………………………………… 348
- 1-1. 痛み ……………………………………………………………… 348
- 1-2. 感覚異常 ………………………………………………………… 348
- 1-3. ROM 制限 ……………………………………………………… 349
- 1-4. アライメント異常・体幹筋機能異常 ………………………… 350
- 1-5. 筋機能異常 ……………………………………………………… 352
- 1-6. 立位バランス能力の低下 ……………………………………… 354
- 1-7. 日常生活動作能力の低下 ……………………………………… 354
- 1-8. 精神的 QOL の低下 …………………………………………… 355

2. 理学療法治療 ……………………………………………………… 357
- 2-1. 姿勢・アライメント修正のためのストレッチング ………… 357
- 2-2. 下肢筋機能トレーニング ……………………………………… 359
- 2-3. 体幹筋機能トレーニング ……………………………………… 362
- 2-4. 持久力トレーニング …………………………………………… 364
- 2-5. 生活動作指導・練習，コルセット …………………………… 365
- 2-6. 患者教育 ………………………………………………………… 366

索引 ………………………………………………………………………… 369

第1章

上 肢

1 胸郭出口症候群

Introduction

疾患の特徴

　胸郭出口症候群（Thoracic outlet syndrome：TOS）は第1肋骨と鎖骨によって構成される胸郭出口部で腕神経叢や鎖骨下動脈，鎖骨下静脈が頚肋，鎖骨，第1肋骨などの骨や，前斜角筋，中斜角筋，小胸筋などの筋によって圧迫・牽引されることで生じる症候群であり，1956年にPeet[1]らにより提唱された 図1 ， 図2 ．要因が神経系，動脈系，静脈系と別れているために様々な症状を呈するが，神経系の症状を最も呈しやすい．発症時の平均年齢は27.3歳で性別は1：3.7で女性に多い[1-3]．神経系の症状は主に腕神経叢の圧迫・絞扼によるもので，背部痛，胸部痛，上肢のしびれや脱力感・痛みが生じる．動脈系の症状は冷感などの感覚異常，脈の途絶，虚血による痛みで，上肢が白っぽくなるのが特徴である．静脈系の症状は上肢のうっ血と浮腫に伴う感覚異常や痛みで，主に前腕や手指が青紫を呈するのが特徴である．症状が現れる部位は肩甲帯の場合もあれば，上腕部，前腕部の場合など多岐にわたる．肩甲帯や上肢，手指に運動麻痺が生じ，筋力が低下することも少なくない．痛みや機能障害の程度は多岐にわたるが，持続的な痛みが慢性化することはまれである．上肢を挙上する，重量物を肩に担ぐ，ボールを投げるといった特定の動作を繰り返すことで症状が現れやすい．

　胎生期の下位頚椎から出ている肋骨の遺残した頚肋（第7頚椎横突起が肋骨のように大きくなったもの）の存在や，斜角筋の走行異常や質的変化などの先天的な要因と，外傷や不良姿勢に伴う筋のタイトネスといった後天的な要因に大別される 表1 ．頚肋が存在していても症状が現れない場合も多く，これらの先天的な要因に加えて，痩身，

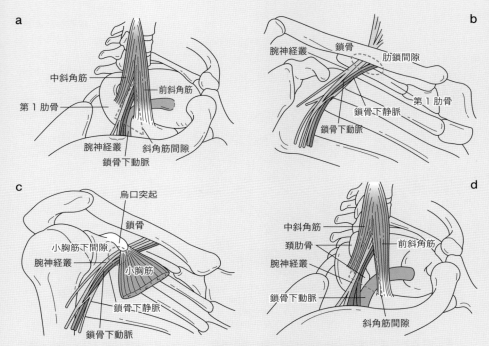

図1 胸郭出口部分の構造（地神裕史．上肢の理学療法．東京：三輪書店；2016．p. 181）[7]
a：斜角筋間隙部，b：肋鎖間隙部，c：小胸筋下間隙部，d：頚肋

下垂肩（なで肩）といった身体的な特徴や不良姿勢，特定の筋を酷使するスポーツや，重量物を扱う労働者の筋肥大や筋硬結といった後天的な要因が組み合わさることで症状が現れやすい．前者を牽引型TOS，後者を圧迫型TOSと分類することもある．

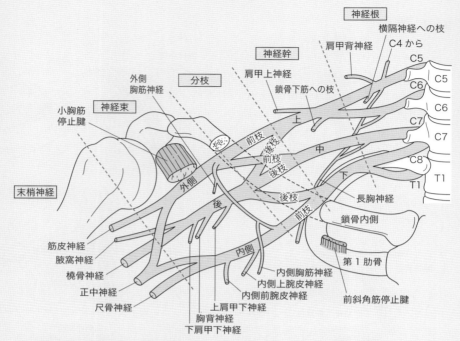

図2 腕神経叢の構造（Neumann DA, 著. 嶋田智明, 他監訳. 筋骨格系のキネシオロジー. 第2版. 東京: 医歯薬出版; 2012. p. 169 より改変）

表1 発症の要因分類

解剖学的異常	外傷
第1肋骨・鎖骨の骨性異常	斜角筋損傷
頸肋	腕神経叢の牽引損傷
斜角筋異常	鎖骨・肋骨骨折
線維性索状物	鞭打ち損傷
鎖骨下動脈の異常	上肢または脊椎への外傷
	スポーツ外傷
筋のタイトネス	**その他**
前斜角筋	腫瘍・炎症
小胸筋	胸郭または上肢手術
鎖骨下筋	中心静脈栄養（IVH）による血栓
中斜角筋	動揺肩・下垂肩
肩甲挙筋	
姿勢または生活・労働環境	
不良姿勢	
上肢頭上挙上労働	
重量物挙上	

第1章 上肢

1 理学療法評価

1-1 感覚異常

　TOSの症状や原因は多岐にわたるため，適切な治療を行うためには原因部位の特定や鑑別は重要である．腕神経叢は第5頸神経〜第1胸神経の前枝で構成されており，上神経幹，中神経幹，下神経幹を形成する．また，上・中神経幹からの枝が外側神経束（C5〜C7），上・中・下の神経幹からの枝が後神経束（C5〜Th1），下神経幹からの枝（前部）が内側神経束（C8，Th1）を構成する 図2 ．しびれや痛み，感覚異常が現れている部位と支配神経を対応させることで，どの神経束が影響しているのかを推測する 図3 ．これらの検査は一般的な表在感覚の検査方法に準じて行う．要因が神経系，血管系のどちらなのかを確認するために，神経伝導速度の検査が行われることも少なくない．一般的に神経の圧迫やニューロパチーの症状が認められる神経では伝導が遅延するといわれており，これらの検査結果も含めて要因を判断する．

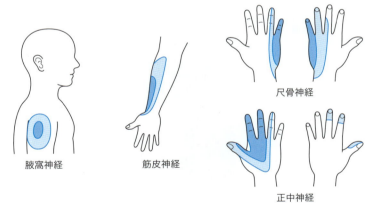

図3 上肢の感覚神経分布チェック・ガイド

1-2 ROM 制限と代償性アライメント

　TOS は関節の構造学的な問題により可動域が制限されることはなく，二次的に生じる筋力低下や，痛みや感覚異常による防御反応の結果として肩甲骨や脊椎のアライメント異常をきたし，上肢の可動域が制限される．肩甲帯，肩，肘，前腕，手関節，手指の ROM を計測する．上肢を挙上すると痛みやしびれが出現・増強する場合もあるが，ほとんどの場合は他動運動では誘発されず，自動運動によってのみ誘発される．TOS 患者では肩関節の自動的な屈曲や外転で症状が出る角度を記録しておく．

　肩甲帯（肩鎖関節，胸鎖関節，肩甲胸郭関節）の動きの制限が症状につながりやすいため，これらの可動域や左右差，代償運動パターンを評価する 図4 ．

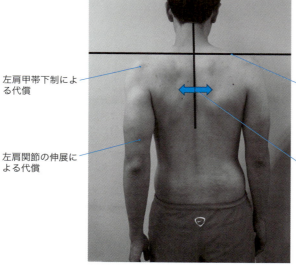

図4 肩甲骨内転の可動域と左右差の評価・ガイド
左肩甲帯の内転時に肩甲帯の下制や肩甲骨の前傾，肩関節伸展の代償が認められる．

1-3 筋力低下

　腕神経叢が関与する上肢の筋には上腕二頭筋/烏口腕筋/上腕筋（筋

表2 腕神経叢からの神経および肩の主動筋チェック・ガイド

神経	腕神経叢との関係	主たる神経根	支配される筋
腋窩神経	後神経束	C5, C6	三角筋, 小円筋
胸背神経（中肩甲下神経）	後神経束	C6, C7, C8	広背筋
上肩甲下神経	後神経束	C5, C6	肩甲下筋の上部線維
下肩甲下神経	後神経束	C5, C6	肩甲下筋と小円筋の下部線維
外側胸筋神経	外側神経束あるいは近位外側神経束	C5, C6, C7	大胸筋, ときに小胸筋
内側胸筋神経	内側神経束あるいは近位内側神経束	C8, T1	大胸筋（胸肋骨頭）と小胸筋
肩甲上神経	上神経幹	C5, C6	棘上筋, 棘下筋
鎖骨下神経	上神経幹	C5, C6	鎖骨下筋
肩甲背神経	C5神経根	C5	大・小菱形筋, 肩甲挙筋*
長胸神経	神経幹近位	C5, C6, C7	前鋸筋

注: それぞれの神経に関係する主たる神経根を示してある.
*頚神経叢からのC3, C4神経根による支配も受けている.
(Neumann DA, 著. 嶋田智明, 他監訳. 筋骨格系のキネシオロジー. 第2版. 東京: 医歯薬出版; 2012. p.170)

皮神経），円回内筋/橈側手根屈筋（正中神経），尺側手根屈筋/手内筋（尺骨神経），上腕三頭筋/総指伸筋（橈骨神経），三角筋（腋窩神経）などがある **表2**. 肩甲帯，上肢，前腕，手関節，手指の筋力を評価する．筋力低下の部位や程度を効率的に確認するために，感覚異常が現れている部位から関与している神経高位を推測したうえで支配筋の筋力をMMTで評価する．

　ブレイクテストに加えて，どの程度の負荷でTOS症状が現れるかを確認する．負荷なしで90°外転した際には症状が誘発されなくても，3kg程度の重りを持った場合に症状が現れることは少なくない．持続的な筋収縮や一定ポジションの維持により症状が認められる場合もあるため，筋力評価では，「どの角度で」，「どの程度の負荷で」，「どのくらいの時間で」という情報をあわせて記録しておく．

1-4 類似疾患症状

　TOS 症状は頸椎神経根や肘部管などの他の神経の症状と類似するため，これらをしっかり鑑別する．図5 のフローチャートをもとに TOS と類似する疾患を鑑別していく．頸椎椎間板ヘルニアや頸椎症といった頸椎由来の疾患や，筋や腱の炎症，心理的なストレスの有無を踏まえて機能診断を進める．

　斜角筋三角上部や鎖骨上窩部には腕神経叢のトリガーポイントが存在し，神経に損傷がある場合にはこの部位を刺激することで神経の走行に一致した放散痛（Tinel 徴候）が認められる 図6 ．下垂肩の姿勢で生じやすい牽引型の TOS は，肩をすくめる動作によって胸郭出口の狭窄が緩和されることで，症状が一時的に軽減することが多い．しかし，肩をすくめる動作そのものが斜角筋の過剰な努力を要する運動パターンになっている場合では症状は軽減されにくい．

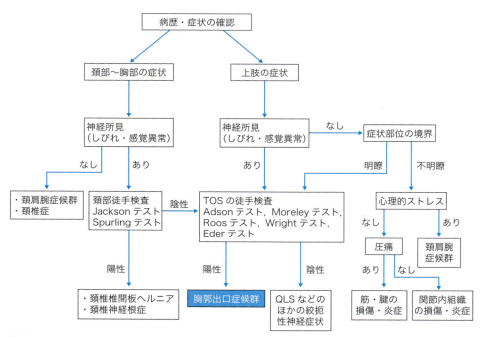

図5　胸郭出口症候群の機能診断・ガイド（地神裕史．上肢の理学療法．東京：三輪書店；2016. p. 181)[7]
QLS：四辺形間隙

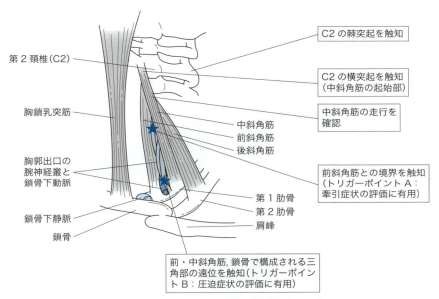

図6 腕神経叢のトリガーポイント確認・ガイド（山鹿眞紀夫，他．J of Clinical Rehabilitation. 1997; 6: 242-7[11]．大谷素明，監訳．クリニカルマッサージ．神奈川: 医道の日本社; 2009）

TOSは圧迫型TOS，牽引型TOSのほかに斜角筋症候群，過外転症候群，頚肋症候群，胸鎖症候群のタイプがある．これらは以下のテストで鑑別する 図7 ．

- 斜角筋症候群（scalenus syndrome）: Morleyテスト 図7a ，Adsonテスト 図7b
- 過外転症候群（hyperabduction syndrome）: Wrightテスト 図7c
- 頚肋症候群（cervical rib syndrome）: Roosテスト 図7d ，Adsonテスト 図7b
- 肋鎖症候群（costoclavicular syndrome）: Edenテスト 図7e ，Halstedテスト 図7f

1. 胸郭出口症候群

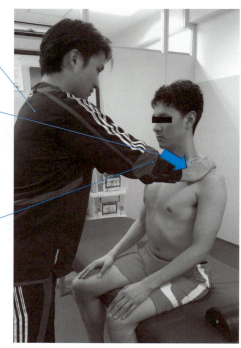

患者の正面に立つ

斜角筋三角部を検者の母指や母指球で下方の第1肋骨に向けて押し，肩周囲や上肢への放散痛の有無を確認する

左右ともに同じ場所を同時に押した際の症状の違いを確認する

図7a Morley テスト・ガイド
斜角筋症候群（scalenus syndrome）を鑑別するテスト．斜角筋三角部を検者の母指で下方の第1肋骨に向けて押さえる．肩・上肢に痛みが放散するものを陽性とする．ただし，頚椎症性神経根症でも陽性に出るためにさらなる評価が必要である．

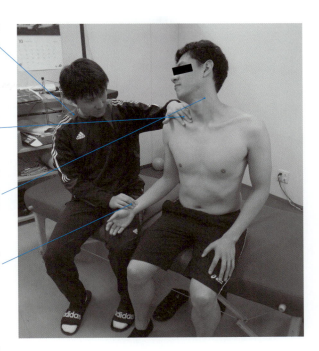

- 患者の側面，もしくは正面に座る（立つ）
- 斜角筋三角部を触知し，呼吸させて鎖骨や第1肋骨の動きを確認する
- 頭頸部を伸展させ，患側に回旋させる．さらに最大吸気位で息を止めさせる．これにより肋骨が挙上し，頸肋や斜角筋の収縮により，鎖骨下動脈や腕神経叢が圧迫される
- 検者は一側の手で患者の同側の橈骨動脈を触知する．橈骨動脈の拍動が消失，減弱した場合を陽性とする

図7b Adson テスト・ガイド

斜角筋症候群（scalenus syndrome），頸肋症候群（cervical rib syndrome）を鑑別するテスト．頸部を患側に側屈させ最大吸気で息を止めさせることで，斜角筋が緊張し斜角筋三角の狭窄が生じる．検者は患肢の橈骨動脈を触知し，脈拍の減弱・停止をもって陽性とする．症状の出方や出るまでの時間を必ず確認する．陰性だった場合でも，前胸部や背部，上肢の痛みやしびれ感，脱力感といった症状がないか確認する．

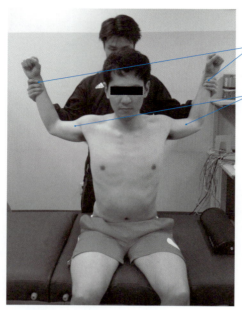

検者は患者の背面から両側の橈骨動脈を触知する．橈骨動脈の拍動が消失，減弱した場合を陽性とする

患者の両肩関節を90°外転外旋位，水平伸展位を取らせる

図7c Wright テスト・ガイド

過外転症候群（hyperabduction syndrome）を鑑別するテスト．肩関節を90°外転・外旋位で，水平伸展をさせる．橈骨動脈の脈拍の減弱・消失をもって陽性とし，肋鎖間隙や小胸筋下の狭窄を疑う．この肢位をとることで肋鎖間隙で腕神経叢が圧迫され，前胸部や背部の痛みや上肢のしびれ感，脱力感といった神経圧迫症状を呈する．陰性だった場合でも，肋鎖間隙や小胸筋下で腕神経叢や鎖骨下動脈が圧迫されることにより，前胸部や背部，上肢の痛みやしびれ感，脱力感といった症状を呈する場合もあるため確認する．症状の出方や出るまでの時間を必ず確認する．

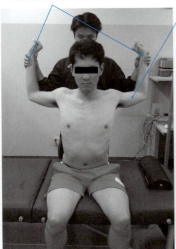
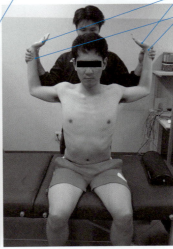

検者は患者の背面から両側の橈骨動脈を触知する

患者の肩関節を90°外転外旋位，水平伸展位を取らせる

患者に手指の屈曲伸展動作を3分間繰り返させる

橈骨動脈の拍動が消失，減弱した場合や運動の継続が不可能となった場合を陽性とする．水平伸展の角度によって結果が異なる場合もあるため，陽性となった際の時間や角度をチェックする

図7d Roos テスト・ガイド

頚肋症候群（cervical rib syndrome）を鑑別するテスト．肩関節を 90°外転・外旋位，水平伸展位で手指の屈曲・伸展を 3 分間反復させる．肋鎖間隙や小胸筋下の圧迫を増強させ，運動負荷によって症状発現を誘発させる手技である．前胸部や背部の痛みや上肢のしびれ感，脱力感といった神経圧迫症状を呈し，運動の続行が不能になるまでの時間を評価する．陰性だった場合でも，肋鎖間隙や小胸筋下で腕神経叢や鎖骨下動脈が圧迫されることにより，前胸部や背部，上肢の痛みやしびれ感，脱力感といった症状を呈する場合もあるため確認する．症状の出方や出るまでの時間を必ず確認する．

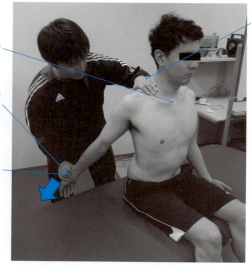

図7e Eden テスト・ガイド

肋鎖症候群（costoclavicular syndrome）を鑑別するテスト．座位または立位をとらせ，胸を張った状態で上肢を伸展かつ後下方に突き出させる（検者が軽く牽引してもよい）．検者は患肢の橈骨動脈を触知し，脈拍の減弱・停止をもって陽性とし，肋鎖症候群を疑う．陰性だった場合でも，肋鎖間隙で腕神経叢や鎖骨下動脈が圧迫されることにより，前胸部や背部，上肢の痛みやしびれ感，脱力感といった症状を呈する場合もあるため確認する．症状の出方や出るまでの時間を必ず確認する．

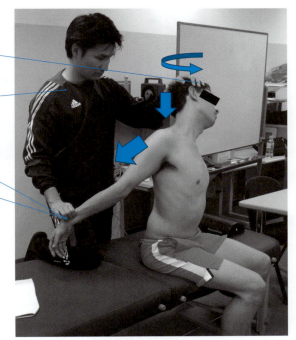

検者は一側の手で患者の頭部を軽く押さえ、側屈・回旋を強制する．本検査は頚椎神経根症状を評価するEatonテストと酷似しており、頚椎の症状と鑑別するために、押す強さや方向による症状の違いを確認する

患者の背面に立つ

検者は一側の手で患者の同側の橈骨動脈を触知する．橈骨動脈の拍動が消失、減弱した場合を陽性とする

検者は患側上肢を伸展かつ後下方に牽引する

図7f Halstedテスト・ガイド

肋鎖症候群（costoclavicular syndrome）を鑑別するテスト．頚部を患側の反体側に回旋（側屈）させ、患側上肢を伸展かつ後下方に牽引する．検者は患肢の橈骨動脈を触知し、脈拍の減弱・停止をもって陽性とし、肋鎖症候群や斜角筋症候群を疑う．本検査は頚椎神経根症状を評価する Eaton テストと酷似しており、頚椎の症状との鑑別が必要である．陰性だった場合でも、肋鎖間隙や小胸筋下で腕神経叢や鎖骨下動脈の圧迫により、前胸部や背部、上肢の痛みやしびれ感、脱力感といった症状を呈する場合もあるため確認する．

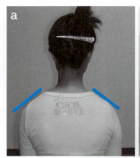 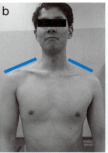 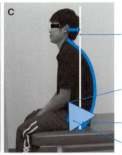

前額面上の観察．検者は患者の正面と背面より肩峰から頚部にかけての傾きや鎖骨の傾きを確認する．このとき目線は必ず肩峰まで下げて水平に観察する．

矢状面上の観察．目線を頭部にあわせて座位姿勢を観察する．

坐骨結節からの垂線に対して耳朶がどの程度前に出ているか観察する

上前腸骨棘

後上腸骨棘

上前腸骨棘や後上腸骨棘から骨盤の傾きを確認する．その際に坐骨結節の場所も確認する

図8 アライメントチェック・ガイド
胸郭出口症候群と関係の深い姿勢をチェックする．a：痩身でなで肩，b：左右で肩甲帯の挙上の角度が異なる，c：頭部前方突出姿勢

1-5 アライメント・姿勢の異常

　TOS は痩身でなで肩の女性や，怒り肩で肩周囲の筋が膨隆している男性に生じやすい．なで肩は解剖学的には肩甲帯が下制した状態であり，肩甲帯の下制には鎖骨の下制を伴い，肋鎖間隙を狭小化してしまう．このようなタイプは牽引型の TOS とよばれる．一方，怒り肩は肩甲帯を挙上した姿勢が特徴で，肩甲挙筋や小胸筋，斜角筋などの短縮により症状が現れる．頭部前方突出姿勢では肋骨が下制するために，斜角筋が伸張され，斜角筋間隙が狭小化する．これらの要因によって症状が現れることがあるため座位や立位での特徴的なアライメントの有無や程度を視診や触診で確認する **図8** ．

1-6 下部体幹の機能異常

　下部体幹とは横隔膜，骨盤底筋群，腹横筋，胸腰筋膜，多裂筋などで囲まれている部位を指すことが多い．上下肢の動作時の土台となる下部体幹が安定して固定できている状態のほうがより末梢にある上下肢の過剰な努力が軽減される．よってこれらの筋やユニットとしての機能低下は TOS を発症させる要因となる．下部体幹の評価では体幹を屈曲や回旋させるための腹部筋の筋力評価だけではなく，特定の姿勢を保持させたり，上下肢を動かした際に正しく固定できているかを

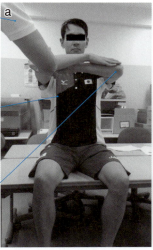
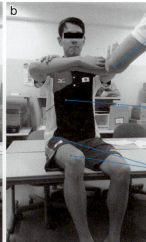

検者は患者の前面に立つ

股関節・膝関節が90°となる座位をとらせる．体幹はアップライト姿勢（背筋を伸ばしたよい姿勢）を保持させる．このとき，足部は床面から離れさせる

肩関節肘関節屈曲90°で腕を軽く組ませる

検者は患者の肘を後方（背側）に向かってまっすぐ押す

患者は検者の押す力に負けないように姿勢を保持するよう努力する

対側の股関節の屈曲や骨盤の挙上の有無などをチェック

図9 座位でのエルボープッシュテスト・ガイド
a：体幹左回旋と右肩甲帯 protraction に対する抵抗
b：体幹右回旋と左肩甲帯 protraction に対する抵抗
b では右股関節の屈曲と右骨盤の挙上がみられる．

確認する．抵抗量は弱い抵抗から徐々に強くしていき，どの程度の抵抗量で代償的な運動が現れるのか，また，その際の左右差をチェックする **図9**．上肢挙上時には反対側の腹横筋や多裂筋などの下部体幹筋が先行して収縮する[2]．このような体幹の固定や収縮のパターンを確認し，その機能が保てなくなった時の重りの重さを症状と併せて記録する **図10**．90°外転位での挙上に加えて肩甲骨面上での挙上も確認することで各肢位におけるインナーマッスルの機能も合わせて評価する．

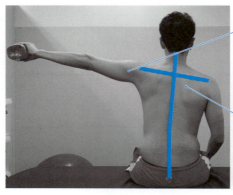
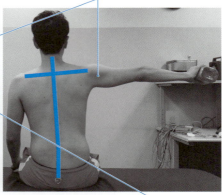

肩甲帯の傾きや肩甲上腕関節とのなす角度をチェック

| 検者は患者の背面に立つ | 重りなしから3kgまでの様々な重さの重りを持たせて，1分程度挙上位を保持させる | 保持できる時間や，痛みやしびれなどの異常所見が出現するまでの時間，その際の体幹のアライメントを確認する | 本症例は右は1kgの重りで1分間挙上可能であったが，左は20秒程度で不可となった．徐々に上部体幹の右側屈も出現した |

図10 重りを持たせた上肢挙上テスト・ガイド
挙上させた際の体幹の動きや保持可能時間をチェックする．

2 理学療法治療

　TOSへの理学療法治療の主な目的は，症状を引き起こしている絞扼もしくは牽引部位のメカニカルストレスを，筋のタイトネスや姿勢を改善させることで軽減させることである．また，過剰な努力によって筋のタイトネスが慢性化していることも少なくないため，体幹と連動した上肢の使い方の学習や，体幹の機能を向上させることで症状を改善させる必要がある．TOSでは症状が現れるまでの時間や負荷量も病態や機能を把握するためには重要な要素である．評価と治療を一体化させながらアプローチすることが重要である．

2-1 疼痛・感覚異常に対する物理療法

　局所の血流増大や筋スパズムの減少による鎮痛効果を期待して，ホットパックやマイクロ波などの温熱療法を用いる．これらはストレッチングの効果をより高めるために，ストレッチング前にも用いる．斜角筋や小胸筋などの徒手的に伸張しにくい部位には，筋タイトネスの改善を目的に中周波などの電気治療を用いるが，感覚障害が強い場

合はリスクを考慮して使用を控える．

2-2 症状に直接関係する筋のストレッチング

症状に直接関係する筋である前斜角筋，肩甲挙筋，小胸筋を他動的にストレッチングする．自身で行うセルフストレッチングも合わせて指導する 図11～13 ．

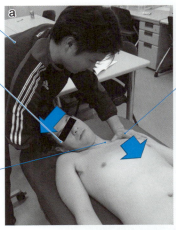

セラピストは患者の頭側に立つ

後頭隆起付近を手掌全体でしっかり保持し，前斜角筋の走行に沿って頭頸部を側屈させる

ストレッチしたい側の前斜角筋の起始部であるC3-6の横突起と，停止部である第1肋骨を引き離すように手掌全体で肩甲帯を下制させる

前斜角筋，特に鎖骨に近い遠位部が伸張されているか確認しながら側屈の角度を調整する

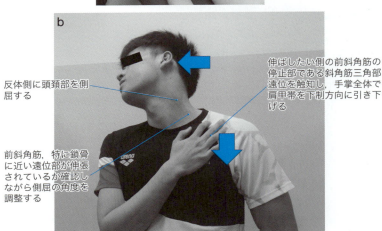

反体側に頭頸部を側屈する

伸ばしたい側の前斜角筋の停止部である斜角筋三角部遠位を触知し，手掌全体で肩甲帯を下制方向に引き下げる

前斜角筋，特に鎖骨に近い遠位部が伸張されているか確認しながら側屈の角度を調整する

図11 前斜角筋ストレッチング・ガイド
a：他動的ストレッチング，b：セルフストレッチング

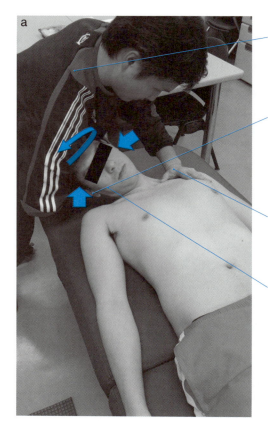

- セラピストは患者の頭側に立つ
- 後頭隆起付近を手掌全体でしっかり保持し，肩甲挙筋の走行に沿って頭頚部を屈曲，側屈，対側に回旋させる
- 起始部であるC1-4の横突起と，停止部である肩甲骨の上角や内側縁を引き離すように手掌全体で肩甲帯を下制させる
- 肩甲挙筋が伸張されているか確認しながら屈曲，側屈，回旋の角度を調整する

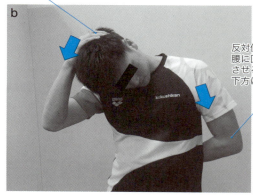

- 頭頚部を屈曲させ，伸ばしたい側の反対側に引き下げる
- 反対側の上肢（手背）を腰に回し，肩甲帯を下制させるように上肢全体を下方に引き下げる

図12 肩甲挙筋ストレッチング・ガイド
a: 他動的ストレッチング，b: セルフストレッチング

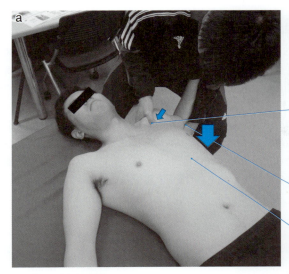

ベッド端から上肢が出るくらいの位置に背臥位にさせる

検者は小胸筋の停止部である烏口突起を触知する．大胸筋鎖骨部の上縁との境界部を触知し，外側から内側に向けて母指を押し入れることで小胸筋を直接圧迫する

検者は患者の肘を支えたまま水平伸展方向に動かす

小胸筋が引き伸ばされる位置で患者に深呼吸をさせ，胸郭の開閉をさせる．

頭頸部を反対側に回旋，伸展する

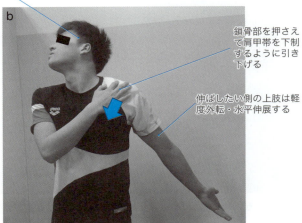

鎖骨部を押さえて肩甲帯を下制するように引き下げる

伸ばしたい側の上肢は軽度外転・水平伸展する

図13 小胸筋ストレッチング・ガイド
a：他動的ストレッチング，b：セルフストレッチング

2-3　上肢・肩甲帯のエクササイズ

　TOS の要因や症状は様々だが，肩甲帯周囲筋のタイトネスは共通して生じやすい．これによって，不良姿勢が慢性化し，肩甲胸郭関節や脊椎上部の誤った運動パターンが学習されやすい．林らは TOS の症状を慢性不良姿勢に伴う肩甲帯周囲筋の筋力低下と定義し，肩甲胸郭関節を中心とした運動療法によって約 95％ の症例で症状を改善できたと報告している[5]．肩甲胸郭関節や胸椎上部の自動運動や自動介助運動などを通じて，可動性の改善や正しい筋活動および運動のパターンを再学習させていく 図14～22 ．

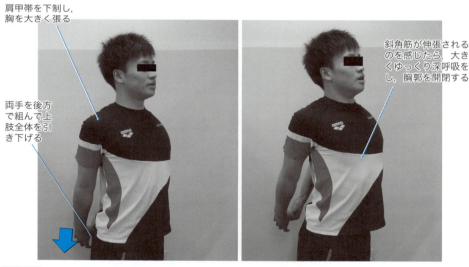

肩甲帯を下制し，胸を大きく張る

両手を後方で組んで上肢全体を引き下げる

斜角筋が伸張されるのを感じたら，大きくゆっくり深呼吸をし，胸郭を開閉する

図14　呼吸に合わせた斜角筋のリラクセーションと胸郭の可動性改善エクササイズ・ガイド

背中にストレッチポールを敷き，胸が広がりやすくする

後頭部にボールを敷き，あごを引いて軽くボールをつぶした状態を保つ

深呼吸を繰り返し胸郭を広げる

胸郭の運動中，ボールを押す強さや頭頸部の肢位は一定にしておく

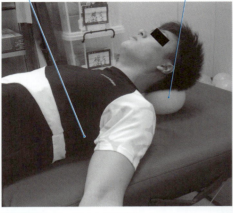 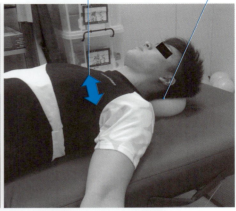

図15 胸郭の拡大と頸部伸筋の活動パターン再教育・ガイド

肩関節を伸展外旋位で後方でバンドを握る

胸を張るように胸椎を伸展する

バンドを横に引っ張る

ゆっくりとバンドを戻しながら，肩甲骨の内転と下方回旋が左右均等に，コントロールされながら動いていることを確認する

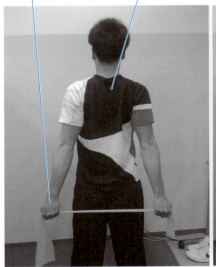 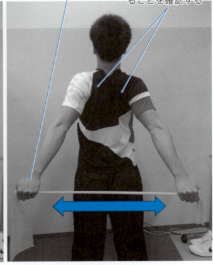

図16 肩甲骨内転と胸椎伸展，胸郭拡大の再教育エクササイズ・ガイド

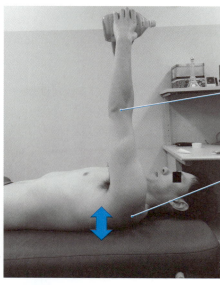

図17 前鋸筋機能向上のためのエクササイズ・ガイド

― 肘は伸展位を保つ

― 1〜2.5kgの重りを肩が床から離れるように上へ持ち上げる

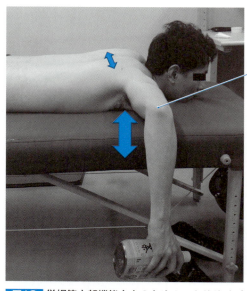

図18 僧帽筋中部機能向上のためのエクササイズ・ガイド

― 1〜2.5kgの重りを手に持ち，左右の肩甲骨が近づくようにまっすぐ持ち上げる

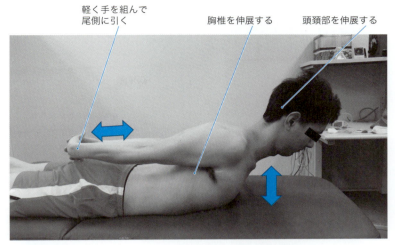

図19 脊柱起立筋機能向上のためのエクササイズ・ガイド

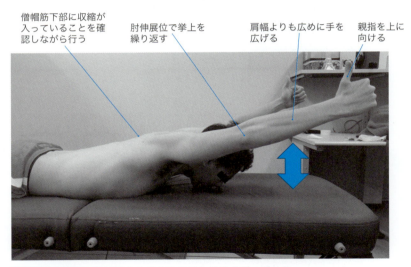

図20 僧帽筋下部機能向上のためのエクササイズ・ガイド

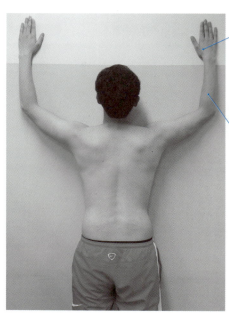

肩幅よりも広めに手を広げる

体幹を固定した状態で壁にもたれかかるようにする．このとき前腕で壁を押すようにする

図21 胸筋機能向上のためのエクササイズ・ガイド
胸筋に収縮が入っていることを確認しながら繰り返す．

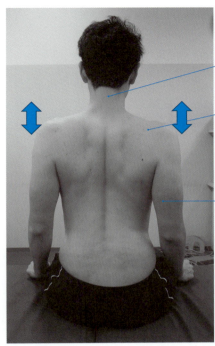

頭頸部が伸展しないようにコントロールする

肩をすくめる（肩甲帯の挙上）動作を繰り返す

上腕が過度に外転しないようにコントロールする

図22 僧帽筋上部機能向上のためのエクササイズ・ガイド

2-4 体幹機能エクササイズ

　TOSは不良姿勢の影響を受けやすいため，症状を直接的に引き起こす胸郭出口付近のアプローチのみでは完治が難しい．姿勢を改善し，それを維持させるためには体幹の柔軟性や安定性を高めるエクササイズを指導する．姿勢を改善させ，脊椎や骨盤の運動性を高めるために広背筋や腰方形筋をストレッチする 図23．

　TOS患者の多くは上肢を挙上する際に肩甲帯周囲筋を過剰に収縮してしまう傾向があり，その結果斜角筋や肩甲挙筋，小胸筋などのタイトネスが生じ症状を直接的に引き起こしてしまう．斜角筋，肩甲挙筋，小胸筋などのTOS症状を直接引き起こす筋のストレッチングとともに，これらの筋にかかる負担を軽減させるために土台となる体幹と連動させることで肩甲帯周囲筋への負担を軽減させる．腹横筋の収縮を高めるために腹部を内側に引き込むドローインと呼ばれるエクサ

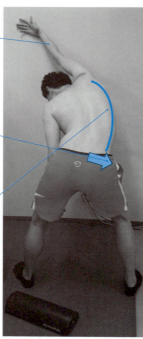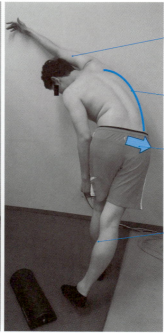

肩外旋，前腕回外位で壁に手を伸ばして引っ掛ける

伸ばしたい側に骨盤をシフトさせる

胸郭を広げ，広背筋や腰方形筋をストレッチする

伸ばしたい側の上肢を反対側に突き出して壁に引っ掛ける

胸郭を広げ，広背筋や腰方形筋をストレッチする

伸ばしたい側に骨盤をシフトさせる

下肢を後方で交叉させる

図23 壁を利用した腰背部ストレッチング・ガイド

サイズを指導する．座位や立位では正しく行えない患者や呼吸を止めないと行えない場合は膝立て背臥位での指導から開始する 図24 ．
　座位や立位でも呼吸に左右されずドローインが正しく行える患者では下部体幹の活動を意識した状態での上肢運動を行わせる 図25 ．TOS症状を確認しながら意識しなくても持続的に下部体幹筋が活動しやすいサイドブリッジでのエクササイズも指導する 図26 ．
　このようにTOS患者に対する治療は，症状を直接引き起こしている局所の問題に対してはストレッチングや徒手的なアプローチを実施し，二次的に影響を与えている姿勢やアライメントの異常，体幹機能の低下に対してはセルフエクササイズを継続する必要がある．これらの治療介入により肩甲帯周囲筋の過活動や，肩甲帯や胸郭の可動性が改善され，症状の消失につながる 図27 ．

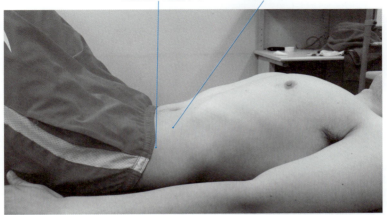

図24 膝立て臥位でのドローインエクササイズ指導・ガイド

腹部を内側に引き込み，腹部を薄くする．この状態で腹横筋に正しく収縮が入っているか確認しながら行う．腹横筋の収縮は上前腸骨棘のやや内側で触知することが可能である．深呼吸をしている際にも収縮が保てるようになれば座位や立位でも同様に行っていく．

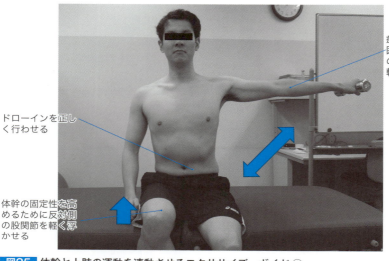

図25 体幹と上肢の運動を連動させるエクササイズ・ガイド ①

腹部を内側に引き込むドローインの状態を維持させ，コアマッスルの収縮を高めた状態で上肢の運動を行わせることで，体幹と連動した上肢の運動を学習させる．はじめに 30 秒程度挙上位を保持させ，コアマッスルを意識させることで同じ重さでも症状が現れない重さを設定する．この重さで上肢の挙上を繰り返し行わせる．体幹の固定性の違い（ドローインの有無や股関節挙上の有無）により症状が異なるかどうか確認する．

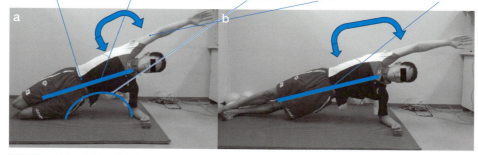

図26 体幹と上肢の運動を連動させるエクササイズ・ガイド ②

a：サイドブリッジでコアマッスルの収縮を高めた状態で反対側の上肢の運動を行わせることで，体幹と連動した上肢の運動を学習する．慣れてきたら 1～3 kg 程度の重りを持って行う．さらに負荷をあげる場合は，b のように膝関節を伸展し，足部と肘で姿勢をキープし，同様の運動を行う．

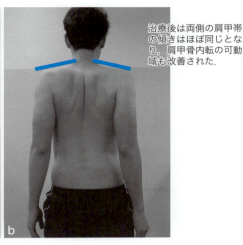

図27 治療実施前後の肩甲骨内転の動き
a：治療前，b：治療後
治療後に胸椎の伸展と左肩甲骨の内転の運動が改善している．

（治療前は左の肩甲帯が下制し，肩関節の代償が認められる）
（治療後は両側の肩甲帯の傾きはほぼ同じとなり．肩甲骨内転の可動域も改善された．）

❖ 文献

1) Povlsen B, Hansson T, Povlsen SD. Treatment for thoracic outlet syndrome (Review). Cochrane Database Syst Rev. 2014；Nov 26（11）.
2) Lo CN, Adli Bukry S, et al. Systematic review：The effectiveness of physical treatments on thoracic outlet syndrome in reducing clinical symptoms. Hong Kong Physiotherapy Journal. 2011；29：53-63.
3) 北村歳男, 高木克公. 胸郭出口症候群とは. J. of Clinical Rehabilitation. 1997；6：227-34.
4) Hodges PW, Richardson CA. Altered trunk muscle recruitment in people with low back pain with upper limb movement at different speeds. Arch Phys Med Rehabil. 1999；80：1005-12.
5) 林 典雄, 鵜飼建志, 赤羽根良和, 他. 胸郭出口症候群に対する我々の運動療法とその成績について. J Clin Phys Ther. 2004；7：6-9.
6) 地神裕史, 佐藤 賢. 胸郭出口症候群. In：相澤純也, 中丸宏二, 編. 整形外科リハビリテーション. 東京：羊土社；2012. p.50-9.
7) 地神裕史. 胸郭出口症候群. In：地神裕史, 斉藤秀之, 編. 上肢の理学療法. 東京：三輪書店；2016. p.180-91.
8) Peet MR, Henriksen JD, Anderson TP, et al. Thoracic outlet syndrome；evaluation of a therapeutic exercise program. Proc Staff Meet Mayo Clin. 1956；31：281-7.
9) 柴田陽三. 胸郭出口症候群. 医学と薬学. 2011；66：35-9.
10) 齋藤貴徳. 胸郭出口症候群. 綜合臨牀. 2006；55：2237-42.

11）山鹿眞紀夫, 井手淳二, 他: 胸郭出口症候群のリハビリテーション.
J. of Clinical Rehabilitation. 1997; 6: 242-7.
12）永田見生. 頸椎変性疾患（胸郭出口症候群を含む）の治療の組み立て.
医学と薬学. 2011; 66: 40-4.

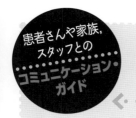

患者さんや家族,スタッフとのコミュニケーション・ガイド

Communication Guide:
「XX?」ときかれたらどうする？

Q 「日常生活ではどのようなことに気を付ければよいですか？」ときかれたらどうする？

A TOSの要因は様々ですが，①症状の現れる側ばかり使用しないこと，②姿勢を改善すること，③筋の硬さを改善すること，が重要だということをしっかり説明しましょう．①に関しては主に労作性の症状なので，重たい物を運ぶ際には物を身体の近くで抱えることや，反対側でも同じように物を運ぶための筋力をつけること，体幹と上肢を連動して使うことの重要性を説明するとよいでしょう．②は主にデスクワーク時の姿勢が問題になります．骨盤が後傾し，頭部が前方に突き出たような姿勢は症状を増悪させます．背筋を伸ばすことや，パソコンでの作業時に肘置きを使用することなども肩甲帯周囲の負担の軽減につながります．③は筋の疲労を放置しない，ということが重要だと思います．筋の疲労改善にはストレッチや，ホットパックなどの温熱療法，電気治療などが効果的です．これらの内容を会話のなかで伝えつつ，患者さんのライフスタイルに合わせて実行可能な内容が何なのかをしっかり見極めながら指導することが重要です．

Q 「運動は休んだほうがよいですか？」ときかれたらどうする？

A 残念ながら安静にしているだけでは一時的に症状が和らいでも，根本にあるアライメントの異常や筋力のアンバランスなどを改善しないと再発する可能性が高いです．よって運動や練習は症状が出ない範囲で継続しても構いませんが，「どの程度の負荷で症状が出るのか？」を自身できちんと見定められるようになることが重要で，そのためには運動日誌を活用させることが重要です．また，運動の前後にどのようなストレッチングをどのくらい行ったのか，その効果がどうだったのかを一緒に記録させると回復に必要な要素がはっきりすると思います．こういったことを毎日気にしながら運動を行えるのであれば必ずしも安静にしなくてもよい，と伝えるのが重要と思います．

<地神裕史>

2 肩関節周囲炎
（五十肩，凍結肩）

Introduction

疾患の特徴

　肩関節周囲炎には多くの病態があり，烏口突起炎，上腕二頭筋長頭腱炎，肩峰下滑液包炎，腱板炎（変性性，外傷性），石灰沈着性腱板炎，いわゆる五十肩（疼痛性肩関節制動症），肩関節拘縮が含まれる[1]．このような明らかな原因がない一次性の肩痛と可動域制限が狭義の五十肩とされ肩関節周囲炎の同義語として用いられている．国際的には「frozen shoulder」が用いられることが多く，和訳は「凍結肩」となる．肩関節周囲炎＝狭義の五十肩＝凍結肩と理解でき，本稿では，この凍結肩を中心に述べる．凍結肩は 40〜60 歳代で発症しやすく[2,3]，肩関節周囲組織の退行性変化を基盤とした，肩関節の痛みと運動障害を認める疾患群と定義されている[4]．凍結肩には特に誘因が認められないことが多く，ときに軽微な外傷の繰り返しの後に肩の不快感や痛みで発症する．痛みが先行して生じ，その後に肩関節の可動域制限が進行してくる過程が一般的である[5]．単純 X 線画像所見では，特異的な所見がないことが特徴である 図1 ．MRI では関節包の肥厚や腱板疎部の瘢痕化が認められるが[6]，腱板断裂の除外診断として用いられることが多い．

　臨床の経過から 3 つの病期に分けられ，一般に発症から約 2 週間の急性期（freezing phase），その後約 6 カ月間の慢性期（frozen phase）を経て，寛解期（thawing phase）となる．急性期には運動時痛に加えて安静時痛や夜間痛が出現し，徐々に関節拘縮が現れて肩の可動域が制限される．慢性期では関節拘縮が強く動作能力障害（上肢挙上，更衣，結帯など）が主な時期となる．寛解期には痛みは和らぎ，関節可動範囲も拡がり，機能障害の自覚がなくなっていく．基本的には自

肩峰下の骨棘の有無を確認する

上腕骨頭の挙上の程度，左右差を確認する

肩甲骨関節窩や下角から肩甲骨位置を確認する

異常所見は認められない

大結節周囲に石灰化を認める

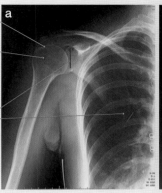 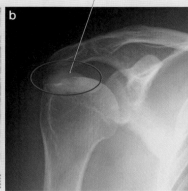

図1　単純X線画像チェック・ガイド
a：凍結肩，b：石灰沈着性腱板炎
凍結肩では特異的な所見がないことが特徴である．

然寛解する疾患と考えられており，痛み，可動域制限の順で改善がみられる．

1 理学療法評価

1-1 痛み

痛みの発生要因は炎症によるものと機械的刺激によるものに分けられる．炎症性の痛みは，安静時に訴え，持続することが多い．動作時に急激に訴える痛みは石灰沈着性腱板炎に起因することが多い．炎症期（急性期）では，滑膜炎に伴う関節水腫により関節内圧が高まり，痛みにより多方向の関節運動が制限される[7]．この時期は機能改善よりも炎症のコントロールを優先させる．肩関節周囲組織の拘縮は関節への圧縮力や牽引力，捻転力などの機械的刺激を過度に増大させる．これらの刺激が一定部位に集中して加わることにより侵害受容器が反応して痛みが発生する[7]．

患者にまず自動運動をさせて，痛みの部位を指や手のひらで示してもらい，痛みの程度や可動域などを予測した上で検査者が他動的に関節を操作し，痛みの再現を確認する 図2．関節を操作して痛みが再現される場合は機械的刺激による痛みと判断する．関節運動パターンを変えても痛みが変化しない場合は，炎症もしくは心理的な影響が大きいと推察できる．どちらの痛みも突如出現するが，急性期炎症であ

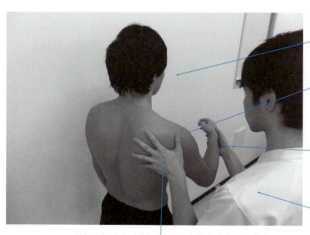

患者の表情を確認しながら痛みの部位や質などを確認する

肩甲骨関節窩の位置をイメージしながら関節を操作する

手関節または上腕骨内・外側上顆部を把持して他動的に操作する

患者をリラックスさせるため患側の後側方から評価する

母指を肩峰後方部，示指・中指を上角，小指を下角に当てて肩甲骨の位置をチェックする

図2 痛みと可動性の評価・ガイド
立位または座位で自動運動中の痛みの部位を示してもらい，痛みの程度や可動域などを予測した上で検査者が他動的に関節を操作し，どのように動かすとどこが痛むかを評価する．

表1 肩関節周囲炎患者の病期の違いによる痛みの特徴

急性期	安静時痛＋，夜間痛＋　finger sign 烏口突起や結節間溝周辺の痛みが強い 運動により疼痛が増悪し，痛みが強い
慢性期	安静時痛−，夜間痛±　palm sign 挙上や外旋，結帯での動作時痛があり，代償運動による痛みが拡がっている場合もある 三角筋中部線維や棘下筋を中心とした痛み
寛解期	安静時痛−，夜間痛−　動作時痛± 各動作において筋の伸張痛のような痛み

れば再現性が高く，心理的な影響が大きければ再現性が乏しい．疼痛部位を指先の小さい範囲で示せることをfinger signとよび，この場合は示した部位に病態が潜んでいる可能性が高い．手掌で疼痛部位を示すことをpalm signとよび，この場合は患者が疼痛の局所を認識できない状態であり，関連痛を含めて検討する．そして，病態と機能的問題の関連性について考える．烏口肩峰靱帯直下には肩峰下滑液包や棘上筋・腱板疎部があり，肩峰下の圧と関連し，侵害受容器が刺激され痛みが出現する．炎症が生じると侵害受容器の感受性が高くなり，閾値が低下し，弱い刺激でも痛みをより強く感じる．

　病期により痛みの程度や質が異なるため，問診では主訴，現病歴，既往歴，治療歴，疼痛誘発・軽減動作，夜間痛の有無を聴取し，病態や病期を推定する **表1** ．痛みの強さはVisual Analogue Scale（VAS）やNumerical Rating Scale（NRS）を用いて数値化する[9,10]．VASでは長さ100 mmの直線やスケールを用いて，0 mm（左端）を無痛，100 mm（右端）をこれまで感じた一番強い痛みとし，痛みの程度を患者にチェックをつけてもらい，そのポイントまでの長さを測定する[10]．NRSでは0〜10の数値を等間隔で並べたものを見せるか，口頭で説明し，0を無痛，10をこれ以上の耐えられない痛みとした11段階で評価する[9]．夜間痛は患者の睡眠を妨げ日中の集中力や生産性の低下を招き，生活の質を著しく低下させる．そのため，痛みのため眠れない，夜間に痛みで目が覚める，起床時に痛みで目が覚める，寝返りで患側を下または上にすると痛いなどを詳細に確認する．

1-2 関節可動域制限，スティッフネス

　凍結肩患者は重度の関節可動域制限を有するが，そのパターンは一定とは限らない[11]．病期が進むと肩関節の屈曲，外転がより制限され，肩甲骨の上方回旋による代償運動パターンが生じやすい[12]．治療開始時に肩甲骨面挙上に伴う肩甲骨後方傾斜が十分に起こり，かつ結髪動作に伴い外旋が十分に生じる症例は理学療法による可動域改善率が高いと推察できる[13]．

　可動域制限は痛みの影響を大きく受けるため，可動最終域で生じる痛みとエンドフィールとの関係から病態・病期を推察する．急性期で炎症が強い場合は，関節内圧の上昇によっても痛みが生じるため，可動最終域の抵抗感なしに痛みのために可動域が制限される．心理的な恐怖感などにより防御的な筋活動が生じる場合は抵抗感は最終域ではなく，運動の開始時や途中で出現し，可動域が制限されることもある．この場合，患者に対して不安感を与えないことがより重要になる．亜急性期になると炎症部位への直接的な刺激により痛みが出現するため可動最終域の抵抗感とともに痛みも出現する．慢性期では痛みを感じるものの，その種類が変化し，伸張感や伸張痛が主となることが多い．

　関節可動域は日本整形外科学会および日本リハビリテーション学会の方法に準じて測定する．主に屈曲，外転，外旋，内旋（結帯動作）を測定する．制限因子を絞り込むために，計測中のエンドフィールや痛みの自覚部位を確認する．筋の攣縮（スパズム）と短縮の特徴を把握した上で，その影響の程度を確認する 表2 ．筋を弛緩した状態でも緊張が高い場合は，筋スパズム，緊張が低い場合は筋短縮による影響が大きいと推測できる．

　上肢挙上運動は肩甲胸郭関節を含めた多くの関節の複合運動である

表2 筋攣縮と筋短縮の違いについて

	筋攣縮（spasm）	筋短縮（shortening）
生理的機序	脊髄反射障害	筋実質の伸張障害，筋膜の線維化
圧痛所見	あり	なし
筋の緊張	筋弛緩位での緊張：高い 筋伸張位での緊張：さらに高い	筋弛緩位での緊張：低い 筋伸張位での緊張：高い
筋力	低下	正常
治療	リラクセーション	ストレッチ

(Ferreira-Valente MA, et al. Pain. 2011; 152: 2399-404)[14]

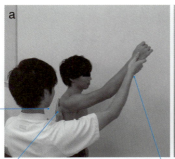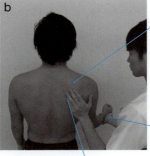

図3 肩甲上腕関節の可動域チェック・ガイド
a：屈曲，b：外旋
自動可動域を測定した後に，他動可動域をチェックする．代償動作が出現しない範囲でチェックする．

ため，肩甲上腕関節のみの正確な可動域を測定することは難しいが工夫して可能なかぎり肩甲骨などの代償運動をコントロールして純粋な肩甲上腕関節の可動域を確認する 図3 ．

1-3 姿勢・アライメント異常

急性期では肩峰下の圧を下げ，痛みを回避するために肩甲骨を前傾させる姿勢を認めることが多い．このような不良姿勢をあえて助長して，痛みが軽減もしくは増悪するかを確認する．痛みが軽減する場合は不良姿勢が痛みを回避するためのものと考え，増悪する場合は不良姿勢が肩の機能に悪影響を与えていると考えられる．

患者の静的姿勢は座位と立位で評価する．日常生活で長時間とる姿勢を特に細かく評価する．頭部，脊柱，骨盤，肩甲骨のアライメントを前額面，矢状面，水平面で確認し，アライメント異常に関与している因子を推察する．肩甲骨のアライメントを評価するには，目視だけでは難しいため，上角，内側縁，下角，肩峰を触知し，挙上・下制，内転・外転，上方回旋・下方回旋の位置異常や左右差を確認する．

1-4 腱板機能低下

凍結肩患者によく認められる上肢挙上時の肩甲骨挙上の代償運動

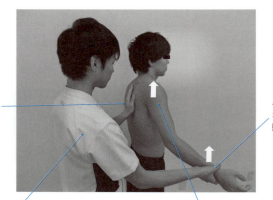

図4 shrug sign 評価・ガイド
患者を立位または座位とし検査者が他動的に肩を外転すると肩甲骨の挙上が確認される．

は，痛みや肩峰下圧上昇，僧帽筋上部線維や肩甲挙筋の過活動，僧帽筋下部線維の機能低下などにより腱板機能が低下することで生じる．肩峰下圧は腱板炎による腫脹，烏口肩峰靱帯の肥厚，肩峰骨頭間距離の短縮，肩峰下滑液包の炎症などによって上昇しうる．setting phase は外転 0°～60°の範囲をさし，上腕骨の動きを安定させるために肩甲骨が準備をする段階である[15]．肩甲骨周囲筋によって肩甲骨が胸郭に固定されるために setting phase では肩甲骨の動きが小さいのが正常であるが，凍結肩では他動的に肩関節を外転すると肩甲骨の挙上が出現する shrug sign（肩すくめ徴候）が観察されることが多い 図4 [16]．

1-5 肩甲上腕関節機能の低下

1）関節包による運動制限の評価

重力の影響をできるだけ排除し，筋緊張をコントロールしやすい背臥位で他動的に上腕骨を操作し，関節包による可動域制限の影響を確認する 表3 ．関節腔は陰圧に保たれているため，関節包の伸張性低下そのものが，可動域制限の原因となる．関節包各部位の柔軟性とともに肩甲骨関節窩に対する上腕骨頭の動きも評価する．関節窩に対して前後移動や圧縮，牽引などの力を加えた状態で上腕を他動的に操作し，その際の痛みや可動性を確認する．肩甲上腕関節の水平内転，水

表3 関節包が緊張する運動方向チェック・ガイド

関節包の部位	緊張する運動方向
上部	肩甲上腕関節 30°未満
下部	多方向へ挙上
前部	外旋および肩甲骨面越えての水平外転
後部	内旋および肩甲骨面越えての水平内転
前下部	挙上位での外旋運動
後下部	挙上位での内旋運動

(西中直也,他. MB Orthop. 2014; 27: 29-37)[17]

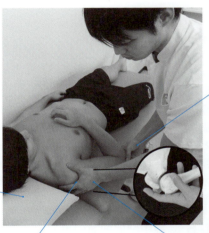

頚部が過緊張しないように枕の高さを調整する

関節窩をイメージしながら操作する

上腕骨内・外側上顆を把持して上腕を各方向へ操作する

母指を小結節の1cm程度下,示指を棘上筋,中指を骨頭後面に当てる

図5 肩甲上腕関節の可動性および制限因子チェック・ガイド
立位や座位での可動域もチェックし,制限因子をさらに絞り込む.

平外転,下垂位(ファーストポジション)外旋・内旋,90°外転位(セカンドポジション)外旋・内旋の角度を測定する.関節を操作する際は指尖ではなく,指腹で把持し,包み込むように触れる 図5 .

2)第2肩関節の可動性の評価

第2肩関節は機能的関節の1つであり,挙上に伴って大結節が烏口肩峰アーチの下を通過する領域である.凍結肩では,潤滑作用と内圧調整の役割がある肩峰下滑液包に癒着や肥厚,水腫が生じると上腕骨

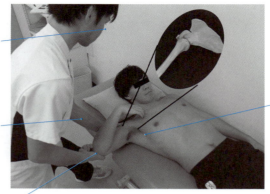

図6 第2肩関節の可動性チェック・ガイド
患者を背臥位とし，検査者は他動的に上腕骨を操作し，第2肩関節の滑走性を確認する．

（図中ラベル）
- 患者の表情や筋緊張から痛みの有無や程度を推察する
- 左手で肩甲骨を支える
- 右手で上腕骨内・外側上顆を把持して肩を外転する
- 肩峰下を上腕骨頭がスムースに通過できるか触知して確認する

が烏口肩峰アーチをスムースに通過できず滑走不全の状態となり，炎症症状が惹起される．第2肩関節（外転90°）の通過がスムースになると日常生活においても上肢の挙上や動作がスムースに行えるようになりやすい．肩の運動時に上腕骨頭と肩甲骨関節窩の良好な位置関係とともに，第2肩関節の可動性をチェックする　図6．

1-6　肩甲胸郭関節の可動性，安定性の異常

　痛みによる逃避姿勢，退行変性による姿勢変化，代償運動パターンの習慣化による機能低下により肩甲胸郭関節の可動性低下や安定性不良が認められることがある．肩関節は関節複合体として機能しており，肩甲胸郭関節の問題は肩甲上腕関節の機能に大きく影響する．肩甲骨は胸郭上に浮遊しているため，年齢や性差，円背などの胸郭形状変化による影響も受ける[18]．肩甲骨の可動範囲を確認しながら筋などの制限因子を推察する　図7．痛みのために過度な防御性筋収縮がみられる場合には，痛みが軽減してからチェックする．

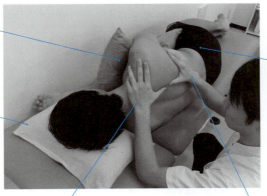

上肢を脱力させるために枕を抱えさせる

頚部の筋群が過度に緊張しないように枕の高さを調整する

腰部・下肢の筋をリラクセーションさせる

母指と中・示指で肩甲棘と内側縁を触知し誘導する

母指と示指で包み込むように下角を触知し誘導する

図7 肩甲胸郭関節の可動性評価・ガイド
肩甲骨の挙上/下制，外転/内転，上方回旋/下方回旋を他動的に誘導し，どの方向が制限されているか，どの位置にすると筋緊張が低下しやすいかを評価する．痛みの変化も確認する．

1-7 日常生活動作の障害

凍結肩では拘縮が顕著になってくると結髪，結帯，更衣，洗顔・洗髪などの日常生活動作が制限される．日中の生活の中で具体的にどの動作で困っているのかを聴取する．また，運動歴，運動習慣，仕事の内容についても聴取する．

2 理学療法治療

凍結肩に対する理学療法治療の主な目的は，痛みのコントロール，身体機能および動作能力の改善である．主な機能障害であるROM制限の因子は構造的，機能的，心理的と症例によって異なる．病態を十分に把握し，痛みをコントロールしながら，ROMの制限をできるだけ残さないことが治療のポイントである．「病態＝機能」と決めつけずに，日常生活における動作や作業効率が変化するようにアプローチすることも大切である．また，肩関節運動は複数の関節が機能することにより成り立っているため，肩関節のみならず，姿勢を含めて全身的にアプローチする．

2-1 患者教育

　痛みや機能障害の自己管理能力を高めるために，病態・病期の特徴について事前に説明しておく．急性期の疼痛管理は特に大切であるため，医師と密に連絡を取り合い，投薬，注射療法などの治療内容を把握し，患者教育に役立てる．freezing phase では難治性の拘縮期へ移行させないようにすすめ，可能な限り早期に痛みを和らげ，可動域運動を開始することの重要性を説明する．痛みが強い時期では，日常生活活動においてどのような動作で痛みが出現し，痛みが軽減するかを患者と共有する．痛みが出現しない範囲で上肢を使用することに加え，無理に運動すると痛みを悪化させてしまうことも事前に説明しておく．

　ホームエクササイズを指導する場合，急性期には症状を悪化させないように計画する．痛みが増悪する場合は運動を中止する，もしくは運動強度を下げて行うように指導する．症状に合わせて自動的な可動域増大運動やストレッチングを中心にプログラムを追加する．

2-2 痛みへのアプローチ

1）急性期（freeing phase）の痛みへの対応

　痛みの強いこの時期は，消炎・鎮痛に重点をおき，積極的な運動療法は控える．荷物の運搬や肩の挙上動作で肩に負担をかけないように指導する．安静期間を設けるのも大切な治療となる．アイシングにより炎症症状の沈静化を図る．長時間のアイシングは凍傷の危険性があるため注意し，1回につき 10〜15 分までとし，1時間以上の間隔を開ける．アイシングをしていて肩の痛みが増す場合は中止する．

2）夜間痛への対応

　姿勢を変化させても痛みを常に訴える場合は炎症期にあることが多いため，無理に肩関節を動かさずに，安楽な姿勢・肢位を模索し，痛みが軽減する姿勢や筋が弛緩しやすい肢位を指導する．肩屈曲・内旋位で痛みが軽減されることが多いため，クッションやタオルなどを用いてポジショニングする 図8 ．患側を下にした側臥位では外旋や水平内転が強制され痛みが増強することが多い．

痛みや過剰な筋収縮が出現しないように肘の高さや屈曲角度を調整する

前腕に過度な筋緊張が入っていないことを確認する

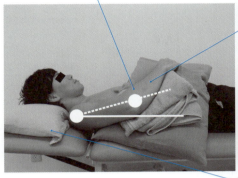
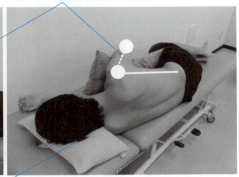

頚部の筋群が過度に緊張しないように枕の高さを調整する

図8　疼痛軽減肢位指導・ガイド
背臥位，側臥位それぞれ実際とらせて，枕などを使用してアライメントや姿勢安定性を微調整する．いずれの肢位でも肘が肩より高くなるように調整する．

2-3　肩甲上腕関節のROMエクササイズと徒手療法

　結合組織の柔軟性増大や筋緊張の緩和を目的に他動運動や自動介助運動によるROMエクササイズと，徒手療法を行う．患者は痛みに過度な恐怖心を抱くことが多いため，痛みが生じる前に他動運動を止めることを事前に説明し，防御性の筋活動や異常運動をコントロールしながら段階的に可動域を拡大する．他動運動，自動介助運動，自動運動へと段階的に進め，いずれも痛みを訴えない範囲で実施する 図9[19]．

　関節包各部の柔軟性改善のために可動域の最終域で関節包の伸張を感じるところまで，多方向へ他動的に上腕を動かす．挙上0～30°では上方組織，30～90°は上方・前後組織，90°以上では前後・下方組織の柔軟性向上を目的にモビライゼーションを行う 図10．

　急性期の強い痛みが軽減した後に，肩峰下を上腕骨頭がスムースに通過できるように，徒手療法と運動療法により特に上方の軟部組織の柔軟性の改善を図る．徒手療法は痛みの程度や性質，非刺激性を考慮して治療肢位や強度を決定する．屈曲や外転で痛みがある場合でも，位置を変化させることで痛みなく，可動域が拡がる場合がある．

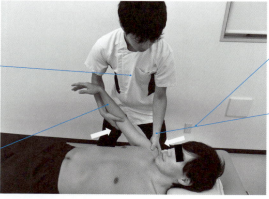

図9 肩甲上腕関節の ROM エクササイズ・ガイド

痛みの出現しない範囲で可動域を拡大させていく．

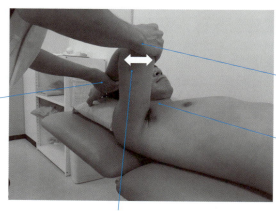

図10 後方・下方関節包の柔軟性改善のための徒手療法・ガイド

ROM エクササイズでは肩甲骨関節窩に対して上腕骨頭の位置を上腕が挙上しやすいように調整・変化させながら可動域を拡大する．関節包はメカノレセプターが豊富に存在しており，関節位置情報を中枢へ情報伝達しているため愛護的に伸張するよう心がける．

2-4　肩峰下圧を軽減するためのエクササイズ

凍結肩では上腕挙上時の setting phase において骨頭上昇や肩甲骨挙上の代償運動が生じやすい．このような場合は肩峰下圧が上昇しやすいため，それを下げるためのエクササイズを指導する 図11 [19,20]．

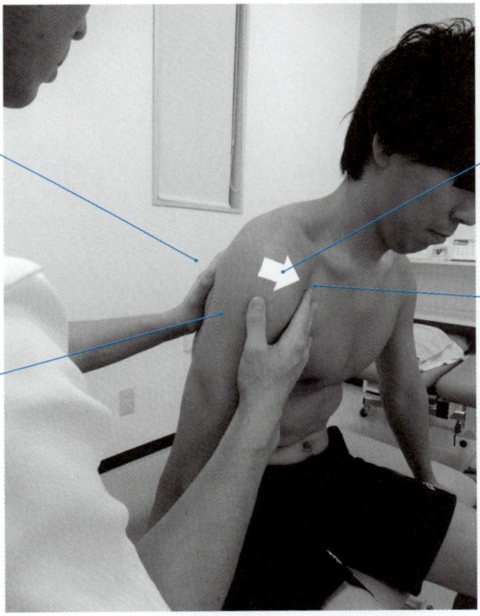

（左手で肩甲骨の前傾を誘導する）

（患者にセラピストの手を押し，5秒保持させる）

（右手で烏口突起下端に触れる）

（患者の肩を外転20°にし，上肢はリラックスさせる）

図11 肩峰下圧を軽減するためのエクササイズ・ガイド
座位で肩を 20°外転させ手掌で座面を押しながら肩甲骨を前傾させる運動を 10 回繰り返す．

2-5　肩甲胸郭関節の可動性改善のためのエクササイズ

肩甲胸郭関節の可動性が筋緊張の異常や筋の短縮によって制限されている場合，側臥位で肩甲骨の他動運動，自動介助運動，自動運動，抵抗運動を行う 図12 ．

肩甲骨を上方回旋に誘導すると症状が改善する場合は，前鋸筋により肩甲胸郭関節の可動性を高めるエクササイズを行う 図13 ．

肩甲骨は上腕骨が運動するための土台として重要な役割を担っている．肩甲上腕関節の安定化機構である腱板はいずれも肩甲骨を起始部としているため，腱板が正常に機能するためには肩甲骨が胸郭上で安定していることが必要である．そのため，上腕骨と肩甲骨の協調性を高めるエクササイズを行う 図14 ．

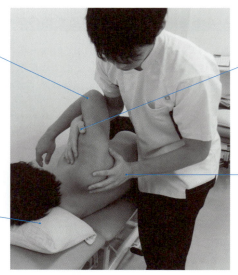

図12 肩甲骨可動性改善のためのエクササイズ・ガイド
側臥位で肩甲骨の他動運動,自動介助運動,自動運動,抵抗運動を各運動方向で段階的に行う.

患者の上肢はリラクセーションできるように肘屈曲位にする

右手は鎖骨に当て,頚部の緊張を確認する

セラピストの左母指と示指で肩甲棘に触れ,中指,環指,小指を肩甲骨内側縁にあてる

頚部の筋群が過度に緊張しないように枕の高さを調整する

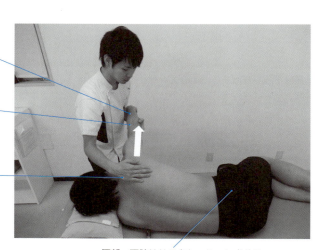

セラピストの前腕で患者の上肢の重さを支える

セラピストの左手でリーチ方向に誘導する

右手で肩甲骨内側縁〜下角に触れ,外転・上方回旋を誘導する

腰部,下肢はリラクセーションさせる

図13 前鋸筋による肩甲胸郭関節エクササイズ・ガイド
患者を側臥位とし,肩甲骨を外転・上方回旋方向へ誘導しながらリーチ動作を行わせる.上腕の挙上角度を変えながら,痛みの出現しない範囲で繰り返す.

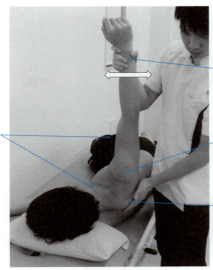

右手で手関節を把持し，痛みの出ない範囲で水平内・外転方向を中心に多方向へ上肢を操作する

患者の頚部や腰部・下肢の筋に過剰な収縮が入っていないことを確認する

三角筋の過剰な収縮がないことを確認する

左手を肩甲棘部に当て上腕骨頭と関節窩の適合を維持するように肩甲骨の動きを介助する

図14 肩甲骨と上腕骨の協調性エクササイズ・ガイド
患者を側臥位とし，肩甲骨関節窩と上腕骨との関節適合を考慮して，外転角度を変化させながら水平内・外転運動を反復させる．関節窩に対し圧縮あるいは牽引をしながら行う．

2-6 姿勢・運動パターンの修正エクササイズ

　肩関節挙上の際に代償運動が過度に出現して肩甲上腕関節の可動域に改善がみられない場合や痛みに対する恐怖心が強い場合は，姿勢の修正により肩甲骨位置を修正し，運動パターンを再学習させる．単に姿勢を正すのではなく，肩甲胸郭関節の可動性や安定性の改善を目指す．まずは，骨盤，脊柱を含めた運動によって肩甲骨周囲筋を活性化させる 図15 ．僧帽筋上部線維の活動が僧帽筋下部線維の活動と比べて高まる傾向があるため[21]，四つ這い位で反対側下肢を伸展挙上することによって僧帽筋下部線維の活動を促す 図16 [22]．

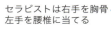
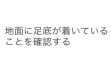
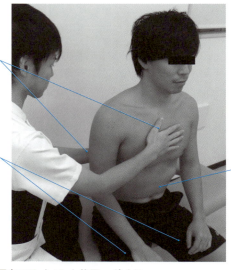

図15 骨盤，脊柱の不良アライメント修正・ガイド

肩甲骨の外転，下方回旋アライメントを修正する方法．検者は右手で胸骨，左手で腰椎または仙骨部に触れ，骨盤を前傾するように誘導し，その後，後傾と前傾を繰り返させる．患者への口頭指示は骨盤後傾運動では「背中を丸める」，骨盤前傾運動では「胸を張る」など患者が理解しやすいように工夫する．

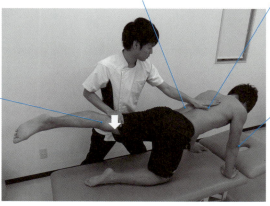

図16 僧帽筋下部線維促通エクササイズ・ガイド

患者を四つ這い位にし，肘関節を伸展したまま，反対側の下肢を伸展挙上し，10秒程度保持させる．セラピストは左手で僧帽筋下部線維に触れ，収縮（硬度）を確認する．患者の能力に応じて股関節伸展角度や抵抗量を調整する．

❖文献

1) 信原克哉. 肩―その機能と臨床―. 第3版. 東京: 医学書院; 2001.
2) Rauoof MA, Lone NA, Bhat BA, et al. Etiological factors and clinical profile of adhesive capsulitis in patients seen at the rheumatology clinic of a tertiary care hospital in India. Saudi Med J. 2004; 25: 359-62.
3) Boyle-Walker KL, Gabard DL, Bietsch E, et al. A profile of patients with adhesive capsulitis. J Hand Ther. 1997; 10: 222-8.
4) 佐藤 毅, 井樋栄二. 五十肩と上腕骨外上顆炎（テニス肘）―診断と治療のポイント―. 骨・関節・靱帯. 2004; 17: 1079-83.
5) Dias R, Cutts S, Massoud S. Frozen shoulder. BMJ. 2005; 331: 1453-6.
6) Sofka CM, Viavarra GA, Hannafin JA, et al. Magnetic resonance imaging of adhesive capsulitis: correlation with clinical staging. HSS J. 2008; 4: 164-9.
7) 林 典雄. 五十肩における疼痛の解釈と運動療法. 関節外科. 2011; 30: 26-32.
8) 赤羽根良和. 肩関節拘縮の評価と運動療法. 運動と医学の出版社. 2014.
9) Aiken RC. Measurement of feelings using visual analogue scales. Proc R Soc Med. 1969; 62: 989-93.
10) Ferreira-Valente MA, Pais-Ribeiro JL, Lensen MP. Validity of four pain intensity rating scales. Pain. 2011; 152: 2399-404.
11) Rundquist PJ, Anderson DD, Guanche CA, et al. Shoulder kinematics in subjects with frozen shoulder. Arch Phys Med Rehabil. 2003; 84: 1473-9.
12) Yang JL, Chang CW, Chen SY, et al. Shoulder kinematic features using arm elevation and rotation tests for classifying patients with frozen shoulder syndrome who respond to physical therapy. Man Ther. 2008; 13: 544-51.
13) Fayad F, Roby-Brami A, Yazbeck C, et al. Three-dimensional scapular kinematics and scapulohumeral rhythm in patients with glenohumeral osteoarthritis or frozen shoulder. J Biomech. 2008; 41: 326-32.
14) Ferreira-Valente MA, Pais-Ribeiro JL, Jensen MP. Validity of four pain intensity rating scale. Pain. 2011; 152: 2399-404.
15) Inman VT, Saunders J BM, Abbott LC. Observation on the function of the shoulder joint. J Bone J Surg. 1944; 26: 1-31.
16) Jia X, Ji JH, Petersen SA, et al. Clinical evaluation of the shoulder shrug sign. Clin Orthop Relat Res. 2008; 466: 2813-19.
17) 西中直也, 尾崎尚代. 肩関節拘縮の保存的療法. MB Orthop. 2014; 27: 29-37.
18) 千葉慎一. 肩関節運動機能障害―何を考え対処するか. 東京: 文光堂; 2009. p.51-6.
19) 井口 理, Olsen BS, Vaesel MT, et al. 肩関節の関節内圧力変化. 肩関節. 1996; 20: 87-90.
20) Muraki T, Yamamoto N, Sperling JW, et al. The effect of scapular position on

subacromial contact behavior: a cadaver study. J Shoulder Elbow Surg. 2017; 26: 861-9.
21) Lin JJ, Wu YT, Wang SF, et al. Trapezius muscle imbalance in individuals suffering from frozen shoulder syndrome. Clin Rheumatol. 2005; 24: 569-75.
22) 池澤秀起, 高木綾一, 鈴木俊明. 腹臥位での下肢空間保持が非空間保持側の僧帽筋下部線維の筋活動に与える影響〜肩関節外転角度の変化に着目して〜. 理学療法科学. 2015; 30: 261-4.

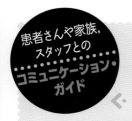

Communication Guide:
「XX？」ときかれたらどうする？

Q 「痛みを我慢して動かした方がいい？」ときかれたらどうする？

A 肩関節周囲炎では病期に応じてROM運動の範囲やストレッチの強度を調整することが望ましいです．しかし，痛みに耐えて動かさないと関節が固まってしまうと誤解している方は少なくありません．痛みの強い炎症期は安静に努め，安静時痛，夜間痛が改善してきてから肩関節の運動を徐々に始めることを説明したうえで，まずは痛みのない範囲で肩関節以外の機能的な問題を改善するエクササイズを指導しましょう．普段の生活スタイルを聴取し，できるだけ簡単で継続しやすいエクササイズを指導することが大切です．慢性期や寛解期では防御性筋収縮が出現しない範囲でストレッチングを開始します．

Q 「リハビリでよくなりますか？ 手術した方が早く治りますか？」ときかれたらどうする？

A 治療の第1選択は保存療法です．3カ月以上理学療法を行っても症状が変化せず，夜間痛が残存する場合に手術が検討されます．手術の時期や内容は患者個々の症状や病態，希望，背景などから総合的に判断されます．

　患者さんから理学療法士に意見を求められることがありますが，安易に回答せずに整形外科医師やセラピストとの共通認識をもって過不足なく説明しましょう．基本的には保存療法で治る疾患ですので患者さんと信頼関係を築きながらリハビリテーションを継続していくことが重要であることを説明しましょう．患者さんが痛みに対する不安や治療に対する不満を抱くことがないように十分に説明することが不可欠です．

<川井誉清>

3 投球障害肩

Introduction

疾患の特徴

　投球動作は下半身で作り出したエネルギーを体幹・上肢・手指を介してボールに伝える連続動作である．投球動作の過度な繰り返しは肩の周囲組織に過労性障害（overuse syndrome）を発生させる．コンディショニング不足，機能障害，投球動作不良などの要因が局所的なメカニカルストレスをより増大させ，投球障害肩を引き起こす．

　青年野球選手の約 32% は肩の痛みを経験している[1]．投手は野手に比べて肩痛を頻発しやすく[2]，その重症度も高い[2]．投球障害肩は，腱板損傷，上方関節唇損傷（Superior labrum anterior posterior lesion：以下 SLAP 損傷），肩関節不安定症，Bennett 病変，インターナルインピンジメントなどの病変の総称である 表1 [3]．症状が出現した選手では，病態は 1 つではなく多岐にわたって認めることが多い[4]．投球動作の各相[5]と病態には解剖学的および運動力学的に関連がある 図1 ．症状は肩の運動時痛，脱力感，ひっかかり感が多いが，病変によって症状の特徴や予後が異なる．そのため，治療では個々の症例の責任病巣を特定することが大切になる．患部の治療に加えて各々の病変に対する障害発生メカニズムと病態を肩の構造と機能の面から捉えることによって再発を防ぐ．基本的にはノースロー期間を設け，機能不全に対する理学療法を優先的に行い，医師と連携しながら，症状改善にあわせて投球の強度，数，距離，間隔を段階的に増していく．症状の重症度によってプロトコルを変更し，場合によっては外科的治療も検討される．症状やパフォーマンスの状態に合わせてポジションの変更や出場機会の制限も検討する場合もある．

表1 投球障害肩に含まれる疾患

肩関節内
上方関節唇損傷（SLAP lesion），後上方関節唇損傷＋棘上筋関節包面断裂（internal impingement），anterosuperior impingement，中関節上腕靱帯損傷，pulley lesion（上腕二頭筋腱の不安定性），前下方関節唇損傷，軟骨損傷，関節上腕靱帯および関節包の弛緩（動揺肩），関節包拘縮，Bennett 病変，ガングリオン

第2肩関節周辺
腱板損傷，肩峰下滑液包炎，肩峰下インピンジメント症候群，上腕二頭筋長頭腱，腱板疎部損傷，coracoid impingement

その他
上腕骨骨端線離開（リトルリーガーショルダー），肩甲上神経麻痺，腋窩神経麻痺（quadrilateral space syndrome），肩鎖関節障害，肩甲胸郭部滑液包炎，上腕三頭筋近位部損傷，肩甲骨内上角炎

（宗田 大．復帰を目指すスポーツ整形外科．東京：メジカルビュー社；2011．p. 26)[3]

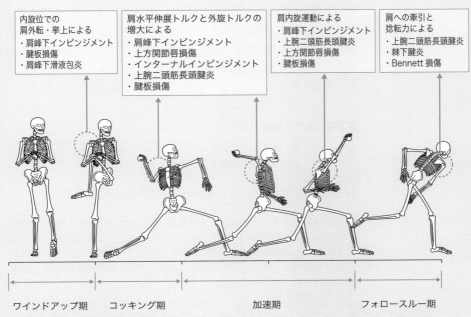

図1 投球諸相と疾患の関連（信原克哉．肩 その機能と臨床．第4版．東京：医学書院；2012．p. 354-60[5]より改変）

1）ワインドアップ期：投球始動から非投球側脚の最大挙上まで
2）コッキング期：早期コッキング期と後期コッキング期に分類
　　早期コッキング期：最大挙上した非投球側脚を投球方向に踏み出し接地するまで
　　後期コッキング期：非投球側脚が接地してから，投球側の肩関節が最大外旋するまで
3）加速期：投球側の肩関節が最大外旋した位置から投球方向に加速し，ボールリリースするまで
4）フォロースルー期：ボールをリリースして以降，減速動作を行い，投球動作が終了するまで

本稿では，投球障害肩に対する保存的リハビリテーションについて述べる．

1 理学療法評価

1-1　情報収集

発症までの経緯や発症状況，発生要因について詳細に把握して肩関節の局所にどのようなメカニカルストレスが生じていたかを推察する 表2 ．病態を絞り込むために，投球時に自覚する痛みの部位や性質を問診する．選手の野球歴，ポジション，チーム内の役割，次の試合までの予定を確認し，その後の評価やトレーニングの選択，競技復帰スケジュールの調整に役立てる．

医学的診断および画像情報を把握する．MRI や CT 画像から病態に関する所見を確認する．上腕骨後捻角などの骨形態学的な情報も合わせて確認しておく．これらの情報は身体機能評価や理学療法治療で考慮する．軟部組織および骨・関節由来の問題点だけでなく，胸郭出口症候群などの神経因性の病態があることが想定して情報を収集していく．治療方針や競技復帰までの段階的なスケジュールを医師と連携して協議しておく．

表2　収集する情報

- 医学的所見，画像所見，診断名，既往歴
- 野球歴，硬式・軟式，球技変更の有無
- ポジション
- 過去の投球障害肩の経験と投球障害肩に対する治療の経験の有無
- フォーム変更・修正，ポジション変更の有無
- 投球障害肩発症までの経緯：発症時期，発生時の状況（投球直後・投球数増加・練習中や試合中，ピッチング・守備・遠投，練習量や試合数の増加の有無），発生時の対応（セルフコンディショニングやアイシングなどの患部管理），発生後の対応（投球の中断・継続・投球回数の制限），最後に投球を行った日と投球数
- 心理的問題の有無

1-2　痛み

投球障害肩では選手個々の病態によって痛みの原因，部位や性質は大きく異なる．まずは痛みに関する問診をしながらどの部位がどの程度損傷しているか推察する 表3 ．痛みが発生するまでの経緯や痛み

表3 症状についての問診項目

- 痛みの部位，性質，深さ，程度，痛みの出現する投球位相
- 痛みの出現する状況：ピッチング，遠投，守備
- 安静時痛や夜間時痛，朝のこわばりの有無
- 痛みの軽減要因と増悪要因
- 薬の使用の有無
- 軋音，捻発音，弾発現象の有無

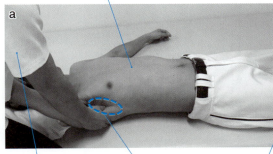

図2 圧痛テスト・ガイド
a：腋窩部（肩甲下筋）の圧痛テスト，b：quadrilateral space の圧痛テスト
圧痛を訴えやすい部位において個別に圧痛の有無や程度，左右差を確認する．

を訴える投球動作の位相，投球距離の増加に伴う痛みの増悪，ストレッチングやセルフマッサージなどによる痛みの軽減の有無を確認する．痛みの質によっても責任病変を推察することができる．鋭い痛みの場合には肩周囲の軟部組織の損傷，重い痛みの場合には疲労，力が抜けるような痛みの場合には関節唇損傷の可能性がある．

その後，痛みの責任病変部位を特定するために肩関節の屈曲や外転，内外旋による運動時痛の有無と，圧痛の有無，程度，左右差を確認する 図2．圧痛を訴えやすい部位は，① 肩峰下および肩峰直下，② 腱板疎部，③ 上腕二頭筋長頭腱，④ 棘下筋の筋腹および停止部，⑤ 棘上筋の筋腹および停止部，⑥ quadrilateral space，⑦ 腋窩部である．

表4 主な徒手検査

テスト	徒手テスト
インピンジメントテスト	subacromial impingement（一次性インピンジメント）: jobe test, Hawkins kennedy test, neer impingement test, relocation test, apprehension test internal glenoid impingement（二次性インピンジメント）: internal impingement test
回旋筋腱板（以下，腱板）病変テスト	棘上筋: full can test, empty test, drop arm test, painful arc test, resisted abduction 棘下筋・小円筋: resisted external rotation test (infraspinatus test), external rotation lag sign, Patte's test, hornblowers sign 肩甲下筋: bear-hug test, belly-press test, lift-off test, internal rotation lag sign, internal rotation strength test
関節唇損傷テスト	speed test, O'Brien test, clunk test, crank test, biceps load Ⅱ

その後，徒手検査を用いて責任病巣を絞り込む 表4 ．徒手検査は診断や画像所見から疑われる病変を考慮して選択する．徒手検査にて痛みが出現した場合には痛みの誘発/緩和テストを行う 図3 ．複数の徒手検査と圧痛テスト，運動時痛チェックによって責任病変部位や損傷の程度を判断する．痛みの程度は，VAS や NRS を用いて量的に評価し，理学療法の効果判定に使用する．

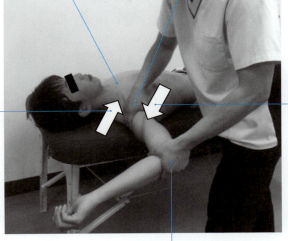

図3 痛みの誘発/緩和テスト・ガイド

1-3 関節可動域の異常

　投球側肩の可動域の特徴は，90°外転位における外旋の増大と内旋の減少であり，これらの増減が過度になると投球障害肩を引き起こす可能性が高まる．これらの可動域変化の要因としては，上腕骨頭後捻角の増大[6]，肩関節前方関節包の弛緩[7]，後方構成体（後方関節包，腱板）の硬さ[8]があげられる．全身弛緩性や肩関節不安定性は，肩関節過外旋や上腕骨頭前方偏位を引き起こし，インピンジメント症候群やSLAP損傷などにつながる[9]．zero postion付近での肩外旋は，加速期において肘を投球方向に向け，肘伸展運動をするための準備肢位であるため，この肢位での外旋可動域の低下は，過剰な肩関節の内旋や水平内転を主とした腕の振りの原因となる．このような投球動作は肩関節前方組織への伸張ストレスを増大させSLAP損傷や上腕二頭筋長腱炎を引き起こす．肩関節水平内転可動域の低下はフォロースルー

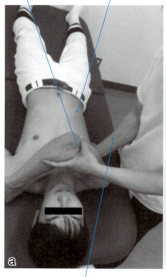

図4 肩甲上腕関節可動性テスト・ガイド

horizontal flexion test（a）や combined abduction test（b）を行い，肩関節後方構成体の柔軟性を評価する．肩関節角度とともにエンドフィールや痛みなどの症状を確認する．

期での肩後方構成体への過度な伸張ストレスにつながり，Bennett病変や棘下筋腱炎を引き起こす．肩前方組織の弛緩性や肩関節外旋可動域の異常な増大はコッキング期において上腕骨頭が外旋方向にシフトされることによってインターナルインピンジメントを生じやすい．

　肩関節後方構成体の柔軟性は，horizontal flexion test や combined abduction test を用いて評価する 図4 ．1st，2nd，3rd ポジションでの肩関節内・外旋可動域と投球動作で重要になる zero position 付近での外旋可動域をチェックする 図5 ．上腕骨後捻角の増大は肩関節の外旋可動域増大と内旋可動域減少を引き起こすため，患者の内・外旋角度が骨性によるものなのか軟部組織性によるものか合わせて評価する．

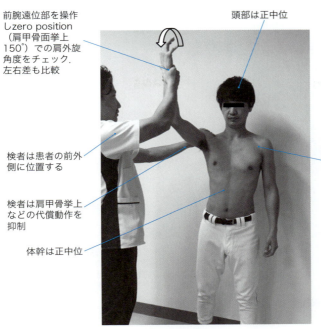

図5 zero position での外旋可動域評価・ガイド

1-4 上腕骨頭の異常運動

　肩関節の後方構成体（関節包，棘下筋，小円筋，大円筋，上腕三頭筋）のタイトネスや，前方組織の弛緩性は，肩甲骨関節窩に対する上腕骨頭の前方偏位などの異常運動を引き起こす[10-12]．上腕骨頭の異常運動は，肩峰下スペースの狭小化や肩甲上腕関節の求心性低下を引き起こし，インピンジメント症状や腱板損傷の誘因となる[13]．

　はじめに，立位での静的な上腕骨頭の位置を評価する．患者の側方から肩峰と上腕骨頭，肩峰と上腕骨大結節を触知し，相対的な位置関係や距離を評価し，非対称性も確認する．上腕骨頭の位置異常としては上方偏位や肩峰1/3以上の前方偏位（腹側偏位）が多くみられる．次に，肩関節運動に伴う上腕骨頭の動きを触知して骨頭の求心安定性を評価する 図6 ．肩甲上腕関節の不安定性が疑われる場合は，sulcus test や load and shift test といった不安定性テストでさらに確認する．

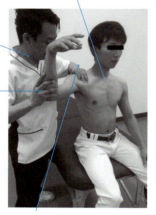

頭部・脊柱・肩甲骨は中間位

検者は患者の後方に立つ

検者は患者の肘を介して肩関節を他動的に外旋する．肘屈伸や肩水平内外転が入らないように肘を操作する

検者は肩峰から大結節を覆うように把持し，母指で肩峰下背側から上腕骨頭後方を，示指と中指で肩峰下前方より上腕骨頭前方を触診する．肩関節内外旋の動きに併せて上腕骨頭の前方や上方への偏位の有無や程度，左右差を確認する

図6 上腕骨頭の求心安定性評価・ガイド
肩関節 90°外転位で他動的に肩関節を内外旋しながら上腕骨頭の偏位の程度を確認する．

1-5 肩甲帯の機能不全

　投球中に肩甲骨は，上方回旋・外旋・後傾方向に大きく動く[14]．投球障害肩では肩甲帯の位置異常，可動性低下，安定性低下を認めやすく，位置異常としては，内転・前傾位，下方回旋位を呈しやすい[15]．可動性低下は，上腕挙上運動中の上方回旋・後傾・外旋方向で認めやすく，これは scapular dyskinesis（上腕の動きに伴う翼状肩甲や下方回旋といった異常な肩甲骨運動）につながりやすい[16]．肩甲骨の外旋・後傾の可動性低下は小胸筋のタイトネス[17]や胸椎後弯の増大[18]により引き起こされる．肩甲骨の安定性低下は，僧帽筋下部線維や前鋸筋の筋力低下や収縮不全によって生じ，翼状肩甲や，肩関節挙上運動中の肩甲骨後傾不足および下方回旋増大の一因となる．これらは肩峰下インピンジメントや腱板損傷を惹起させる．
　初めに，静的なポジションで肩甲骨のアライメント異常を評価する 図7 ．次に，肩関節屈曲・外転時の肩甲骨の動きから肩甲骨の動的なアライメントや可動性を評価する 図8 ．四つ這い位での肩甲骨の

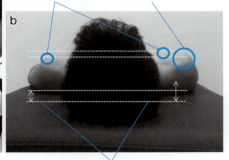

図7 肩甲骨の静的アライメント評価・ガイド
a: 自然立位での肩甲骨アライメントの評価, b: 臥位での肩甲骨前傾の評価.

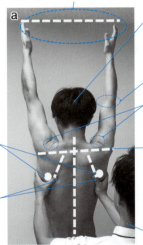

図8 肩甲骨の動的アライメント評価・ガイド
a: 立位での両上肢挙上時の肩甲骨アライメント評価, b: 座位での肩甲骨内転・後傾の評価.

3. 投球障害肩　63

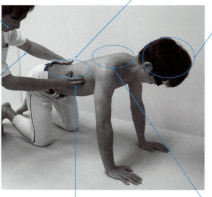

- 検者は後方に位置する
- 過大な胸椎後弯，腰椎前弯などのアライメント異常がないか確認
- 過大な頭部前方突出などのアライメント異常がないか確認
- 検者の手で腹部（腹斜筋群や腹横筋）の筋の硬さやその左右差を確認
- 検者の手で前鋸筋の筋の硬さを確認．左右差を確認
- 翼状肩甲などの位置異常の有無，程度，左右差を確認

図9 四つ這い位，上肢荷重下での肩甲骨安定性評価・ガイド
肩甲骨の異常運動の有無や頭部・腰椎・股関節での代償的な動きをチェックする．前鋸筋機能不全や体幹機能異常がある例では，過度な頭部前方突出，胸椎後弯，腰椎前弯が代償運動として出現しやすい．難易度の高いパピーポジション肢位でも同様に評価する．

安定性も評価する 図9 ．筋機能評価では，肩甲骨周囲筋の筋力を個別に検査する 図10 ．

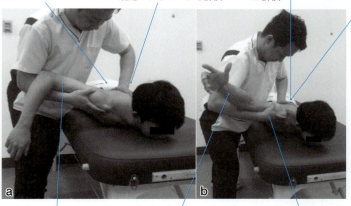

図10 僧帽筋中部・下部線維の個別的筋力検査・ガイド
a: 僧帽筋中部線維の検査, b: 僧帽筋下部線維の検査
まず最終可動域での等尺性収縮をチェックし, 次に最終可動域までの自動運動をチェックする.
他動運動と自動運動の可動域に差を認める場合に筋機能が低下していると判断する.

1-6 胸郭の機能不全

　投球動作時の片側への体幹回旋の繰り返しによって生じる腹直筋や腹斜筋のタイトネスはこれらの筋の付着部である肋骨を介して胸郭の拡張不全を引き起こす. 胸郭の拡張不全は胸骨前傾や上位胸椎屈曲アライメントを招き, 慢性的な上位胸郭のアライメント異常は頸部周囲筋や肩甲帯周囲筋を短縮させる. そして, 頭部前方突出や胸椎後弯, 上位胸郭前傾および肩甲骨前傾・内旋などの不良姿勢を招く. 胸郭の可動性低下は投球のコッキング時に肩甲骨上方回旋と後傾を妨げ, 代償的に肩関節の外旋運動が過大となりやすい.
　胸郭機能の評価は, 胸郭アライメントの観察から始める 図11.
次に, 座位での肩関節外旋, 胸椎伸展, 肩甲骨内転・後傾の複合的な

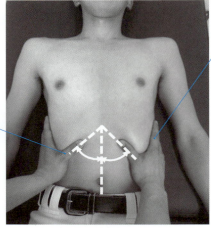

図11 胸郭アライメントの評価・ガイド
呼吸時の胸郭の位置や動きを触知して確認する．アライメント不良例では，胸骨下角が狭小化し，呼吸に伴う肋骨の広がり不足や引き込みを観察することができる．

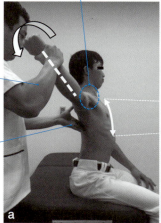 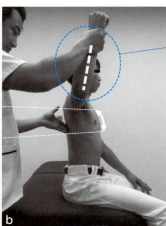

図12 胸郭を含めたしなりの評価・ガイド
肩の外旋と，それに伴う胸郭の伸展可動域を確認する（a）．不良例では胸郭伸展と肩外旋の可動域が不足している（b）．

可動性をチェックし投球時の胸郭のしなりの程度を推察する 図12 .
投球時に胸郭が十分に伸展していないと肩外旋や肘外反が過大となり
肩前方や肘内側のストレスがより高まりやすい.

1-7 腱板の機能不全

　腱板は，肩関節運動時に骨頭を関節窩に引き込む作用を有している[19]．野球選手の投球側肩の外旋筋力は，同側の内旋筋力や非投球側の外旋筋力と比較して弱い[20]．外旋筋力低下は投球の繰り返しによる筋疲労[21]やフォロースルー期での遠心性伸張負荷によって生じる．このような外旋筋力の低下は，投球時の上腕骨頭の求心安定性低下につながる[22]．zero position 付近での外旋筋力や肘伸展筋力の低下は，誤った投球動作や投球障害肩の発生につながりやすい.
　1st, 2nd, 3rd ポジションでの肩内・外旋筋力と zero position 付近での外旋筋力 図13 や肘伸展筋力を評価する．得られた筋力から肩

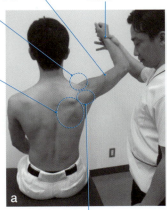
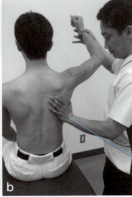

骨頭の前方移動などの異常運動の有無を確認

力の発揮に伴う肩甲骨下方回旋や翼状肩甲などのアライメントの変化をチェック

zero positionで肩関節を外旋させる

検者は前腕遠位部で抵抗力を確認

肩甲上腕筋群（大円筋や三角筋後部線維，上腕三頭筋など）の過活動（過度な硬さ）の有無をチェック

検者は肩甲骨を固定する

図13 zero position での外旋筋力評価・ガイド
zero position での外旋筋力を確認する（a）．筋力発揮時に上腕骨頭や肩甲骨の位置を正しい位置に保てない場合は，徒手的に肩甲骨を固定して再評価する（b）．肩甲骨の固定で外旋筋力が増大する場合は，肩甲胸郭関節の機能異常を疑う．

内外旋筋力の比率も推察する．筋力評価中は，上腕骨の求心安定性や肩甲骨の位置異常をチェックする．外旋筋力発揮時に骨頭が前方や上方に過度偏位する場合に腱板の機能不全を疑う．

1-8 下肢・体幹の機能不全

　股関節の伸展・内転・回旋や，非投球側方向への体幹回旋の可動域低下は投球動作異常や投球障害肩を引き起こす[23]．体幹および股関節の筋力低下[24]，筋持久力低下，神経筋コントロール不良[25]は投球中の上肢へのメカニカルストレスを増大させる．

　股関節および体幹の可動域を評価する．体幹の回旋可動域は上肢の肢位を変えながら評価する 図14 ．次に，肩甲帯の前方突出に抵抗を与えて体幹筋力を評価する 図15 ．下肢筋力は各筋の徒手的筋力テストに加えて，片脚立位や片脚スクワットの安定性やアライメントから筋機能低下部位を推察する．体幹側方傾斜，骨盤後傾，膝外反，足部回内の異常運動パターンを認める場合は下肢・体幹の機能不全を疑う．

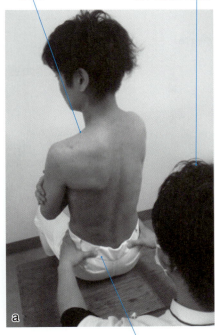
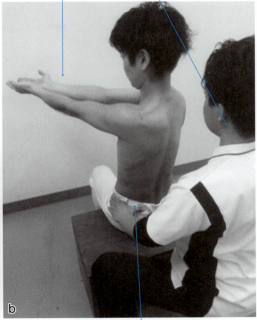

胸の前で腕を組み体幹を左右に回旋させる

検者は後上方から体幹回旋角度の程度や左右差を確認

肩関節屈曲90°外旋位で両小指をつけた姿勢で体幹を左右に回旋させる

検者は後上方から体幹回旋角度の程度や左右差を比較

上前腸骨棘と下前腸骨棘を触知し，骨盤の代償的な回旋をチェックしながら固定する

上前腸骨棘と下前腸骨棘を触知し，骨盤の代償的な回旋をチェックしながら固定する

図14　体幹の回旋可動域評価・ガイド

腕を前で組んだ端座位（a）と肩関節90°屈曲・外旋位での端座位（b）で体幹回旋可動域を確認する．体幹回旋可動域が不足している場合は回旋方向と同側の腹斜筋が短縮していると判断する．肩90°屈曲外旋位にて体幹回旋可動域が不足している場合は回旋方向とは対側の広背筋が短縮していると判断する．

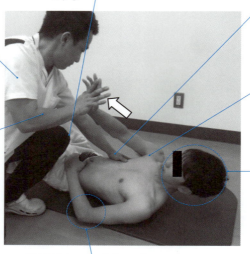

図15 体幹筋力テスト・ガイド

抵抗力が弱い，もしくは左右差があれば腹斜筋および前鋸筋の機能が低下していると判断する．フォロースルー期の動きと類似しているこのポジションでの筋力低下はこの投球相での異常なフォームと関連しやすい．

1-9 投球動作パターンの異常

　投球動作は下半身で作り出したエネルギーを体幹と上肢を介してボールに伝える運動連鎖によって行われる．この運動連鎖が破綻すると肩などの関節に過度な負荷がかかる．

　各々の投球位相において肩関節の過度な負荷につながりやすい異常パターンを理解した上で，選手個々の投球フォームをチェックしていく 図16～19 ．一連の投球動作における運動連鎖の破綻と局所的なメカニカルストレスが機能的問題や症状とどのように関連しているのかを推察しながら評価・分析を進める．

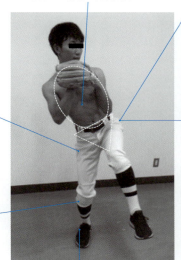

図16 ワインドアップ期でのエラーパターン評価・ガイド
ワインドアップ期のエラーパターンはコッキング期のステップ脚への重心移動不足につながりやすい.

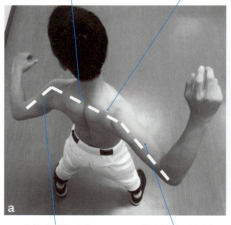
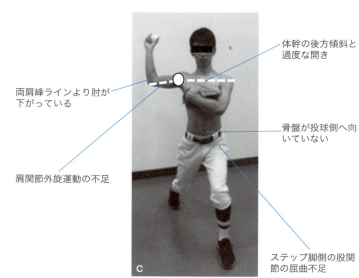

図17 コッキング期でのエラーパターン評価・ガイド
a, b: 上方から観察されるエラーパターン, c: 前方から観察されるエラーパターン

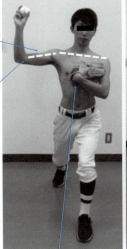
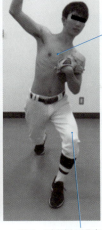

図18 加速期でのエラーパターン評価・ガイド

(labels: 肩関節の外旋不足／両肩峰ラインより肘が下がっている／体幹の回旋運動早期開始／体幹の過度な側方傾斜／ステップ脚側の過度な股関節外転・外旋と膝関節内反)

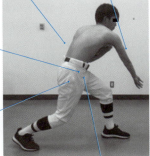
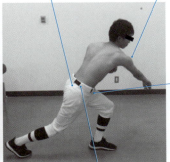

図19 フォロースルー期のエラーパターン評価・ガイド

(labels: 骨盤後傾と腰椎の過度な屈曲／肩関節の過度な水平内転と内旋／ステップ脚への重心移動不足／肩関節の過度な水平内転と内旋／ステップ脚側への重心移動不足／重心が後方に位置し支持脚側の股関節伸展が不足／ステップ脚側の股関節の内旋不足／ステップ脚の股関節の内旋不足／支持脚側の体幹・骨盤回旋不足)

3. 投球障害肩

2 理学療法治療

投球障害肩に対する理学療法治療の主な目的は，痛み，ROM，筋機能の改善と，投球時の肩関節へのストレスを増大させる姿勢・アライメント・運動パターンの修正である．痛みの責任病巣に加えて，投球動作中に患部にかかるストレスを考慮したうえで，関連する機能不全を含めた包括的な理学療法治療を計画する．トレーニングや投球の強度や段階を上げる際には，身体機能の改善を確認したうえで，病態や症状の増悪に留意して進めていく．

2-1　痛みに対する治療

痛みや炎症症状が強い場合には，投球を中止もしくは制限する．肩関節の構造的破綻の有無やその程度などの医学的所見と痛みの程度の関連を踏まえて活動量を制限する．痛みや筋緊張の緩和を目的としてアイシングや温熱，TENS，超音波などの物理療法を併用する．炎症所見がある場合には，NSAIDs の投与，肩峰下滑液包内へのステロイド注入，肩甲上腕関節へのヒアルロン酸注入などの医学的治療が行われることもある．これらの医学的治療を踏まえたうえで痛みに対する理学療法治療を計画する．

2-2　ROM 制限への徒手療法とエクササイズ

肩関節後方構成体（棘下筋，小円筋，三角筋後部線維）や，肩甲骨の可動性を低下させている筋群（大胸筋，小胸筋，広背筋，肩甲下筋）に対してダイレクトマッサージやストレッチングを行う 図20 ．

後方構成体のタイトネスに対しては modified sleeper stretching や modified cross-body horizontal adduction stretching を指導する[26] 図21 ．後方関節包の弛緩を認める場合は，これらのストレッチングは後方関節包をさらに伸張し症状を増悪させる可能性がある[25]．そのため，ストレッチング前や実施中は ROM やその左右差[27]，関節包や筋の柔軟性，エンドフィールを確認しながら，痛みや不快感がなく効果的に ROM を改善できる方法を選択していく[9]．

上腕骨頭の前方偏位などの位置異常や背側への運動性低下を認める場合には，肩関節後方構成体の伸張性と上腕骨頭の背側副運動を改善するためのモビライゼーションを行う[25]．これらの治療手技を組み合わせることで，上腕骨頭位置・運動異常の改善，ROM 増大，痛みの軽減などが期待できる．

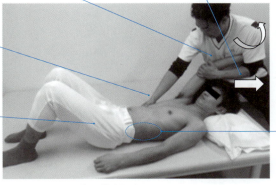

図20 広背筋の他動ストレッチング・ガイド

- セラピストは重心を後方に移動しながら体幹を回旋（写真では左回旋）する
- セラピストは選手の手を脇で挟み、肘を把持して肩外旋方向へ誘導しながら上腕を挙上する
- 代償的な胸郭拡大・挙上を抑制する
- 股関節屈曲位とする（骨盤は前傾せず中間位となるように）
- 腰椎の過剰な伸展運動がないか確認

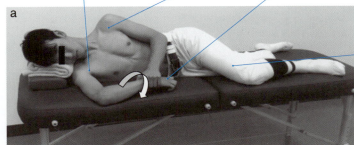

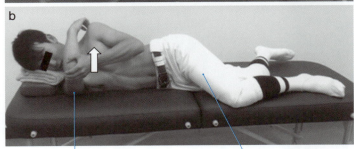

図21 肩関節後方構成体のセルフストレッチング・ガイド
a：modified sleeper stretching，b：modified cross-body horizontal adduction stretching

- 肩関節屈曲90°位を保持させる
- 体幹が回旋しないように上側の肩を前方突出させる
- 反対側の手で手関節部を持ち肩関節を内旋させる
- 下の脚を乗り越えるように上側の脚をベッドに降ろし骨盤の回旋を防止する
- 肩関節屈曲位で対側の手で肘を持ち上げて水平内転させる
- 下の脚を乗り越えるように上側の脚をベッドに降ろし骨盤の回旋を防止する

3. 投球障害肩

2-3 筋機能トレーニング

前述した評価の結果に基づいてトレーニングの種類や強度を選択し，選手の状態にあわせて負荷量を段階的に上げていく．

腱板機能を高めるために上腕の内外旋に軽い抵抗を加えながらトレーニングを行わせる．zero position での外旋や肘伸展の筋力低下を認める場合には，その肢位で負荷をかけたトレーニングを指導する 図22 ．いずれのトレーニングも等尺性収縮から開始し，症状や痛みに合わせながら等張性収縮へと段階的に進める．

肩甲骨周囲筋の機能を高めるために僧帽筋中部・下部線維や前鋸筋などに負荷をかけるトレーニングを指導し 図23 ，筋力増大にあわせて荷重位でのトレーニングへと進める 図24 ．荷重位でのトレーニングでは，腹横筋の収縮の有無や程度を確認し，十分に腹圧を高め，腰椎の過剰な伸展などのエラーパターンが出現していないかチェックする．

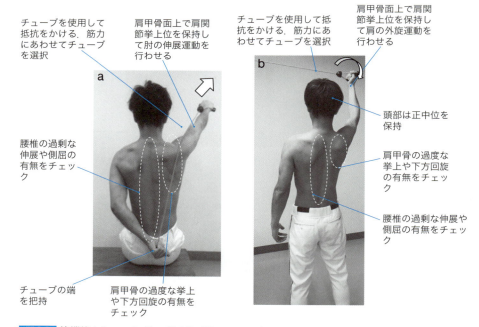

図22 筋機能トレーニング・ガイド (1)
a：投球動作に近い zero position での肘伸展トレーニング，b：投球動作に近い zero position での肩外旋トレーニング

トレーニング中に上腕骨頭の位置や運動に異常を認める場合には前述した徒手的治療や肩甲骨周囲筋トレーニングで腱板の適切な活動を学習させる．

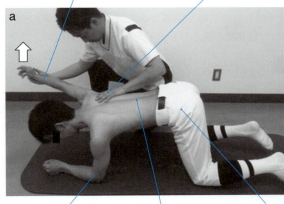
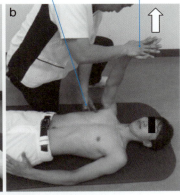

図23 筋機能トレーニング・ガイド（2）
a：僧帽筋下部線維に対するトレーニング，b：前鋸筋に対するトレーニング

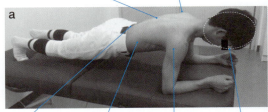
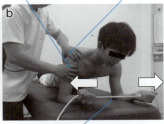

図24 荷重位での筋機能トレーニング・ガイド
a：プランクポジションの保持，b：プランクポジションでの肩外旋トレーニング

2-4 下肢・体幹機能エクササイズ

　ワインドアップポジションでアライメント異常を認める場合には，骨盤後傾，体幹傾斜，膝屈曲を最小限にコントロールさせ，支持脚の殿筋群の活動（硬度）を触知しながら適切な片脚立位のアライメントを学習させる．ワインドアップからコッキング期で下肢・体幹アライメント異常を認める場合には，片脚スクワットや片脚デッドリフトで適切なアライメントや筋活動を学習させていく 図25 ．コッキング期以降のステップ脚側への重心移動の不足を認める場合には，ラテラルスクワットでアライメントや筋活動を学習させる 図26 ．段階的に歩幅や動作速度を増大させ，ジャンプ動作を組み合わせながら難易度を上げて，重心移動能力をさらに向上させる．コッキング期以降における体幹や股関節の回旋不足を認める場合には，ステップ脚側での骨盤回旋運動，左右重心移動と骨盤回旋を複合したエクササイズを指導する 図27 ．

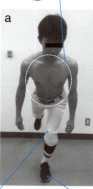
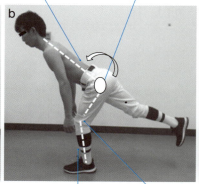
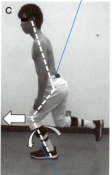

図25 片脚デッドリフトエクササイズ・ガイド
a：前面，b：側面，c：エラーパターンの一例

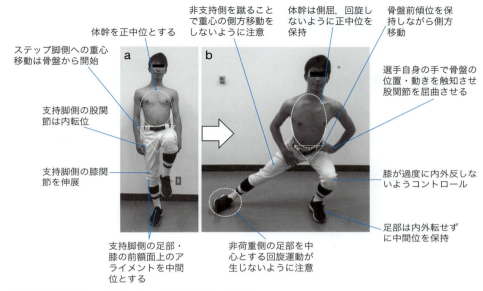

図26 ラテラルスクワットエクササイズ・ガイド
a: 開始肢位, b: 終了肢位

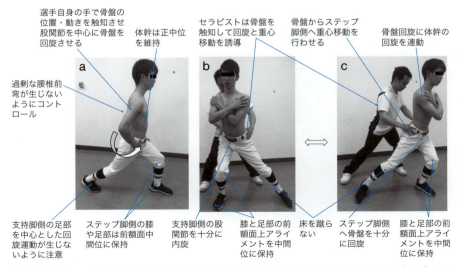

図27 ステップ脚での骨盤回旋エクササイズと重心移動を複合させたエクササイズ・ガイド
a: ステップ脚側での骨盤回旋エクササイズ, b, c: 重心移動と骨盤回旋を複合させたエクササイズ

3. 投球障害肩

2-5 投球動作を想定した機能エクササイズとフォーム修正

投球フォームの修正を目的に各投球相を想定して上肢・体幹・下肢の複合運動エクササイズを指導する 図28〜30．その後，正面投げ 図31，シャドーピッチング，実際のグランドでの投球，実践練習・試合へと段階的に進めていく．

投球動作不良は，技術的な問題だけでなく，身体機能低下に伴う重心移動能力の低下や運動連鎖の破綻によるものも多い．長期の野球歴や選手自身の投球イメージが誤った投球動作を習慣づけている可能性もある．投球フォームの修正では，external focus（『シャドーピッチングはタオルのいい音が鳴るように行う』など），口頭指示，ビデオや鏡を使用したフィードバックを用いて指導する[28]．所属チームの指導者や親からの指導により投球フォームが学習されている場合もあり，急激なフォーム修正は選手の混乱を招くため慎重に検討する．投球フォームの指導は，症状との関連を十分に理解させたうえで本人，指導者，親と連携をとりながら進めていく．

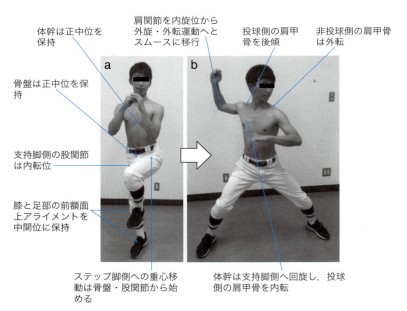

図28 ワインドアップ〜コッキング期の投球フォーム修正エクササイズ・ガイド
ワインドアップ（a）からコッキング（b）までのテイクバック中の理想的な運動連鎖や重心移動を学習させていく．

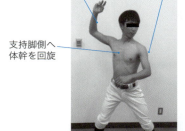
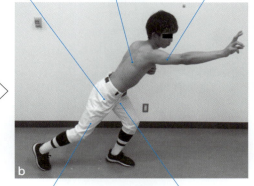

図29 加速期の投球フォーム修正エクササイズ・ガイド
テイクバックポジション（a）から加速期（b）までの理想的な運動連鎖や重心移動を学習させていく．

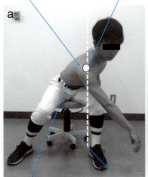
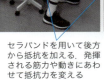
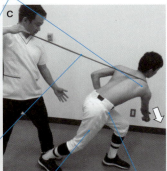

図30 フォロースルー期の投球フォーム修正エクササイズ・ガイド
a：座位でのエクササイズ，b：座位で抵抗を用いたエクササイズ，c：立位で抵抗を用いたエクササイズ，a→b→c と段階的に進めていく．

3. 投球障害肩　81

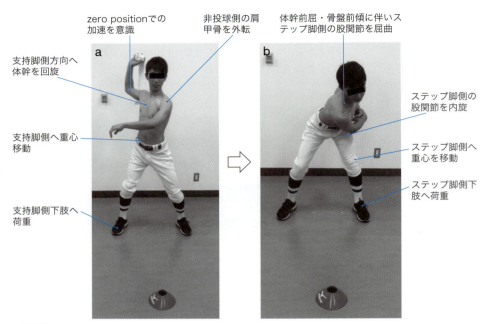

図31 正面投げエクササイズ・ガイド

a：開始肢位，b：終了肢位

正面に設置した目標物をタオルでたたくように正面投げを行う．その際に「タオルがいい音で鳴るように振る」といった口頭指示を与える．

❖文献

1) Lyman S, Fleisig GS, Waterbor JW, et al. Longitudinal study of elbow and shoulder pain in youth baseball pitchers. Med Sci Sports Exerc. 2001；33：1803-10.
2) Krajnik S, Fogarty KJ, Yard EE, et al. Shoulder injuries in US high school baseball and softball athletes, 2005-2008. Pediatrics. 2010；125：497-501.
3) 宗田 大．復帰を目指すスポーツ整形外科．東京：メジカルビュー社；2011．p. 26.
4) 筒井廣明，山口光國．投球障害こう診てこう治せ．東京：メジカルビュー社；2004．
5) 信原克哉．肩 その機能と臨床．第4版．東京：医学書院；2012．p. 354-60.
6) Crockett HC, Gross LB, Wilk KE, et al. Osseous adaptation and range of motion at the glenohumeral joint in professional baseball pitchers. Am J Sports Med.

2002; 30: 20-6.
7) Jobe FW, Giangarra CE, Kvitne RS, et al. Anterior capsulolabral reconstruction of the shoulder in athletes in overhand sports. Am J Sports Med. 1991; 19: 428-34.
8) Burkhart SS, Morgan CD, Kibler WB. The disabled throwing shoulder: spectrum of pathology Part I: pathoanatomy and biomechanics. Arthroscopy. 2003; 19: 404-20.
9) Borsa PA, Wilk KE, Jacobson JA. Correlation of range of motion and glenohumeral translation in professional baseball pitchers. Am J Sports Med. 2005; 33: 1392-9.
10) Harryman DT 2nd, Sidles JA, Clark JM, et al. Translation of the humeral head on the glenoid with passive glenohumeral motion. J Bone Joint Surg Am. 1990; 72: 1334-43.
11) Meister K. Injuries to the shoulder in the throwing athlete. Part one: Biomechanics/pathophysiology/classification of injury. Am J Sports Med. 2000; 28: 265-75.
12) Warner JJ, Micheli LJ, Arslanian LE, et al. Patterns of flexibility, laxity, and strength in normal shoulders and shoulders with instability and impingement. Am J Sports Med. 1990; 18: 366-75.
13) Cools AM, Cambier D, Witvrouw EE. Screening the athlete's shoulder for impingement symptoms: a clinical reasoning algorithm for early detection of shoulder pathology. Br J Sports Med. 2008; 42: 628-35.
14) Miyashita K, Kobayashi H, Koshida S, et al. Glenohumeral, scapular, and thoracic angles at maximum shoulder external rotation in throwing. Am J Sports Med. 2010; 38: 363-8.
15) Oyama S, Myers JB, Wassinger CA, et al. Asymmetric resting scapular posture in healthy overhead athletes. J Athl Train. 2008; 43: 565-70.
16) Kibler WB. The role of the scapula in athletic shoulder function. Am J Sports Med. 1998; 26: 325-37.
17) Borstad JD, Ludewig PM. The effect of long versus short pectoralis minor resting length on scapular kinematics in healthy individuals. J Orthop Sports Phys Ther. 2005; 35: 227-38.
18) Finley MA, Lee RY. Effect of sitting posture on 3-dimensional scapular kinematics measured by skin-mounted electromagnetic tracking sensors. Arch Phys Med Rehabil. 2003; 84: 563-8.
19) Lewis J. Rotator cuff related shoulder pain: Assessment, management and uncertainties. Manual Therapy. 2016; 23: 57-69.
20) Ellenbecker TS, Mattalino AJ. Concentric isokinetic shoulder internal and external rotation strength in professional baseball pitchers. J Orthop Sports Phys Ther. 1997; 25: 323-8.
21) Jobe FW, Kvitne RS, Giangarra CE. Shoulder pain in the overhand or throwing athlete. The relationship of anterior instability and rotator cuff impingement.

Orthop Rev. 1989; 18: 963-75.
22) Wilk KE, Meister K, Andrews JR. Current concepts in the rehabilitation of the overhead throwing athlete. Am J Sports Med. 2002; 30: 136-51.
23) 山口光圀, 筒井廣明. スポーツ障害に対する理学療法. MB Med Reha. 2002; 17: 76-85.
24) Beckett M, Hannon M, Ropiak C, et al. Clinical assessment of scapula and hip joint function in preadolescent and adolescent baseball players. Am J Sports Med. 2014; 42: 2502-9.
25) Wilk KE, Arrigo CA, Hooks TR, et al. Rehabilitation of the overhead throwing athlete: There is more to it than just external rotation/internal rotation strengthening. PM R. 2016; 8 (3 Suppl): 78-90.
26) Wilk KE, Hooks TR, Macrina LC. The modified sleeper stretch and modified cross-body stretch to increase shoulder internal rotation range of motion in the overhead throwing athlete. J Orthop Sports Phys Ther. 2013; 43: 891-4.
27) Whiteley R, Oceguera M. GIRD, TRROM, and humeral torsion-based classification of shoulder risk in throwing athletes are not in agreement and should not be used interchangeably. J Sci Med Sport. 2016; 19: 816-9.
28) Oyama S. Baseball pitching kinematics, joint loads, and injury prevention. J Sport Health Sci 2012; 1: 80-91.
29) 小野秀俊. 競技復帰のためのリハビリテーション. 臨床スポーツ医学. 2012; 29: 293-9.

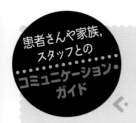

Communication Guide:
「XX？」ときかれたらどうする？

Q 「痛みが引いたらすぐに部活に復帰していつも通りに投げていいですか？」ときかれたらどうする？

A ノースロー期間のあとのスローイングやピッチングは段階的なプログラムに従って投球の数や強度を増すように説明しましょう 表5．プログラムは選手個々の症状や病態に応じて異なり，状況に応じて変更することも大切であることを説明しておきましょう．投球プログラムを進めていく中で，症状の再燃や増悪，身体機能の低下やフォームの崩れ，疲労の蓄積などを評価しましょう．これらの評価結果を踏まえて整形外科医と連携しながら投球の数や強度について最終判断をするのが望ましいでしょう．

表5 スローイングとピッチングのプログラム（一例）

Step	スローイングプログラム	ピッチングプログラム
Step 1	10 m	15〜20球　強度50〜60%
Step 2	塁間 1/2	40〜50球　強度50〜60%
Step 3	塁間	20〜30球　強度70〜80% 30〜40球　強度50〜60%
Step 4	1.5塁間	50〜60球　強度70〜80% 15〜20球　強度50〜60%
Step 5	50 m	80〜100球　強度70〜80%

＊投球を1日ないし2日行った場合は投球をしない休息日を挟む．
（小野秀俊．臨床スポーツ医学．2012；29：293-9）[29]

＜見供　翔＞

4 肩関節脱臼
（外傷性前方脱臼）

Introduction

疾患の特徴

　肩関節は可動性と安定性という相反する特性をもち，人体のなかで最もダイナミックに動く関節である．そのダイナミックな運動は他の関節にはみられない独特な構造と繊細な機能のバランスにより成り立っている．しかしひとたび脱臼することで，そのバランスは失われ，とたんに不安定な関節となる．本稿では肩関節脱臼のなかで代表的な外傷性前方脱臼について述べる．

　外傷性前方脱臼は関節窩から上腕骨頭が前方または前下方に完全に逸脱した状態である．肩関節脱臼の 90％以上は前方または前下方脱臼である[1]．受傷機転は大きく直達外力と介達外力によるものに分けられる．直達外力は交通事故や転倒により直接肩関節に外力が加わることを指す．介達外力による脱臼はスポーツ活動中に多く，ラグビーのタックルで打ち負けたり，柔道での無理な体勢での投げ技や受け身の失敗などにより肩関節が外転・外旋方向に強制され，間接的に外力が加わり脱臼することを指す．

　肩関節脱臼後の主な症状は不安定性である．その他に痛み，ROM制限，筋力低下など様々な機能障害がみられる．

　これらの症状を呈する主な病態は以下の 4 つである．

1）Bankart 損傷

　下関節上腕靱帯（inferior glenohumeral ligament：IGHL），関節唇，関節窩縁などが構成する肩甲上腕関節の前下方支持組織の損傷．Bankart 損傷は初回肩関節前方脱臼患者のほとんどにみられ，関節窩の骨折を伴う骨性 Bankart 損傷は約 70％の患者にみられる[2] 図1．

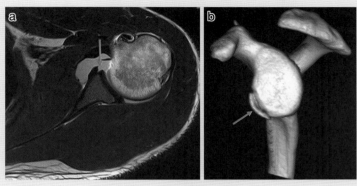

図1 Bankart 損傷チェック・ガイド
a: Bankart 損傷. 矢印部分の関節唇に亀裂がみられる (MRI).
b: 骨性 Bankart 損傷. 矢印部分の関節窩に骨折がみられる (3DCT).

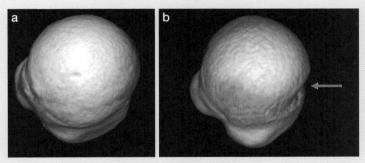

図2 Hill-Sachs 病変チェック・ガイド
a: 正常な上腕骨頭水平面 (3DCT).
b: 画像矢印部分の骨陥没がみられる (3DCT).

2) Hill-Sachs 病変

脱臼時に関節窩前縁によって圧潰されてできた上腕骨骨頭後外側の骨欠損. Hill-Sachs 病変は 47〜100%の患者にみられる[3] 図2 .

3) 関節包の断裂・弛緩

上腕骨頭の前方変位による関節上腕靱帯の断裂, または再脱臼を繰り返すことによる関節包の弛緩が生じる.

4) その他

腱板損傷や SLAP 損傷などの合併症.

上記により，肩関節は構造的に不安定となり再脱臼しやすくなる．特に若年アスリートで再脱臼率が高く，反復性肩関節脱臼に移行することが多い[4]．

　治療は保存療法と手術療法に分けられる．第1選択はリハビリテーションによる保存療法である．しかし保存療法による再脱臼予防効果が低いために，近年では初回脱臼後早期に手術が勧められることも増えている[5]．

　手術療法は鏡視下と直視下で行われるものがあり，Bankart 損傷の縫合術[6]，烏口突起を関節窩に移植するラタージェット法[7]（ブリストウ法），そして Hill-Sachs 病変を埋めるレンプリサージ[8]に大別される 図3．

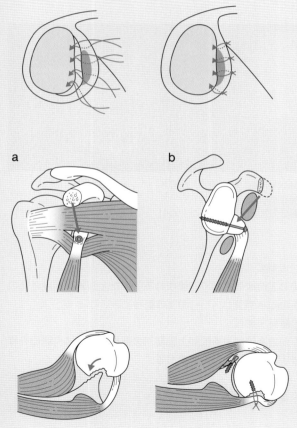

図3 肩関節脱臼に対する主な手術方法（Sugaya H, et al. J Bone Joint Surg Am. 2005; 87: 1752-60[6]，Boileau P, et al. Clin Orthop Relat Res. 2014; 472: 2413-24[7]，Boileau P, et al. J Bone Joint Surg Am. 2012; 94: 618-26[8]）

上：Bankart 縫合術（右肩矢状面）．
Bankart 損傷を縫合する．
中：ラタージェット法
a：右肩前額面，b：側面
烏口突起を切離し肩関節窩に移植する．
下：レンプリサージ（右肩水平面）．
筋を Hill-Sachs 病変に縫い付けて埋める．

1 理学療法評価

1-1 肩関節不安定性

　肩関節の安定化は主に靱帯，関節唇，関節包，軟骨による静的安定化機構と，筋による動的安定化機構により成り立っている[9]．肩関節の不安定性を評価する際には，これらの安定化メカニズムを理解しておく．

　肩関節前方脱臼後は Bankart 損傷，Hill-Sachs 病変，関節包断裂など，静的安定化機構の破綻により不安定性が生じやすい．基本的に脱臼後の損傷部位が元の構造に治癒することはないことを理解しておく．

　アプリヘンジョンテスト，リロケーションテストで不安定性を評価する 図4 ．初回肩関節脱臼後に，アプリヘンジョンテストが陽性の場合は再脱臼率が高い[10]．

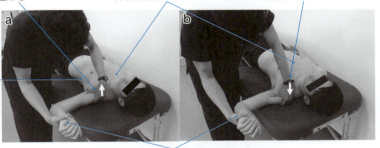

図4 肩関節不安定性テスト・ガイド
a：アプリヘンジョンテスト．肩に痛みや不安定感が出現したら陽性とする．
b：リロケーションテスト．痛みや不安定感の軽減がみられたら陽性とする．

1-2 痛み

　脱臼後の痛みの原因は急性期と慢性期で異なる．急性期の痛みの原因は Bankart 損傷や Hill-Sachs 病変による炎症，関節内圧の上昇による機械的ストレス，筋スパズムによる筋緊張異常などである．これらは徐々に改善するが，関節不安定性による損傷部位への機械的ストレスや回旋筋腱板の筋機能障害によるインピンジメントなどの二次的

な問題により痛みが慢性化することも少なくない．

痛みの評価は PQRST 法による問診から始める 表1．痛みの種類はスパズムを生じている筋の圧痛，肩関節の運動時痛，肩関節周囲筋の収縮時痛など多様である．問診以外にも後述する筋力や ROM を評価する際に痛みの有無，程度，種類，誘発運動などを確認する．痛みを正確に評価することは炎症症状の改善度判断，損傷部位の把握，動作能力の推察，トレーニングやスポーツ活動の許可や治療効果判定に役立つ．

表1 痛みのチェックポイント・ガイド

疼痛評価		
P	Provocative/Palliative factor: 増悪因子/緩和因子	どうしたら痛みが強くなるか/楽になるか
Q	Quality: 性質	どのような痛みか
R	Region: 場所 Radiation: 放散 Related symptoms: 随伴症状	どこが痛いか 放散痛はないか 随伴症状はないか
S	Severity: 強さ	どの位の強さか
T	Temporal factors: 持続時間 Treatment: 治療	いつから痛いか，どの位続いたか これまでにどんな治療をしたか

1-3 筋機能異常

脱臼で関節包が損傷を受けると，関節包に付着をもつ棘上筋，棘下筋，小円筋，肩甲下筋で構成される回旋筋腱板，いわゆるインナーマッスルの機能が低下する．脱臼後の固定や術後の安静・固定により，三角筋や大胸筋などの肩関節の主動筋群，いわゆるアウターマッスルの廃用性筋力低下も生じる．

肩関節の適切な運動にはインナーマッスルとアウターマッスルの協調的な活動が重要である．肩関節の脱臼後は，協調的筋収縮能が低下し上腕骨頭が関節包内を過剰に移動したり，肩峰下と上腕骨頭の衝突（インピンジメント）が生じやすい環境になる．

インナーマッスルとアウターマッスルに分けて筋力を評価する．インナーマッスルは徒手筋力テストによる評価に加えて 図5 ， 図6 ，

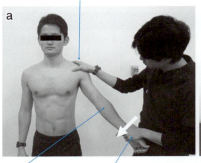 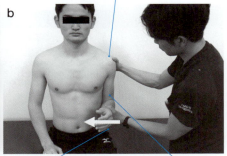

検査者は棘上筋筋腹に触れ筋収縮を触知する

検査者は棘下筋または小円筋筋腹に触れ筋収縮を触知する

患者のポジションは肩甲骨面上で肩30〜45°外転位

検査者は内転方向（白矢印）へ抵抗を加え患者の抵抗力を確認する

検査者は内旋方向（白矢印）へ抵抗を加え患者の抵抗力を確認する

患者のポジションは肩関節下垂位で内外旋中間位

図5 回旋筋腱板の筋力テスト・ガイド
a: 棘上筋のテスト，b: 棘下筋，小円筋のテスト

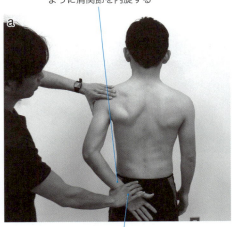

患者は手背で殿部に触れその位置から手を浮かすように肩関節を内旋する

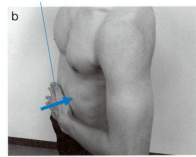

患者は臍部に手掌をあて臍部を圧迫する．このとき肩関節には内旋等尺性収縮が生じている

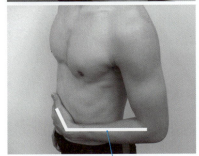

検査者は肩関節外旋方向へ抵抗を加え患者の抵抗力を確認する

肘が後方に変位し手関節が屈曲する現象がみられた場合に肩甲下筋の筋力低下を疑う

図6 肩甲下筋の筋力テスト・ガイド
a: リフト・オフテスト，b: ベリープレステスト（ナポレオンテスト）

表2 インナーマッスルの線維別機能

筋	線維	作用	収縮肢位	伸張肢位
棘上筋	前部線維	外転	内旋・外転・挙上	外旋・内転・伸展
	後部線維	外転	外旋・外転・挙上	内旋・内転・伸展
棘下筋	上部（横走）線維	外旋	屈曲・外転・外旋	伸展・内旋
	下部（斜走）線維	外旋	伸展・内転・内旋	外転・内旋
小円筋		外旋	伸展・外旋	屈曲・内旋
肩甲下筋	上部（横走）線維	下垂位内旋	下垂位内旋	下垂位外旋
	下部（斜走）線維	外転位内旋	外転位内旋	外転位外旋

*前後，上下とは関節の運動軸で分けている
*回旋筋腱板の作用は，主動筋の補助的なものである

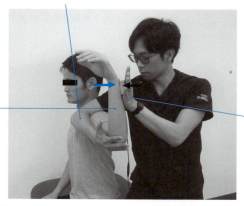

検査者は右の前腕を利用して患者の肩関節前方突出を防ぎ，手掌で患者の肘関節を固定する

患者はセカンドポジションを保持しながら肩を外旋

検査者は患者の外旋力をダイナモメーターのアタッチメントを介して止める

図7 ハンドヘルドダイナモメーターによる肩関節外旋等尺性筋力測定・ガイド

各筋の線維別機能を把握した上で各々の収縮機能を評価する 表2 ．アウターマッスルの筋力はハンドヘルドダイナモメーターや等速性筋力測定機器などを用いて数値化する 図7 ．

1-4 ROM制限，筋の硬さ

脱臼後は痛みや関節不安定性によって筋の防御性収縮やスパズムが生じ，ROMが制限されやすい．固定による損傷部位の癒着や，結合

組織の増殖によってもROM制限が生じる．術後のROM制限も同様のメカニズムで生じる．

ROMは角度計や傾斜計を用いて計測する．ROM制限の原因を特定するためには，自動運動と他動運動を分けて評価することが望ましい．他動運動によるROM計測では患者が不安定感や痛みを訴えやすいため，特に損傷部位が伸張されやすい外転・外旋は慎重に操作・誘導する．

肩関節が全可動域にわたってスムースに運動するためには，肩甲上腕関節だけではなく，肩甲胸郭関節，肩鎖関節，胸鎖関節が協調的に運動することが求められる．したがって，単純な角度だけではなく，鎖骨，胸鎖関節，肩甲胸郭関節の動きも評価する 図8 ．

筋の硬さはROM，筋機能や肩甲胸郭機能に悪影響を及ぼす場合がある．肩関節脱臼後に起こりうる筋の硬さは主に筋スパズムと筋短縮である．両者は発生機序が異なり，治療方法も異なるため，特徴を捉えて評価する 表3 ．対象とする筋に対し圧痛，筋緊張，収縮時痛を確認することで，筋スパズムか筋短縮を判断する[11]．

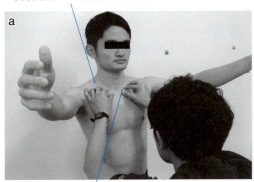

検査者の手指で鎖骨全体に触れる．上肢を運動させ鎖骨の後退，挙上，後方回旋やその左右差をチェック

胸鎖関節のすべり運動を触知する

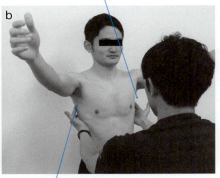

肩甲骨下角の外側にソフトに触れる．上肢を運動させ，肩甲骨の上方回旋やその左右差をチェック

肩甲上腕関節の可動性が低下している場合は肩甲骨の上方回旋が大きいため，下角のより大きな移動を触知することができる

図8 肩甲帯の可動性チェック・ガイド
a：鎖骨，胸鎖関節の評価．b：肩甲胸郭関節の評価．

■表3 筋スパズムと筋短縮の特徴

筋の硬さのタイプ		
	筋スパズム	筋短縮
原因	組織損傷による脊髄反射	固定・不動による筋実質の伸張性低下または筋膜の線維化
圧痛	あり	あるが強くない
筋緊張	弛緩しない	短縮位では弛緩し,伸張位では亢進する
収縮時痛	あり	ない
治療	リラクゼーション	ストレッチング

(林 典雄. 理学療法. 2004; 21: 357-64)[11]

1-5 肩甲帯の機能不全

　肩関節が最大可動域まで到達するためには，肩甲上腕関節と肩甲胸郭関節の協調運動である肩甲上腕リズムが要求される．肩甲上腕関節と肩甲胸郭関節の運動の比は諸説あるが，おおよそ2：1である．前額面において，最大可動域が180°であれば肩甲上腕関節は約120°動き，肩甲骨は約60°上方回旋する．

　肩関節脱臼後は肩甲上腕リズムが崩れやすく肩甲骨や脊柱の代償運動が過大となる．この代償運動でみられる肩甲骨の機能不全をscapular dyskinesisとよぶ 図9 ．scapular dyskinesisを評価するためには，肩甲骨の特徴的な運動パターン 図10 を理解しておき，任意の肩関節運動中において異常パターンの有無や程度，左右差をチェックする[12]．加えて，肩甲骨運動をアシストした状態での肩関節の運動や痛みの変化を確認する 図11 ．

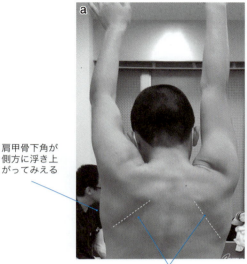

脊柱は左に側屈している（点線）

肩甲骨下角が側方に浮き上がってみえる

左の肩甲骨が右より上方回旋している（点線は肩甲骨内側縁）

骨盤のライン（黒線）に対して胸郭のライン（白線）が左回旋している

図9 scapular dyskinesis（左肩）チェック・ガイド
a：前額面，b：水平面

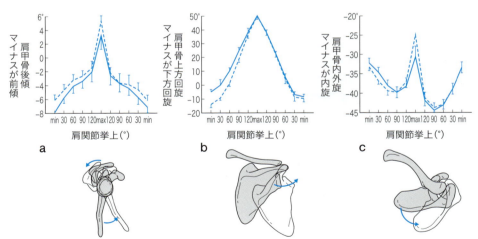

図10 肩甲骨の運動パターン（Tate AR, et al. J Athl Train. 2009; 44: 165-73[12]）より）
実線は肩に障害のないアスリート，点線は scapular dyskinesis のアスリート
a：前後傾．前傾位から後傾が始まる．120°から最大挙上にかけて急激に後傾する．
b：上方回旋．挙上角度が大きくなるにつれ，上方回旋角度が大きくなる．
c：内外旋．胸郭上に位置するため終始内旋位である．90°まで内旋が強くなり，最大挙上にかけて外旋する．

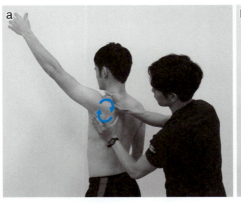 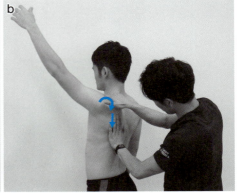

図11 肩甲骨運動のアシストテスト・ガイド
a：上方回旋アシストテスト．検査者は挙上に伴い肩甲骨の上方回旋を徒手的にアシストする．
b：後傾アシストテスト．検査者は挙上に伴い肩甲骨の後傾を徒手的にアシストする．
いずれも疼痛の軽減や消失を認めた場合に肩甲骨機能不全（scapular dyskinesis）を疑う．

1-6 神経筋コントロール不良

　筋や腱，関節，皮膚には関節の位置覚や運動覚，抵抗に対する感覚を求心性に伝達する固有受容器がある．これらの求心性の情報に対する遠心性の反応を神経筋コントロールとよぶ．脱臼によって関節が損傷すると，受容器が反応しにくいために肩関節周囲筋群の反射的な収縮が起こらずに，肩関節の機能的不安定性を助長すると考えられている 図12 [13,14]．固有受容器自体の評価は困難であるが，臨床では抵抗を加えた際の筋収縮の反応速度を触診で確認したり，角度計を用いて位置覚を評価する[15] 図13 ．位置覚の計測には，挙上 90°以下・以上，外転 90°以下・以上，外転 45°超での外旋，外転 45°未満での外旋，そして内旋の 7 種類が用いられている[15]．

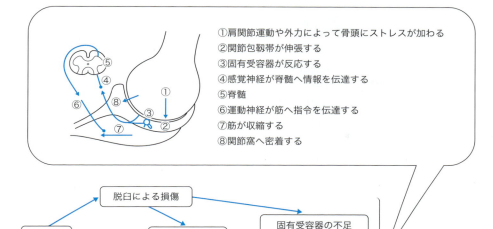

①肩関節運動や外力によって骨頭にストレスが加わる
②関節包靱帯が伸張する
③固有受容器が反応する
④感覚神経が脊髄へ情報を伝達する
⑤脊髄
⑥運動神経が筋へ指令を伝達する
⑦筋が収縮する
⑧関節窩へ密着する

図12 神経筋コントロールのメカニズム（村上元康, 他. 肩関節. 1990; 14: 187-91[13], Myers JB, et al. J Athl Train. 2000; 35: 351-63[14] より改変）

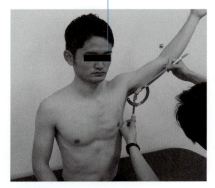

患者は閉眼位

1. セラピストは，任意の角度を設定する（写真は外転90°以上）
2. 患者は設定された範囲内で上肢を保持し，セラピストはその関節角度を計測する
3. 患者は一度上肢を下ろし，もう一度 2. の角度を再現し，セラピストはその関節角度を計測する
4. セラピストはその関節角度を計測し，差を算出する
5. 3，4の手順を3回繰り返し，平均値を算出
6. 反対側も同様の手順で計測し，左右差を評価する

図13 肩関節位置覚の評価・ガイド

1-7 姿勢・アライメント異常

ラタージェット法のような骨移植術の後では，筋の長さが変化することにより肩甲骨のアライメント不良が生じやすい[16]．肩甲骨や脊柱のアライメントは肩関節機能に影響する．特に，肩甲骨前方突出は下関節上腕靭帯（IGHL）の張力増大につながる[17]．肩甲骨のアライメントは傾斜計を用いることで数値化しやすい 図14 ．臨床上，生じやすい姿勢アライメント異常は head forward and rounded scapular posture（HFRSP）とよばれる 図15 ．

傾斜計を肩甲骨内側縁にあて，垂線に対する角度とその左右差を確認

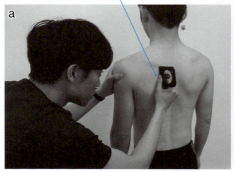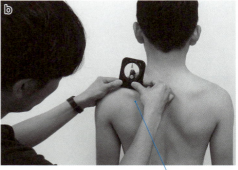

傾斜計を肩甲棘にあて床と平行な線に対する傾斜角とその左右差を確認

図14 傾斜計を使用した肩甲骨アライメント計測・ガイド
a: 肩甲骨前後傾，b: 肩甲骨上下方回旋

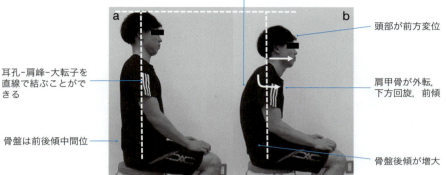

図15 アライメント異常チェック・ガイド
a：理想的アライメント，b：head forward and rounded scapular posture（HFRSP）

1-8 運動連鎖不良

　肩関節は構造上，関節面が小さく非荷重関節とよばれる．肩関節脱臼のメカニズムを考えると，関節窩に対し不適切な方向へ荷重が加わることは不安定性を惹起する．また脊柱の過度な後弯のような不良姿勢は，肩甲骨のアライメント不良に繋がり[18]，肩関節の不安定性を助長する．そのためpush-up姿勢のような，荷重時の体幹を含む肩甲帯の代償性アライメントを評価し，closed kinetic chain upper extremity stability test（CKCUES）[19]などを用いて機能的な荷重運動連鎖能力を評価する 図16 ．

　また荷重時の下肢アライメント異常は体幹，上肢との適切な運動連鎖を破綻させる．例えばタックル動作において膝が外反してしまうと，床反力ベクトルは内方へ変位する．また，姿勢を維持するために，体幹が支持脚側へ傾斜すると傾斜した側の肩関節は相対的に過剰な動きを要求されることになる．このように，上肢だけではなく，下肢・体幹を含めて運動連鎖不良をスクリーニングすることで，肩関節の脱臼リスクの推察に役立てる 図17 ．

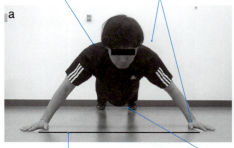
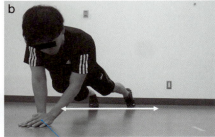

脊柱は生理的弯曲を維持する　　矢状面上では，肩関節の下に手部を位置させる

91.4cm間隔にテープを貼る　　足幅は肩幅とする　　一方の手をもう一方の手にタッチする課題を交互に繰り返す

図16　上肢の荷重運動連鎖能力評価・ガイド
Closed kinetic chain upper extremity stability test（CKCUES）
a：開始姿勢
b：終了姿勢．15秒間のタッチ回数をカウントする

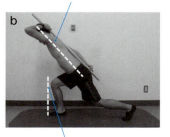

体幹が地面に対し垂直か

脊柱が生理的弯曲を維持しているか
（バーを用いるとチェックしやすい）

骨盤（ASIS同士を結んだ線）と肩峰同士を結んだ線が床面と平行か

膝の外反が過度に生じていないか

膝が足部より前方に位置していないか

足部が進行方向を向いているか

図17　下肢の荷重運動連鎖不良のスクリーニング・ガイド
図は右脚前方ランジ動作である．その他に，片脚スクワットなどを評価する．
a：前額面のチェックポイント
b：矢状面のチェックポイント

2 理学療法治療

肩関節前方脱臼後の理学療法治療の主目的は，脱臼により生じた種々の機能障害の改善である．トレーニングや患者指導による再脱臼予防も主な目的である．保存療法では手術による侵襲がないため症状の改善は比較的スムースだが，構造的には破綻しているため肩関節の不安定性の改善がより重要になる．手術療法では構造的に修復されるが，侵襲により術後の機能障害が生じやすいため，これらの侵襲・固定部の治癒を阻害せずに改善を図ることがポイントとなる．

代表的な術後理学療法プログラムの例を 表4 に示す．保存療法は明確なプログラムが定まっていないが，基本的には手術療法後プログラムに準じて進める．それぞれの手術方法によって注意点や禁忌が異なるため，担当医師とコミュニケーションをとりながら治療を進める．

表4 理学療法プログラムの一例

Stage	期間	項目	リハビリテーションプログラム
Stage Ⅰ (装具固定期間)	～3週	筋スパズム	リラクセーション，アイシング
		筋力	軽負荷の等尺性収縮/弛緩エクササイズ
		ROM	・肩甲胸郭関節エクササイズ ・肩関節のごく軽負荷での自動介助エクササイズ(挙上90°, 1stER20°まで)
		動作	不良姿勢・アライメント修正
Stage Ⅱ (メディカルリハビリテーション期間)	4～6週	筋スパズム	リラクセーション，アイシング
		筋力	インナーマッスルの収縮エクササイズ
		ROM	・肩甲胸郭関節エクササイズ ・肩関節自動介助運動(挙上120°, 外転90°, 1stER30°まで)
		動作	ジョギングや下半身強化
	7～8週	筋力	インナーマッスルの筋力強化
		ROM	肩関節自動運動(挙上150°, 外転130°, 1stER45°)
		動作	ダッシュやスポーツ動作練習
Stage Ⅲ (アスレティックリハビリテーション期間)	9～12週	筋力	荷重エクササイズやウエイトトレーニング
		ROM	非術側と差のない範囲でのエクササイズ
		神経筋	不安定環境でのエクササイズ
	12週～		段階的競技復帰

2-1　患者教育

患者は専門的な知識がないため「肩関節＝肩甲上腕関節」だと思っていることが多い．理学療法治療の目的やコツを理解させて，効果をより高めるために，肩関節の構造と動きの仕組みについてわかりやすく説明しておく．合わせて，患者個々の肩関節脱臼リスクについて動画や鏡でフィードバックしながら説明しておく 図18 ．

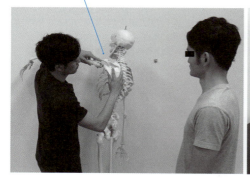
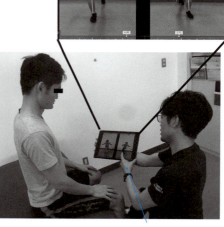

肩関節の運動が上腕骨頭だけではなく肩甲骨なども関与していることを視覚的に説明

タブレットの分析アプリなどを用いて脱臼リスクとしての動作中のアライメントの不良や左右差について説明

図18　患者教育・ガイド
可能な限り簡便に伝える．視覚的な情報を用いることで理解を促す．

2-2　筋のリラクセーション

脱臼後や術後の筋スパズムは，それに伴う痛みや不動により増強され，他の機能障害を二次的に生じさせるという悪循環に陥りやすい．脱臼後や術後の筋スパズムは身体を保護するための正常な反応でもあ

るため，すべてをやみくもに軽減にするべきではない．個々の筋の硬さを触知により確認し，機能障害との関係性を推察しながらリラクセーションさせる 図19 ．治療の必要性がある場合，他の治療の前処置としても行う．

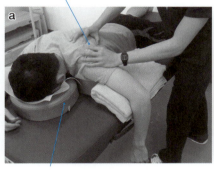
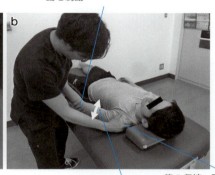

各筋の硬度を丁寧に触診しながら圧迫やせん断力を加える

患者の左上肢を下から支え過剰な筋収縮が生じないように注意しながら内外転運動を制動

クッションやタオルを用いて患者がリラクセーションできるポジションにする

筋の収縮・硬度を触知

患者は痛みを伴わない弱い筋活動での内外転（白矢印）を行った後に力を抜くことを反復する

図19 筋のリラクセーション・ガイド
a: マッサージ，b: 等尺性収縮-弛緩練習

2-3 姿勢・アライメントの修正

座位や立位などの基本姿勢の不良アライメントは筋長や靱帯張力の変化[16]を助長するため，スポーツ動作のアライメントに先立って修正する必要がある．不良例と良好例を具体的に説明しながら患者がそれらを容易に再現できるまで反復学習させる．指導中は傾斜計，鏡，写真を用いて視覚的に説明し患者の理解を促しながら口頭説明や徒手誘導で修正を図る（ 図14 参照）．

4. 肩関節脱臼（外傷性前方脱臼）

2-4 肩甲胸郭関節のエクササイズ

　肩甲胸郭関節のエクササイズは，肩甲上腕関節の運動があまり生じず，負担がかからないため脱臼整復後の固定期間，または術後の固定期間でも積極的に行う 図20 .

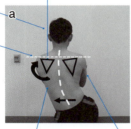

頭部は傾斜せず水平を保つ

体幹の体重移動によって肩甲骨の上方回旋を促す

セラピストは患者の肩甲骨に対して前後左右の抵抗を加える．患者は抵抗に抗し肩甲骨の位置を動かないように固定する

セラピストは前腕で患者の上肢を支えてリラクセーションさせる

体重移動時に両側の肩峰を結んだ線が水平になるよう指導する

セラピストは患者の後方から肩甲骨下角を把持し，もう一方の手で肩甲骨の上方を把持する

患者は側臥位

矢状面では骨盤は中間位，脊柱は生理的な弯曲を維持する

上肢は，胸の前で交差するか大腿部の上に位置させる

頭部が脊柱に対して傾斜しないよう枕の高さを調節する

図20 肩甲胸郭関節のエクササイズ・ガイド
a：可動性エクササイズ，b：支持性エクササイズ

2-5 ROMエクササイズ

　保存療法では早期からROMエクササイズを行い，左右差のないROMを段階的に獲得させることが推奨されている．手術療法では固定による癒着を助長しないために早期にROMエクササイズを開始するが，侵襲組織や縫合・固定部に過度な負担をかけないように特に術後3カ月までは上腕挙上を主に肩甲骨面上で行う．過度な固定は周囲組織との癒着を助長してしまうため痛み，代償動作，防御性収縮が生じない範囲でエクササイズを反復する．
　ROMエクササイズでは，患者の防御性収縮や痛み，心理的不安を増悪させないように，肩甲帯による代償運動に注意しながら，愛護的に上肢や肩甲帯を支持・操作する 図21 .

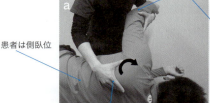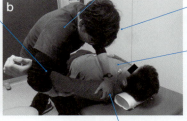

図21 ROM エクササイズ・ガイド
a: 肩関節挙上, b: 肩関節外転

2-6 インナーマッスルの筋力トレーニング

　肩関節のインナーマッスルである回旋筋腱板の筋力トレーニングでは，筋収縮を意識的にコントロールさせることから始める．術後は上腕下垂位，軽度内旋位で軽負荷での内外旋等尺性収縮と，その後の弛緩を反復するエクササイズから開始する．固定除去後はゴムバンドなどを用いて段階的に負荷を上げながら筋力増強を図る 図22 ．保存療法であれば三角巾固定が外れた後，手術療法であれば術後7週目以降は段階的に各筋の作用別に収縮を促す 表2 ， 図23 ．

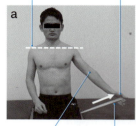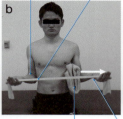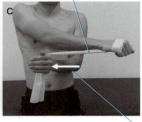

図22 回旋筋腱板の筋力トレーニング・ガイド（左側）
a：棘上筋，b：棘下筋，小円筋，c：肩甲下筋

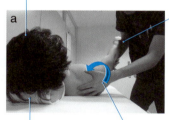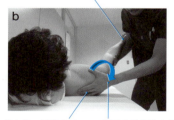

図23 棘上筋の部位別収縮エクササイズ・ガイド
a：前方線維，b：後部線維

2-7 神経筋コントロールエクササイズ

バランスボールを用いた不安定な環境下での荷重位エクササイズや，短い振幅で急速な運動を行うオシレーション（oscillation）エクササイズによって神経筋コントロール機能を改善させる 図24．

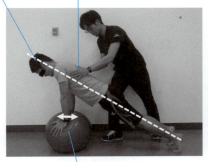
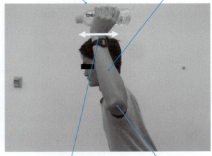

図24 神経筋コントロールエクササイズ・ガイド

2-8 アウターマッスルや患部外を含めた筋力トレーニング

　痛みや ROM 左右差が消失した時点で自重や器具を用いた筋力トレーニングを開始する．負荷に用いるチューブ，ダンベル，マシンは，患者のスポーツ種目やニーズを考慮して選択する．低負荷・小運動範囲から開始し段階的に負荷量や運動範囲を広げていく．患者の個々の肩の症状・機能を考慮しつつ負荷量を設定する 図25 ．バーベルを用いたバックスクワットでは，上肢のポジションが脱臼肢位に近い外転・外旋位となるため，別法を指導する 図26 ．

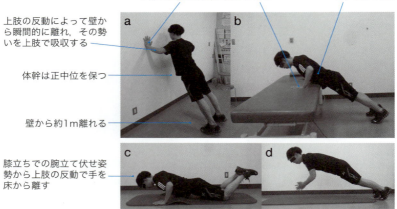

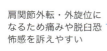
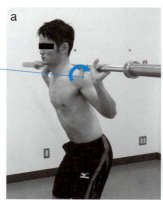
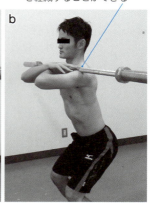

図25 自重による段階的筋力トレーニング・ガイド
a: 壁を用いたジャンピングプッシュアップ
b: ベッドを用いたジャンピングプッシュアップ
c: 膝立ち肢位でのジャンピングプッシュアップ
d: 腕立て伏せ肢位でのジャンピングプッシュアップ

図26 スクワットトレーニング・ガイド
a: バックスクワット，b: フロントスクワット

2-9 動作修正トレーニング

　筋力低下や運動連鎖不良の評価で推察された脱臼リスク動作や，受傷機転となった動作について，脱臼リスクを減らすために動作修正トレーニングを行う．動作修正トレーニングは，初期のリハビリテーションで行ってきた筋力トレーニングを合わせて行う 図27， 図28．動作が修正できない場合，その原因を再評価し，初期のエクササイズに立ち返る．

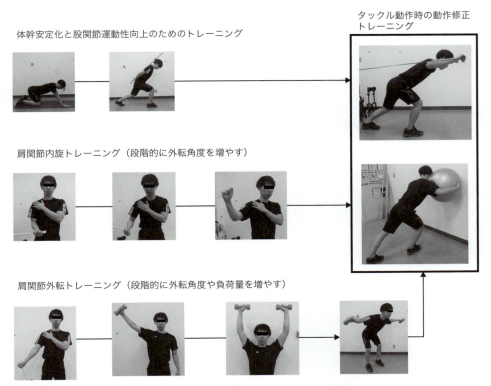

図27 タックル動作修正に向けたトレーニングのシークエンス・ガイド

チューブによる肩関節外旋力に抵抗する

肩関節の肢位が変わらないよう，肩関節をホールドさせる．この場合，肩関節を外転，内旋している

セラピストは患者のアライメントを確認しながら白矢印方向に抵抗を加える

肩関節が抵抗に打ち負けている場合，外転させるよう指示する

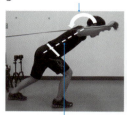
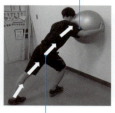
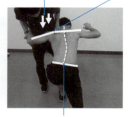

脊柱は正中位を維持する

下肢からの荷重連鎖が崩れないよう脊柱を正中位に保つ

骨盤傾斜と脊柱の側屈が見られる場合アライメントを修正するよう指示する

図28 タックル動作修正トレーニング・ガイド
脱臼リスク動作の修正を目的に行う

❖文献

1) Chalidis B, Sachinis N, Dimitriou C. Has the management of shoulder dislocation changed over time? Int Orthop. 2007；31：358-9.
2) Milano G, Grasso A, Russo A, et al. Analysis of risk factors for glenoid bone defect in anterior shoulder instability. Am J Sports Med. 2011；39：1870-6.
3) Taylor DC, Arciero RA. Pathologic changes associated with shoulder dislocations. Arthroscopic and physical examination findings in first-time, traumatic anterior dislocations. Am J Sports Med. 1997；25：306-11.
4) Olds M, Ellis R, Donaldson K, et al. Risk factors which predispose first-time traumatic anterior shoulder dislocations to recurrent instability in adults：a systematic review and meta-analysis. Br J Sports Med. 2015；49：913-22.
5) Jakobsen BW, Johannsen HV, Suder P, et al. Primary repair versus conservative treatment of first-time traumatic anterior dislocation of the shoulder：a randomized study with 10-year follow-up. Arthroscopy. 2007；23：118-23.
6) Sugaya H, Moriishi J, Kanisawa I, et al. Arthroscopic osseous Bankart repair for chronic recurrent traumatic anterior glenohumeral instability. J Bone Joint Surg Am. 2005；87：1752-60.
7) Boileau P, Thélu CÉ, Mercier N, et al. Arthroscopic Bristow-Latarjet combined with bankart repair restores shoulder stability in patients with glenoid bone loss. Clin Orthop Relat Res. 2014；472：2413-24.
8) Boileau P, O'Shea K, Vargas P, et al. Anatomical and functional results after arthroscopic Hill-Sachs remplissage. J Bone Joint Surg Am. 2012；94：618-26.

9) Wilk KE, Arrigo CA, Andrews JR. Current concepts: the stabilizing structures of the glenohumeral joint. J Orthop Sports Phys Ther. 1997; 25: 364-79.
10) Safran O, Milgrom C, Radeva-Petrova DR, et al. Accuracy of the anterior apprehension test as a predictor of risk for redislocation after a first traumatic shoulder dislocation. Am J Sports Med. 2010; 38: 972-5.
11) 林 典雄. 肩関節拘縮の機能解剖学的特性. 理学療法. 2004; 21: 357-64.
12) Tate AR, McClure P, Kareha S, et al. A clinical method for identifying scapular dyskinesis, part 2: validity. J Athl Train. 2009; 44: 165-73.
13) 村上元康, 福田眞輔, 小島保二. 肩関節における動的支持機構についての考察: 後方ストレスに対する棘下筋の作用と関節包の神経染色より. 肩関節. 1990; 14: 187-91.
14) Myers JB, Lephart SM. The role of the sensorimotor system in the athletic shoulder. J Athl Train. 2000; 35: 351-63.
15) Davies GJ, Dickoff-Hoffman S. Neuromuscular testing and rehabilitation of the shoulder complex. J Orthop Sports Phys Ther. 1993; 18: 449-58.
16) Weiser WM, Lee TQ, McMaster WC, McMahon PJ. Effects of simulated scapular protraction on anterior glenohumeral stability. Am J Sports Med. 1999; 2: 801-5.
17) Cerciello S, Edwards TB, Cerciello G, et al. Scapular position after the open Latarjet procedure: results of a computed tomography scan study. J Shoulder Elbow Surg. 2015; 24: 199-202.
18) Kebaetse M, McClure P, Pratt NA. Thoracic position effect on shoulder range of motion, strength, and three-dimensional scapular kinematics. Arch Phys Med Rehabil. 1999; 80: 945-50.
19) Pontillo M, Spinelli BA, Sennett BJ. Prediction of in-season shoulder injury from preseason testing in division I collegiate football players. Sports Health. 2014; 6: 497-503.

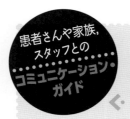

Communication Guide:
「XX？」ときかれたらどうする？

Q 「手術した方がよいでしょうか？」ときかれたらどうする？

A 手術の適応は患者の年齢や症状，身体機能，スポーツの種類やポジション，シーズンなどにより総合的に判断されます．基本的には医師と患者間で決定されるため，安易なコメントは避け医師の意見を尊重するべきです．

しかし，手術適応に関する情報を理学療法士が理解した上で患者に対応するべきです．ラグビーや柔道などのコンタクトスポーツを行っている若年の男性は反復性肩関節前方脱臼に移行する確率が高く，この場合の保存療法の効果はきわめて低いということは最低限理解しておきましょう．

理学療法士には，医師と異なる視点で患者さんの社会的背景や肩関節機能，治療効果を客観的に評価し，その情報を医師に正確に伝える役割もあります．

Q 「手術したから，もう抜けないんですよね？」ときかれたらどうする？

A 患者さんは肩関節が脱臼する原因や誘因を十分に理解していないため，術後も再脱臼への漠然とした不安を抱えています．一方，手術後は肩関節が再び脱臼することはないと誤解している患者さんも少なくありません．肩関節脱臼に対する手術療法の成績は確かに良好ですが，再脱臼してしまう患者さんが数パーセントいます．患者さんの不安を解消しようと「リハビリをしっかりすれば大丈夫です」といった根拠のないコメントは避けましょう．肩関節はどのような状況で脱臼しやすいか，そして脱臼を防ぐためにどのような対策をする必要があるのかを，医学的な知識のない患者さんでも理解しやすいように説明しながら漠然とした不安を和らげ正しい理解や自己管理能力の向上へと導きましょう．

<大路駿介>

5 上腕骨近位部骨折

疾患の特徴

　　上腕骨近位部骨折は65歳以上に多くみられ，男性と比較して女性の受傷頻度は2〜2.5倍に及ぶ[1]．骨折部位は4つのタイプがあり，解剖頸，大結節，小結節，外科頸に分類される[2] 図1．解剖頸骨折は関節包内骨折であり，付着する筋はない．小結節骨折では肩甲下筋の作用で内側下方への牽引力がかかる．大結節骨折では棘上筋，棘下筋，

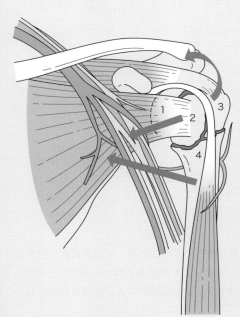

図1 上腕骨近位部骨折における主要な4つのsegmentと筋組織による牽引方向
(Neer CS II. J Shoulder Elbow Surg. 2002; 11: 390-400[2]より改変)
1: 解剖頸．牽引なし
2: 小結節．内側下方
3: 大結節．後上方
4: 外科頸．内側前方

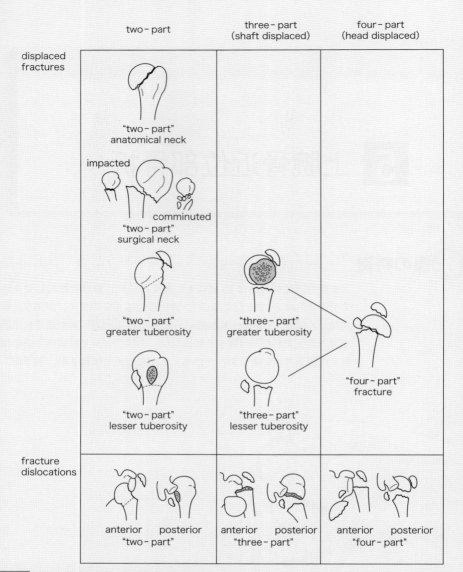

図2 Neer の four segment classification (Neer CS II. Shoulder reconstruction. Philadelphia: WB Saunders; 1990.)

小円筋の作用により後上方への牽引力がかかる．外科頸骨折では大胸筋の作用により内側下方への牽引力がかかる．Neer 分類などを用いて骨折部位とその数（part 数），転位の有無により分類されるのが一般的である 図2．

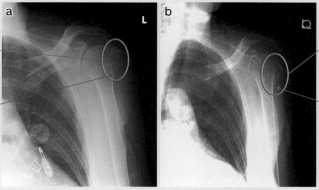

図3 大結節の 2-part 骨折画像チェック・ガイド（単純 X 線画像）
a：骨折部の上方への転位を認める．b：アンカースーチャーによる固定術後 3 カ月

　骨折の部位，part 数，転位の有無により，手術療法か保存療法かが選択される[3]．上腕骨骨頭への栄養血管として前上腕回旋動脈が血流の大部分を供給している[4]が，解剖頸骨折で転位が大きい場合や小結節・大結節との連続性が断たれた場合は，他の部位と比較して血流が乏しくなるため骨壊死を生じることがある．骨壊死のリスクが高い場合や 4-part 骨折で，肩甲骨関節窩の軟骨や骨損傷がない症例は人工骨頭置換術が選択され，関節窩の損傷や腱板の広範な断裂を合併している症例では人工肩関節置換術が選択される[5]．

　大結節骨折は，骨折線はあるが連続性の保たれている 1-part 骨折，大結節のみが剝離した 2-part 骨折 図3，大結節と周囲の骨片に分かれた 3-part 骨折 図4 に分類できる．2-part および 3-part 骨折には一般的に手術療法が適応となる．保存療法中で骨癒合が得られる前や，術後早期では大結節への過度な牽引力を回避するため，外転装具を初期仮骨が得られる 2〜3 週間程度使用する．大結節骨折では骨癒合までの期間，患部の適切な安静とともに腱板機能の再獲得を考慮して理学療法を行う．仮骨形成が得られ，骨折部の転位がなければ段階的に三角巾を経て固定を解除する．手術の強固な固定により転位のリスクが低い場合は，外転装具は使用せず，三角巾固定で対応する．

　外科頸の骨折では内側前方への牽引力を考慮して三角巾で固定する．受傷時の転位が大きい場合は骨折部の栄養不良の影響で骨癒合により長い時間を要することがある 図5．人工肩関節置換術は，転位の大きい症例が適応となる．腱板の機能が保たれているケースが適応

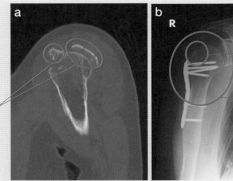

図4 大結節の3-part骨折画像チェック・ガイド
a：CT上で転位が確認できる．b：プレート固定術後1カ月．

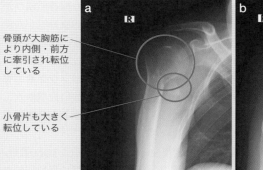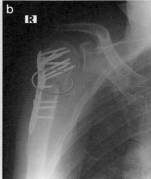

図5 外科頸での3-part骨折画像チェック・ガイド
外科頸骨折で比較的転位が大きく，骨癒合に長期間を要した症例．
a：術前．b：プレート固定術後6カ月．

となるアナトミカル型と，腱板機能を喪失したケースが適応となるリバース型 図6 の2種類がある．本稿では大結節骨折と外科頸骨折を想定し，外固定期と固定解除後に分けて理学療法評価・治療について述べる．

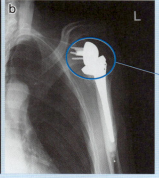

骨頭は脱臼し、大きく内側・下方に脱転している

インプラントの構造は解剖学的な構造でなく骨頭と関節窩の関係が逆転している。このことで関節の回転中心が外方化するため、失われた腱板機能を三角筋で代償することができる

図6 脱臼を伴った外科頸骨折画像チェック・ガイド
脱臼し骨頭が大きく脱転している（a）. 腱板断裂も合併したため人工肩関節置換術（リバース型）が行われた（b）.

1 理学療法評価（外固定期）

1-1 痛み，感覚異常

　外固定期は保存療法と手術療法のどちらが選択された場合においても患部の安静保持が最優先事項である．しかし，外固定による安静保持により，肩甲上腕関節以外の肩甲胸郭関節や隣接関節に拘縮や筋痛が生じやすい．

　外固定の早期では，評価といえども肩甲上腕関節の他動および自動運動は骨折部の転位を増大させる可能性があるため積極的には行わない．Visual Analogue Scale（VAS）や患者が感じている痛みを10段階で評価する Numerical Rating Scale（NRS）を用いて，患部の安静時痛や患部外の痛みを確認する．

　装具装着時期では装具の接触部分の痛みや感覚異常の有無や程度を確認する．装具の着用状態は理学療法の開始前後で確認するとともに，病棟スタッフと着用方法に関して連携をとり，痛みの予防に努める．

1-2 腫脹・浮腫

　患部では外傷や手術侵襲に伴い，腫脹や内出血が生じる．患部よりも遠位の肘関節や手指では浮腫も生じやすい．上腕骨近位部の骨折であっても遠位部の浮腫の有無や程度を必ず確認する．内出血は受傷からの時間経過とともに暗赤色から暗い青色，最後に黄土色に変化する

とともに遠位に範囲が拡大していくが理学療法に影響はない．浮腫は受傷部位よりも遠位を中心に生じ，手関節および手指では関節運動を阻害し，関節可動域制限を引き起こしやすい．

腫脹や浮腫の評価では，触診および圧迫テストを行い，腫脹と浮腫のどちらの要素が強いのか確認する．圧迫して痕が残れば浮腫の影響が大きいと考える．特に手指の太さは目視や触診で左右差を含めて確認するとともに，手指を最大屈曲させた際に手指の先端と手掌が接触するか確認する．接触しない場合は間隙の距離を計測する．

1-3 筋機能異常

患部周囲の筋は受傷時の打撲や，手術侵襲に伴う腫脹により，局所で過緊張を生じやすい．患部安静のための外固定は肩甲骨の生理的な運動を抑制し，肩甲骨を停止部とする僧帽筋・前鋸筋・菱形筋の過緊張を惹起しやすい．装具による外固定により上腕二頭筋や前腕屈筋群にも過緊張が生じやすい．肩甲骨周囲筋の過緊張が続くことで肩甲骨の可動性が低下し，これは外固定が解除された後の肩関節の可動域の再獲得に悪影響を及ぼす．また，上腕二頭筋や前腕屈筋群の過緊張も肘関節と前腕回内外の可動域制限を引き起こしやすいので注意する．

患肢を上にした側臥位にて，筋の硬度を触診し，肩甲骨の可動性をチェックする．肩甲骨の可動性に影響を与えやすい僧帽筋・前鋸筋・菱形筋の硬度や圧痛を確認する 図7 ．次に肩甲骨の挙上・下制，内転・外転，上方回旋・下方回旋にどの程度の制限があるか他動的に誘導しながら確認し，各筋の緊張の程度を推察する．この際，骨折部や固定部に過度な負担がかかるような肩甲上腕関節の運動が生じないように上肢を愛護的に保持しながら行う 図8 ．

上腕二頭筋や前腕屈筋群の硬度や圧痛もチェックする．肘伸展位での回内外の可動性を確認する．回内制限があれば上腕二頭筋が過緊張状態にあると推察できる．

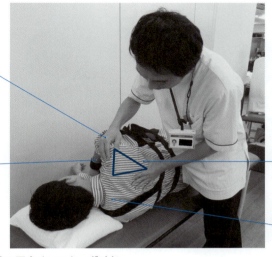

図7 肩甲骨周囲筋の圧痛チェック・ガイド

青三角で肩甲骨位置を示す．写真は菱形筋の触診を行っているところ．肩甲骨の位置は周囲の筋の緊張状態で容易に変化する．そのため，筋の触知は下角・肩峰・肩甲棘などの骨ランドマークを確認した上で行う．

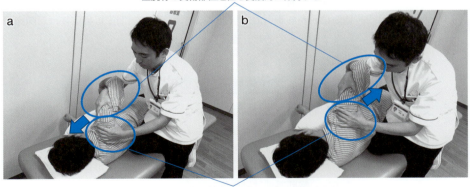

図8 肩甲骨の可動性チェック・ガイド
a: 肩甲骨挙上のチェック，b: 肩甲骨下制のチェック

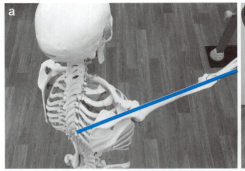 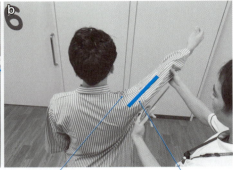

肩甲骨の挙上による
代償が生じていない
か確認する

肩甲棘の位置を確認
して肩甲骨面上で外
転させて測定する

図9 肩甲骨面での関節可動域評価・ガイド

肩甲棘をランドマークとして，その延長上で形成される面を肩甲骨面という．aは肩甲骨面上での外転90°を骨模型で行っている．bは肩甲骨面での外転角度を測定している様子．

1-4 関節可動域制限

関節可動域（ROM）の評価では骨折部に過度な牽引力や回旋力を与えないように愛護的に肩甲帯や上肢をサポートしながら，上腕を肩甲骨面やそれより前方に位置させて行う 図9 ．大結節骨折後では大結節にかかる牽引力を回避するため，人工肩関節置換術後は肩関節脱臼を予防するために，過度な外旋，内旋はあえて評価しない．

1-5 胸郭・体幹可動性の低下

前鋸筋は肩甲骨外側縁に付着し，体幹側の筋とも筋膜を介して連結している．また，棘突起から始まり肩甲骨に付着している多くの筋も肋骨上にある．上腕骨近位部骨折患者では，固定や不動により胸郭を含めた体幹の運動性や可動性が低下することで肩甲骨運動が制限されやすい．胸郭運動は背臥位で深呼吸をさせ，最大呼気時および吸気時の可動性を触診する 図10 ．最大吸気時と呼気時の胸郭周径差（剣状突起高拡張差）を確認する．次に脊椎の前弯・後弯，側屈の可動性を座位で評価する 図11 ．特に脊椎の前弯・後弯は肩甲骨の内転・外転の位置関係に影響をおよぼすため重要である．

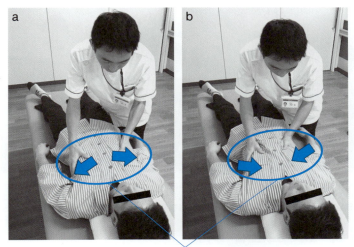

深呼吸に合わせて，下部肋骨を触知し最大吸気時と呼気時の可動性を確認するとともに，腹部挙上による代償運動の程度を確認する

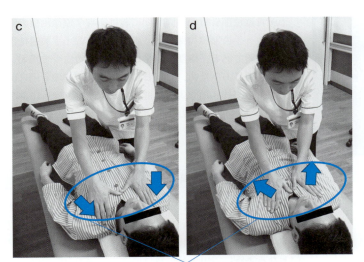

深呼吸に合わせて，上部肋骨を触知し最大吸気時と呼気時の可動性を確認する

図10 深呼吸時の胸郭運動の触診・ガイド
吸気 (a)，呼気 (b) における下部肋骨運動の確認．吸気 (c)，呼気 (d) における上部肋骨運動の確認．

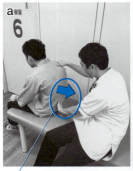 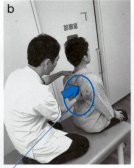 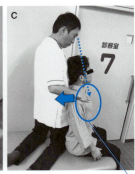

脊椎を後弯させた際に腰椎の棘突起の突出を触知できるか確認する

脊椎を前弯させた際に胸椎の前弯が得られているか触知して確認する

他動的に脊椎を前弯させた際に上部胸郭の拡張が得られるか，目視し触診する

図11 脊椎前弯・後弯の可動性評価・ガイド
脊椎の自動後弯（a），自動前弯（b），他動前弯（c）の可動性を評価する．

2 理学療法治療（外固定期）

　上腕骨近位部骨折の外固定期における理学療法治療の主な目的は，受傷部位・手術部位の保護と，肩甲骨・体幹・上肢遠位部の可動性の維持・改善である．患部の保護のために患者自身で適切に外固定を管理する必要があるため，セラピストは外転装具の着用に関して指導した上で，患部外への介入から進めていく．上腕骨近位部骨折患者には75歳以上の後期高齢者も多く含まれているため患者がわかりやすい説明を心掛ける．

2-1 肩外転装具の装着指導

　肩外転装具は大結節に牽引力がかかることを予防するとともに，人工肩関節置換術後においては骨頭を関節窩に対して求心位に保つ目的で使用される．肩外転装具は肩関節屈曲30°，外転45°，内旋45°の肢位となるように着用させ，装具による2次的な問題が生じないようにアライメント，適合，装着感をチェックする 図12 ．装具の着脱指導は看護師および理学療法士が主に行う．肩甲骨が過度に挙上していたり，カフの設置位置の不適合があると肩甲骨に対して前腕の位置が相対的に高くなり患部にストレスをかけてしまうため注意する．
　ベッド上の臥床時は，手関節部のカフを外して肘関節伸展・前腕回外位を取る時間を設け，遠位関節の拘縮を予防する．肘関節の下に枕

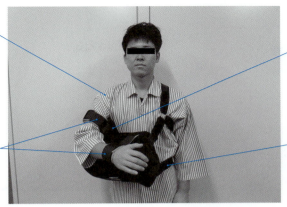

図12 肩外転装具の装着指導チェック・ガイド

- 肩甲骨が過度に挙上していないか
- 腋窩の圧迫や肋骨側の痛みがないか
- カフの締め付けによりしびれなどが生じていないか
- 腰ベルトはしっかり締められているか

を入れて良肢位を保持し（図13に準ずる），患肢の管理が患者自身でできるようになったら，病室でも実施するように指導する．

2-2 徒手療法

　肩甲骨に付着する筋の過緊張を緩和するために，個々の筋に対して徒手によるマッサージを行う．その後に肩甲骨のモビライゼーションを行う 図13 ．マッサージやモビライゼーションでは，患側上肢を良肢位で安定させ，骨折部に牽引力や回旋力がかからないように配慮する．胸郭の可動性低下が認められる場合は，深呼吸に合わせてスクイージングを行う 図14 ．

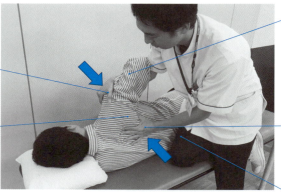

図13 肩甲骨のモビライゼーション・ガイド

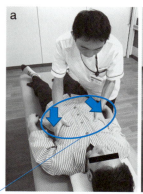
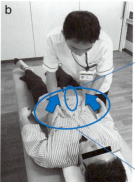

図14 胸郭のスクイージング・ガイド
下部肋骨に手掌をあて，吸気（a），呼気（b）で肋骨運動を介助する．

2-3 上肢遠位部の自動運動

　外固定期は，肘関節屈曲位・前腕回内位の肢位で長時間過ごすため，上腕二頭筋や前腕回内筋群の緊張異常や，これによる関節拘縮をきたしやすい．肘伸展位での前腕回内・回外 **図15** および手関節・手指伸

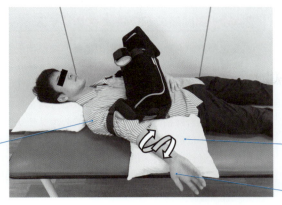

肩関節が治療台から浮き上がっていないか、肩の内外旋運動を行っていないか確認する

肘関節から前腕の近位に枕を入れてポジショニングをする

回外した際に母指がしっかり外側に向けられるか確認する

図15 前腕の回内回外自動運動・ガイド

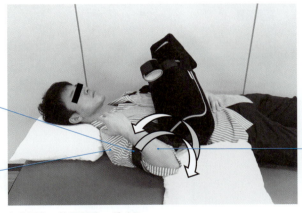

肘は枕に乗せて上腕は動かさないようにする．伸展した際に前腕が枕に載るようにポジショニングを行う

肘伸展時に肩関節が治療台から浮き上がらないように注意する

ゆっくりとした速度でなるべく力を入れないように指示する．自動介助運動で運動パターンを指導した後に行わせる

図16 肘関節の自動屈曲・伸展運動・ガイド

肘関節伸展時に肩甲骨が浮き上がると，肩甲上腕関節に剪断力が働き，骨折部に牽引力が掛かるため，注意する．

展の自動介助運動を積極的に行うよう指導する．手指の浮腫は外固定期の早期から認めるため，手指屈伸運動は自主エクササイズとして指導する．肘関節の自動運動は，上腕二頭筋長頭の収縮が骨折部の安定性に影響しないか主治医に確認したうえで積極的に指導する **図16** ．

2-4 肩関節の ROM エクササイズ

　不安定骨折があり，術後早期の他動運動が禁止された場合を除いては，肩関節の他動的かつ愛護的な ROM エクササイズをできるだけ早めに開始する．他動的に動かす（動かさない）方向は Neer の分類[2]を参考に骨折部に付着する筋と牽引される方向を考慮して決定する．大結節骨折の場合は積極的な伸展や内旋のエクササイズは行わない．エクササイズ中は肩甲骨による代償運動をコントロールしながら肩甲上腕関節の可動性の維持・改善を目指す．

　大結節への牽引力を考慮しながら肩甲骨面上での関節運動に限定した stooping エクササイズ 図17 と運動方向を限定しないコッドマンエクササイズを指導する．保存療法の場合は三角巾を付けたまま実施するように指導する．肩甲骨の ROM エクササイズは，肩甲上腕関節の運動が生じないように患側上肢と肩甲骨を保持して挙上・下制，上方および下方回旋の各運動方向に自動介助運動として実施する 図18 ．

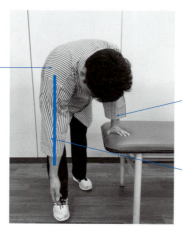

肩甲骨を下制・外転させるイメージで体幹を前傾し上肢を下垂する

対側の上肢で治療台やベッドを支持して腰痛が起きないように配慮する

肩甲骨面上に上肢が位置しているか確認する

図17 stooping エクササイズ・ガイド
肩甲上腕関節の運動を肩甲骨面上で行う．関節にかかる牽引力が均一になるため，どの骨折タイプでも実施できる．

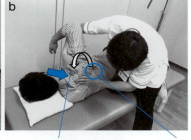

図18 肩甲骨の自動介助運動・ガイド

肩甲上腕関節の動きを抑制する点は他動的なモビライゼーションと同様だが，目的とする運動が得られるように誘導し，代償運動が伴う場合は患者に口頭でフィードバックし，コントロールさせながら実施する．
a：肩甲骨下方回旋，b：肩甲骨上方回旋

（図中ラベル）
a: 肩峰を下方へ誘導しつつ，肩甲上腕関節の動きが出ないようにコントロールする／下角外側縁を内側・上方へ母指で誘導する／セラピストの大腿部もしくは骨盤で患者が動かないように固定する
b: 上角を下方へ誘導しつつ，肩甲上腕関節の動きが出ないようにコントロールする／下角内側縁を外側・上方へ母指で誘導する

3　理学療法評価（固定解除後）

受傷・手術部位の外固定が解除された後に肩甲上腕関節の他動運動および自動運動を評価する．外固定期は再骨折や脱臼のリスクを考慮して，肩甲上腕関節の運動範囲は肩甲面上もしくはそれより前方の範囲に限定されるが，固定解除後は全可動範囲で評価して治療計画を立案する．また，肩関節運動は肩甲上腕関節と肩甲骨による肩甲上腕リズムと体幹機能によって成立するが，上腕骨近位部骨折の受傷後は生理的な肩甲上腕リズムから逸脱するため，肩甲上腕関節と肩甲骨の運動の割合や，体幹機能の影響度を評価することが重要である．

3-1　筋緊張異常

外固定が解除されることで同一肢位の持続による筋の過緊張は軽減するが，一方で肩関節には免荷されていた上肢の重さがかかるため，これを支えるために新たに努力性の筋緊張が生じやすい．これらの筋緊張異常を評価して，ROM 評価時の制限因子の推論に役立てる．例えば上腕二頭筋が過緊張状態にあるだけでも前腕が回内位となり，臥位では肩甲骨は外転位となりやすい　図19．

腱板，肩甲骨周囲筋，大胸筋，三角筋，上腕二頭筋，上腕三頭筋長頭，前腕回内筋群の硬度を触診する．中間位もしくは安楽肢位での筋の硬度を健側と比較する．次に他動運動時の被動性を肩甲骨面上で評

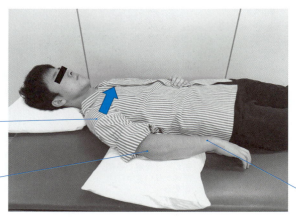

肩甲骨が外転しベッド上から浮き上がっている

肘頭が外側を向き、肩甲上腕関節は内旋している

上腕二頭筋の過緊張により前腕が回内位となっている

図19 上肢の過緊張による不良肢位チェック・ガイド

上腕二頭筋の過緊張により前腕が回内し，肩甲骨が前方突出し，肩が浮き上がるような不良肢位がないかチェックする．

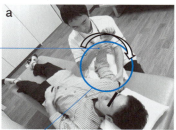 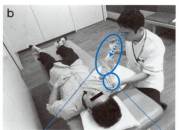

肩関節を外旋させた際の筋の抵抗感（被動性）を確認する

枕で肩屈曲30°，外転45°の肢位になるようにポジショニングする

肘関節を伸展した際の筋の抵抗感を確認するとともに，前腕の手根屈筋群の緊張の度合いを目視で確認する

上腕二頭筋長頭腱の緊張度合いの変化を触診する

図20 肩甲骨面上での被動性評価・ガイド

a：肩関節外旋中の評価，b：肘関節伸展中の評価

価する．肩関節屈曲30°，外転45°の肢位でポジショニングを行い，肩関節内旋・外旋，外転および肘伸展時の拮抗筋の被動性を重点的に評価する 図20 ．可能であれば，ROMの許容範囲で，肩関節第1肢位（上腕下垂位）と第2肢位（上腕90°外転位）での肩関節内旋・外旋時の被動性も評価する．

3-2 ROM 制限

外固定が解除されると許容される ROM の測定範囲は拡大する．肩関節では内旋・外旋のように肩甲上腕関節単独の運動と，屈曲や外転のように肩甲上腕関節と肩甲胸郭関節の 2 つの要素が組み合わさっている運動に分けられる．数値を読むだけでなく，ROM 制限の要素を推察する 図21 ．

最初に肩甲骨周囲筋の影響が小さい肩甲骨面上での回旋および外転を評価し，おおよその可動範囲を確認した後に肩関節第 1 肢位での回旋や，屈曲，外転を評価する．

自動運動での ROM において肩甲上腕関節の要素と，肩甲胸郭関節の要素の偏りがないかを確認する．健常肩では肩甲上腕リズム[6]が存在し，肩関節外転 90°に対して肩甲上腕関節 60°，肩甲胸郭関節 30°の割合で可動する．自動運動において肩甲上腕関節の可動性が低い場合は肩甲骨による代償運動が出現するが，肩甲上腕関節自体の可動域制限によるのか，筋力低下によるものかを鑑別する．肩甲上腕関節単独での自動外転運動の上限は 90°であり，内旋位では 60°であるため[8]，肩甲骨の可動性が低い場合は，肩甲上腕関節の可動域練習のみでは上腕の自動運動範囲は改善しにくいことに注意する．

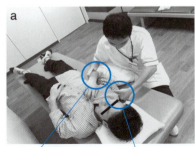
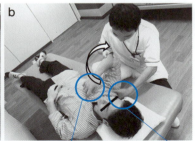

a：肘を屈曲させて上腕骨の操作をしやすくする　　肩甲骨の挙上が生じないよう肩峰を手で固定する　　b：手は胸部においてリラックスさせる　　肩甲骨挙上の代償がある場合は固定している手に圧迫を感じるのでそれ以上の運動は行わない

図21 肩甲上腕関節の ROM チェック・ガイド
肩甲骨を徒手的に固定して肩甲上腕関節の ROM を確認する．
a：開始肢位，b：肩甲骨面上の外転

3-3 筋機能の異常

　肩関節は可動域が大きい反面，関節の安定性は肩甲上腕関節と肩甲骨周囲の筋力に依存しやすい．そのため，生活で要求される上肢の空間保持が可能かどうかは筋力の影響を強く受ける．腱板，三角筋・大胸筋，肩甲骨周囲筋について，段階によって筋力発揮の問題を明らかにする．

　筋力評価では固定が解除された段階でも，仮骨形成がどの程度得られているかによって負荷量や運動方向を調整する．骨癒合が得られていない段階での抵抗や荷重の負荷は再骨折につながる恐れがある．固定が解除された直後は，抵抗をかけずに MMT で 2～3 レベルの筋力があるかを確認することから始める．抵抗をかける必要がある MMT4 以上の筋力評価は，早期からの運動負荷が許可されている場合を除き，主治医と仮骨形成・骨癒合の状況を確認したうえで実施を判断する．

　筋力評価中は MMT レベルの判断だけでなく肩甲骨の挙上，肩・前腕の回旋などの代償運動を詳細にチェックする 図22 ．代償運動のパターンや左右差から筋活動異常を推察する．

　次に肩甲骨を胸郭上で安定させている僧帽筋，菱形筋，前鋸筋の筋

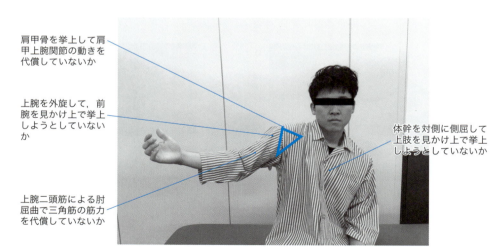

図22 肩関節外転中の代償運動チェック・ガイド
体幹側屈・肩甲骨挙上・肩外旋・前腕回外の代償運動をチェックし，外転角度を過大評価しないように注意する．

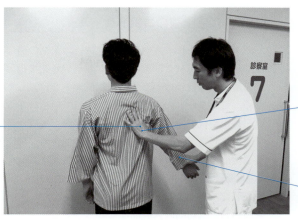

下角を母指と示指でしっかり挟み込んで肩甲骨を固定する

肩甲骨の固定をした場合としない場合で肩関節の筋力をチェック

抵抗をかけた際に体幹が動揺しないか確認し，動揺がある場合は負荷を弱める

図23 肩甲骨周囲筋による肩甲骨安定性チェック・ガイド
下角を把持して肩甲骨の回旋や内外転を固定して肩関節の筋力を評価する．

力発揮を評価する．肩甲骨をセラピストが徒手で固定したときと固定していないときで肩関節の筋力発揮に差があるか確認する．固定したときの方が明らかに肩関節の筋力が強い場合には肩甲骨周囲筋の機能不全を疑う 図23．

3-4 転倒リスク

上腕骨近位部骨折は高齢女性で発生しやすく，受傷機転の95％は転倒[6]であるため，再転倒のリスクについて評価する．動的なバランス評価として，健側でのFunctional Reach Test や，Timed Up and Go Test を行う．また，中枢神経および末梢神経の影響による転倒の可能性を考慮してRomberg徴候をチェックする．

4 理学療法治療（固定解除後）

上腕骨近位部骨折の固定解除期における理学療法治療の主な目的は，外固定期に生じた廃用性の関節拘縮や筋力低下を改善することと，生理的な肩関節機能を獲得することである．空間上で円滑な関節運動を行うために必要なROMを獲得し，それを発揮するために必要な肩甲上腕関節筋力と肩甲骨安定性の向上を目指す．実際の生活では代償動作を多用した活動となってしまうことが多いため動作指導も大切である．また，受傷の原因が転倒である場合は転倒予防対策も必要である．

4-1 筋緊張のコントロール

ROMエクササイズや筋機能トレーニングの前に，筋緊張異常や代償運動が確認された部位のリラクセーションを指導する．患者は筋緊張異常による自身の不良姿勢や代償運動を自覚していないことが多いため，これらがどのような要因で生じているのか説明した後に姿勢の自己修正や代償動作を抑制した関節運動が可能か確認する．

筋緊張異常を緩和するために前腕の回内外や肘関節の屈伸などの上肢遠位部の運動を行わせながら，筋緊張異常に変化があるか確認する 図15, 16 ．上腕二頭筋や前腕の過緊張が緩和され 図19 のような不良肢位が解消されたら，stoopingエクササイズ 図17 を行い肩甲骨周囲筋，三角筋，大胸筋などのリラクセーションが得られているか触知して確認する．その後に上肢下垂位のままで前腕回内外と手指の屈伸を行わせる．

次に肩甲上腕関節と肩甲骨のアライメントが中間位にあるか確認し，中間位にある場合は上肢遠位および肩関節周囲の筋の硬度を患者自身に触知させる．中間位が得られない場合は過緊張を起こしている筋の拮抗筋の抵抗運動を行わせて，相反抑制による筋緊張緩和を試みる．肩甲骨のアライメント不良は関節窩の向きを変化させ，上腕骨に対する追従性を低下させ（機能的関節窩）[7]，代償動作につながるため筋緊張を自己コントロールできるまで反復して指導する．

4-2 ROMエクササイズ

筋緊張のコントロールが可能となったらROMエクササイズを行う．評価でROMの制限因子が主に肩甲上腕関節にあるのか，肩甲骨の可動性にあるのかを確認した後にエクササイズを始める．やみくもに他動的な関節運動を行ってもROMの改善が得られないだけでなく，肩関節機能全体の改善にも悪影響をおよぼすため注意する．

肩甲骨のエクササイズでは外固定期から行っているモビライゼーション 図13 を継続するとともに，挙上・下制，内転・外転，上方・下方回旋の各方向への自動介助運動を行う．屈曲・外転や結帯動作の最終域は肩甲上腕関節の動きよりも肩甲骨の上方回旋や下方回旋の要素が大きくなるため，これらのROMエクササイズは骨折のタイプに関係なく入念に行う．

外固定期に肩甲上腕関節は内旋位で固定されているため，固定解除

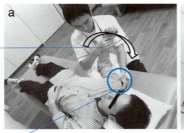
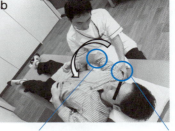

他動運動の後に自動介助運動を行い，患者に関節運動の学習を促す

外旋した際に肩甲骨がベッドに接しているか確認する

内旋した際に肘関節が枕から浮き上がらないように注意する

内旋した際に肩甲骨が浮き上がらないように固定する

図24 肩関節内外旋の ROM エクササイズ・ガイド

枕を使用して肩関節を屈曲 30°・外転 45°でポジショニングして外旋（a）と内旋（b）を行う．十分な ROM が確保できたら，肩関節の第 1 肢位と第 2 肢位にポジショニングをして実施する．

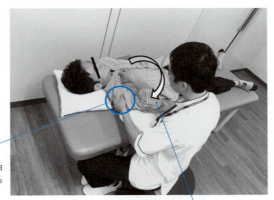

肩峰を上から押さえて肩甲骨での代償運動を抑制する

肘関節部をハンドリングする

図25 肩甲上腕関節の屈曲・外転 ROM エクササイズ・ガイド

肩甲骨を徒手的に固定して上腕を動かす．他動運動で肩甲骨の代償運動が出現する角度を把握してから，その範囲内で自動介助運動を行わせる．

後は外旋の ROM エクササイズを積極的に行う．肩甲骨が外転位にある場合は関節窩は前方を向いており，肩甲上腕関節は相対的に内旋位になりやすいため肩甲骨を中間位に保持したうえで外旋運動を行う **図24** ．屈曲および外転のエクササイズは肩峰を固定して肩甲上腕関節単独での ROM が獲得できるように行う **図25** ．

　　肩甲骨と肩甲上腕関節それぞれの ROM が十分に得られたら適切

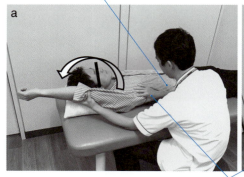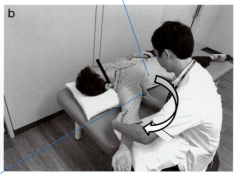

屈曲時に代償性に腰椎の前弯が増強しないか確認する

外転最終域で胸郭の挙上が生じているか視触診する

上腕の屈曲・外転に合わせて肩甲骨回旋を介助する

図26 肩関節全体での屈曲・外転ROMエクササイズ・ガイド
a: 屈曲,b: 外転

な肩甲上腕リズムによる関節運動の獲得を目指す.上腕骨の動きに追従させるように肩甲骨の上方回旋を誘導しながらエクササイズを行う**図26**.

4-3 筋機能エクササイズ

　筋機能エクササイズでは筋活動の過度,過小,左右差を修正する.過大な筋緊張をコントロールしながら,肩甲上腕関節の運動を再獲得するために腱板の活動を促す自動介助運動から指導する.過度な努力による筋活動を患者自らコントロールして自動運動が可能となれば閉鎖性運動連鎖から開放性運動連鎖でのエクササイズへと段階的に進めていく**図27, 28**.

　腱板のエクササイズにより肩甲骨関節窩での上腕骨頭の安定性が得られた後に抗重力運動が可能であるか確認する.関節運動時に関節窩に対する上腕骨頭位置を触知し前方偏位や,それに伴うインピンジメント症状がないか確認しながら適切な運動を誘導する**図29, 30**.
他動運動で明らかな制限がないにもかかわらず,抗重力運動が困難な場合は筋力低下の他に,肩甲骨の固定性不良やインピンジメントの存在を考慮して,これらに対して直接的にアプローチする.

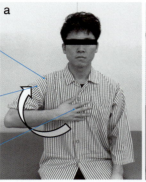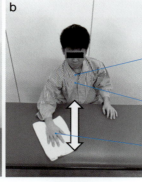

肩の外転を肩甲骨の挙上で代償しないよう指導する

三角筋の収縮が得られているか触知して確認する

閉鎖性運動となるように母指・示指は常に肋骨に接触させておく

肩甲上腕関節および肩甲骨の動きを伴わない場合は体幹を回旋しないよう指導する

体幹の前・後傾運動が生じないように注意する

手を台に軽く載せタオルを前後にスライドさせる．力を入れてこすらないようにする

図27 回旋筋腱板・三角筋の閉鎖性運動連鎖エクササイズ・ガイド
a：closed abduction，b：タオルサンディング

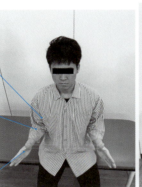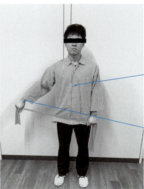

体側から上腕が離れないように外旋する

肘は屈曲90°を保つ

太めの輪ゴムを母指にかけて行う．手関節は中間位で背屈しないようにする

体幹を反対側に側屈して代償しないように注意する

回外位で行うと上腕二頭筋での代償運動が生じやすいので回内位で行う

図28 回旋筋腱板・三角筋の開放性運動連鎖エクササイズ・ガイド

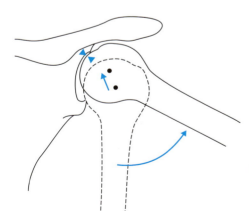

図29 肩関節内インピンジメント
腱板の機能不全や肩甲骨周囲筋の緊張不均衡により，骨頭位置が上方化して関節窩とインピンジメントが生じる．

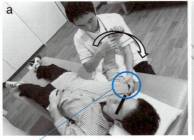
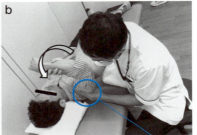

骨頭を母指と他の4指で保持する．腱板を収縮させたときに骨頭位置が関節窩に求心位となるようにする

骨頭を母指と他の4指で保持する．屈曲したときに骨頭位置が関節窩に対して求心位になるよう保持する．上腕骨頭と肩甲骨の上方回旋が得られているか確認する

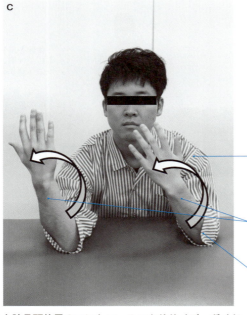

肩甲骨が挙上位にならないように中間位で行う

前腕は回外位で左右が併進するように内外旋を行う

台には肘を載せるだけにして体重が掛かりすぎないようにする

図30 上腕骨頭位置のコントロールエクササイズ・ガイド
上腕骨頭が前方偏位せず関節窩に適合するように骨頭を保持しながら肩関節の自動介助運動を誘導する．
a：肩関節外旋，b：肩関節屈曲，c：机上に肘をおいた状態での肩関節回旋

4-4 転倒予防のためのエクササイズ

動的バランスや Romberg 徴候の評価で再転倒のリスクが高いと考えられる場合は，転倒予防のための運動を指導する．バランスクッションに座っての静止座位や足踏み，骨盤回旋運動などが安全かつ有効である．適した用具がない場合は平行棒や手すりにつかまって横歩きや腿上げ歩行を指導する．立位でのバランス練習は患肢でのバランス応答が困難で再受傷のリスクがあるため，必ずセラピストが付き添って行う．

❖文献

1) Hagino H, Yamamoto N, Ohshiro H, et al. Changing incidence of hip, distal radius, and proximal humerus fractures in Tottori prefecture. Japan. Bone. 1999; 23: 265-70.
2) Neer CS Ⅱ. Four-segment classification of proximal humeral fractures: Purpose and reliable use. J Shoulder Elbow Surg. 2002; 11: 390-400.
3) 花村浩克. 上腕骨近位部骨折. In: 村地俊二, 三浦隆行, 編. 骨折の臨床. 3版. 東京: 中外医学社; 1998. p.165-87.
4) Gerber C, Schneeberger AG, Vinh T-S. The arterial vascularization of the humeral. An anatomical study. J Bone Joint Surg Am. 1990; 72: 1486-94.
5) 山根慎太郎. 上腕骨骨頭壊死を考慮した治療方法選択. 整形外科 Surgical Technique. 2014; 4: 60-5.
6) 大高洋平. 高齢者の転倒予防の現状と課題. 日本転倒予防学会誌. 2015; 1: 11-20.
7) 亀山顕太郎, 遊佐 隆. 肩不安定症の機能解剖学的病態把握と理学療法. 理学療法. 2013; 30: 634-40.
8) 芝野康司, 菅本一臣. 肩関節のキネマティクス. J. of Clinical Rehabilitation. 2014; 23: 302-6.

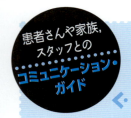

Communication Guide:
「XX？」ときかれたらどうする？

Q「家で三角巾は外してもいいですか？」ときかれたらどうする？

A 自宅内であっても家事などの活動を行う際は外固定期，特に仮骨が得られる前は常時着用するよう指導します．安静臥床時は三角巾を外し，肘伸展位での中間位の肢位をとる時間をとるよう指導しましょう．

Q「三角巾を外したら，痛みが出ました．どうしても外さないといけないの？」ときかれたらどうする？

A 三角巾固定を除去すると，上肢の重みが肩関節に直接かかるようになるため，骨折部の痛みは生じなくても，筋の過緊張と痛みを生じることがあります．固定の除去は自宅内から段階的に始め，時間を区切って外す時間を延ばします．混雑時は三角巾を着用するなど場面によって使い分けるよう指導するとよいでしょう．

<池田 崇>

6 上腕骨外側上顆炎（テニス肘）

疾患の特徴

　上腕骨外側上顆炎（外側上顆炎），いわゆるテニス肘はいったん発症すると難治性となることも少なくない．その病態は多岐にわたり言及されているが，日本整形外科学会上腕骨外側上顆炎診療ガイドライン[1]では，肘外側の有痛性障害のうち前腕伸筋群，特に短橈側手根伸筋（ECRB）起始部の腱付着部症（enthesopathy）と定義している．ECRB は腱成分のみで起始する腱であることや，起始が上腕骨外側上顆の前深部から走行し，他の前腕伸筋群のなかでも起始の範囲が狭いことなどが解剖学的特徴としてあげられる 図1 ．これらのことから，単位面積あたりに強い牽引力がかかり，炎症や変性，微小断裂が生じて痛みを惹起していると考えられている．ガイドラインにおける診断基準では，①抵抗性手関節背屈運動で肘外側に痛みが生じる，②外側上顆の伸筋腱起始部に最も強い痛みがある，③腕橈関節の障害など伸筋群起始部以外の障害によるものは除外する，としている．

　その他の病態として滑膜ひだの嵌入 図2 ，関節内滑膜炎，輪状靱帯の断裂や狭窄，などの関節内病変が存在することも指摘されている[2,3]．

　成人における有病率は 1〜3％ であり，上肢の疼痛性疾患のなかでは頻度が高い．「テニス肘」とよばれる本疾患であるが，テニスとの関連性については一定の見解を得ていない．むしろ臨床例では家事・労働においてタオルを絞る，物を持ち上げるなどの動作による痛みを訴えるものが多い．好発年齢が 30〜50 歳代であり，若年層では頻度が少ない[4,5]ことから腱付着部の退行変性が基礎にあるとも考えられている．

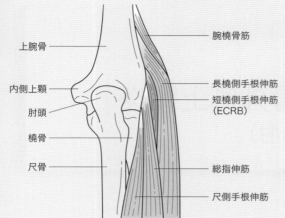

図1 外側上顆に付着する伸筋群（右肘を背面からみた図）
伸筋群は共同腱として外側上顆に付着するが ECRB の付着面積は小さい．

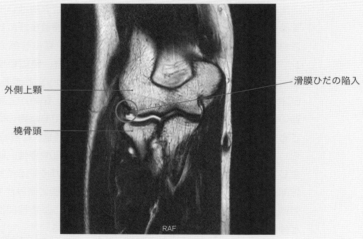

図2 滑膜ひだの嵌入：MRI 像所見・ガイド
難治症例において，腕橈骨関節内で滑膜ひだの挟み込みが関与している可能性も指摘されている．

　　　　外側上顆炎の臨床症状は，前述の家事動作などにおいて外側上顆局所の痛み，また前腕近位や上腕遠位外側軟部組織の痛み・重だるさにより日常生活に支障をきたす．

1 理学療法評価

1-1 痛み

　外側上顆炎による痛みは運動時痛と圧痛が主である．ECRB をはじめ前腕伸筋群のオーバーユースによる外側上顆への過負荷が原因となるが，痛みの範囲は外側上顆に限局するものから，橈骨頭周囲，上腕遠位外側や前腕近位軟部組織と多岐にわたる．痛みの種類は鋭敏な痛み，重だるさ，しびれなど多様である．痛みの評価においては，問診と触診，疼痛誘発テストを行い，痛みの程度においては主観的な痛みの評価である NRS（Numerical Rating Scale）を用いて，経時的に評価することで治療効果判定やスポーツ復帰の指標とする．

　問診では，発症時期，日常生活や労働における痛みの誘発動作と痛みの部位，趣味活動の週あたりの頻度や 1 日の活動時間を確認する．痛みの部位は患者自身に指し示してもらうが，多岐にわたる場合もあるため複数部位に痛みが生じていないかを確認する．またテニスやゴルフなどスポーツ動作で症状を訴える場合，痛みが生じる動作位相やグリップの方法を確認する．ただし，スポーツ動作による痛みであっても，その背景に日常生活による負荷が影響していることがあるため，先入観をもたずに情報を分析する．

　触診では，関節周囲の腫脹を確認し炎症の有無をみる．特に肘頭外側や腕橈関節に腫脹がみられることが多い．続いて圧痛部位を確認する．外側上顆と腕橈関節面，外側上顆に付着する ECRB と長橈側手根伸筋，総指伸筋の筋腹において圧痛を確認する 図3 ．骨隆起部などは非障害側でも圧痛を認める場合があるため，必ず左右差を確認する．

　症状が慢性化している例では，前腕伸筋群に萎縮を呈している場合もあるため，左右の筋ボリュームを確認する．

　疼痛誘発テストである Mill's test 図4 ，Thomsen test 図5 ，中指伸展テスト 図6 ，示指伸展テスト 図7 を用いて，痛みが ECRB，尺側手根伸筋，長橈側手根伸筋など前腕伸筋群のいずれに由来するかを鑑別する．近年その関与が追究されている滑膜ひだなどに由来する関節内症状の鑑別テストとして，Fringe impingement test 図8 がある．腕橈関節部に痛みや click を訴える場合は関節内所見について医師に相談する．

　疼痛誘発テストを行う際に筋収縮や筋伸張において橈骨神経の絞扼症状による橈骨神経領域のしびれや放散痛を認めることがある．テスト実施の際にはどこに痛みが生じるかを必ず確認する．

骨隆起部の圧痛は反対側でも出やすいので左右差を確認する

前腕近位の筋腹からやや遠位まで辿りながら圧痛を確認する

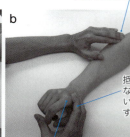

抵抗は強くなり過ぎないよう注意する

外側上顆を母指で触診しながらやや近位方向へ押すようにする

示指への抵抗で長橈側手根伸筋を確認する

中指への抵抗で短橈側手根伸筋を確認する

図3 圧痛所見の確認・ガイド

①患者の正面または患側に位置し，一側の手で外側上顆を触診する

③ a の肢位からから他動的に肘を伸展させる

上腕の内旋が出現しないよう留意する

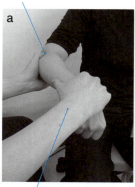
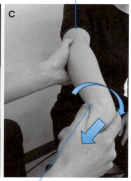

②他側の手で手背部を軽く把持し，肘関節屈曲・手関節掌屈・手指屈曲位を保持する

手関節掌屈位を保持することに留意する

④ b の肢位から前腕回内，掌屈を強める

図4 Mill's test・ガイド
①〜④の順で実施する．
b で外側上顆の痛みを確認する．
c では痛みがさらに誘発されやすい．

②肘関節伸展・前腕回内・手指屈曲位で手関節掌屈位から背屈運動を患者に指示する

③セラピストは掌屈方向へ抵抗をかける

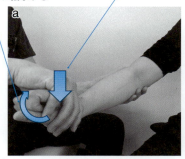

①患者の正面または患側に位置し、一側の手で外側上顆を触診しながら肘を保持する

橈屈位とすることで尺側手根伸筋は伸張する

尺屈位とすることでECRBは伸張する

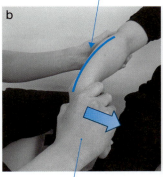

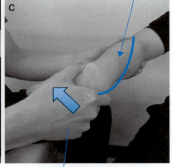

患者は背尺屈方向へ運動を行う．セラピストは掌橈屈方向へ抵抗をかける

患者は背橈屈方向へ運動を行う．セラピストは掌尺屈方向へ抵抗をかける

図5 Thomsen test・ガイド

a～c のテストで外側上顆に痛みが出現すれば陽性と判断する．
b, c は病態把握のための鑑別テストとして用いる．検者肢位は a と同様とする．

患者の上肢肢位は，肘関節伸展・前腕回内・手関節中間・手指伸展位とする．セラピストは患者正面に位置する（写真は図の構成上患側に位置している）

セラピストは患者正面に位置する．一側の手で腕橈関節を触知する

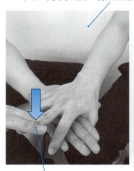
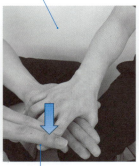
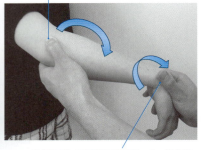

セラピストは中指屈曲方向へ抵抗をかけ，患者はそれに抗するよう指示する

セラピストは示指屈曲方向へ抵抗をかけ，患者はそれに抗するよう指示する

他側の手で手関節を把持して，他動的に前腕を回内させながら肘関節を伸展する．腕橈関節の痛みを確認する

図6 中指伸展テスト・ガイド

図7 示指伸展テスト・ガイド

図8 Fringe impingement test・ガイド

陽性の場合第3中手骨底背側に付着するECRBの関与を疑う．

陽性の場合長橈側手根伸筋（ECRL）の関与を疑う．

腕橈関節後外側に痛みを生じれば，滑膜ひだなどの関節内病変を疑う．

1-2 アライメント異常・筋タイトネス

外側上顆炎では肘関節外反位，前腕回内位，手関節尺屈位のアライメントを呈している例が多い **図9** ．橈骨頭の腹側偏位も多くの例で観察される．前腕回内・手関節尺屈位の同一肢位による家事動作やデスクワークの継続，スポーツによる繰り返される筋収縮により，ECRBを中心とした前腕伸筋群のほか，肘関節屈筋群である上腕二頭筋や腕橈骨筋，また円回内筋など橈骨に付着する筋群のタイトネスが由来している．

アライメントチェックは，背臥位にて解剖学的肢位をとらせ上肢帯の位置関係を観察する．肘関節以遠のアライメントを確認する際には，上腕骨内旋の代償を抑制するために上腕骨内側上顆・外側上顆を把持し，それらを結んだ線が床面と並行となるようにする **図10** ．この時点で肩甲骨の前傾を生じる場合は肘関節伸展制限を疑う．

把持動作で痛みを生じる外側上顆炎においては，手指の筋タイトネスの確認をする．前腕回内・尺屈位を呈するため，長母指屈筋や母指球筋にタイトネスが生じている．尺屈位での手指屈曲動作は，機能的

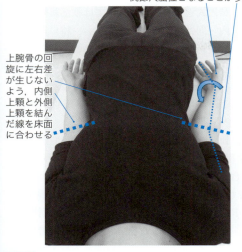

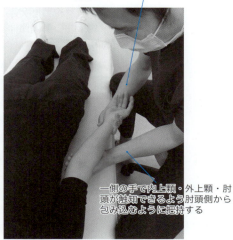

図9 アライメント異常チェック・ガイド
患者頭側より背臥位の上肢帯アライメントを観察する．患者には手掌を上に向けた肢位をとるよう指示する．

図10 アライメントチェック・ガイド
左右差を比較すると，患側では肘関節伸展に従って肘の外反が増強する場合がある．回内外では橈骨頭を触知し，前方・後方移動の左右差を確認する．

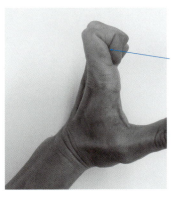

図11 手指の筋タイトネスチェック・ガイド

肢位と比較し，手関節固定筋力としての前腕伸筋群の活動や手指屈曲運動が非効率的であり，過剰な収縮を惹起するため手内在筋のタイトネスが生じやすい．長母指屈筋は手関節背屈位にて母指IP関節の伸展で左右差を確認し，手指のタイトネスはMP関節伸展，DIP・PIP関節屈曲で「Yの字」が作れるかを確認する **図11** ．

1-3 ROM制限

　骨性の制限が生じることはほとんどないが，ROMでは軟部組織に由来する肘関節伸展，前腕回内・回外に制限が生じやすい．特に前腕回内・回外運動は橈骨頭中央と尺骨茎状突起を結んだ運動軸を持ち，近位橈尺関節では橈骨頭は輪状靱帯内で回旋し，遠位橈尺関節では橈骨遠位は尺骨の周りを回転する 図12 ことから，橈骨頭の腹側偏位のアライメント異常やECRBのタイトネスなどによる橈骨頭のROM制限は，尺側軸での回内・回外運動を阻害する．

　ROM測定は左右同時に自動運動で行う方が臨床的である．肘関節屈曲・伸展は肩の高さで，手掌を上に向けた状態で自動運動を行わせ，療法士はその高さに目線を合わせる．肘関節伸展制限においては，肩関節外旋と肩甲骨下方回旋もしくは肩甲骨前傾の代償動作 図13 が生じる．前腕の回内・回外ROM測定時は両手にペンを持たせ，肘関節屈曲位で自動運動を行う．ペンの傾きで左右差を確認する．患者自身にもわかりやすい検査方法である．回外制限では肩関節内転・外旋による代償動作で肘を内方に向かわせ，回内制限では肩関節外転・内旋により肘を外方に向かわせる代償動作を認める 図14 ．

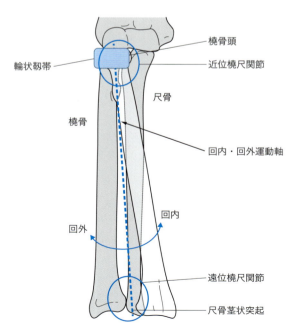

図12 前腕回内・回外運動における橈骨の動き

橈骨頭は輪状靱帯内で回旋し，橈骨遠位は尺骨の周りを回転する．

肩甲骨の動きを注意深く観察する

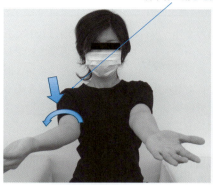
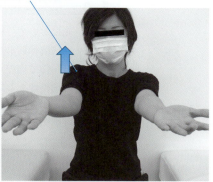

回外制限を伴う肘関節伸展制限がある場合，上腕骨外旋，肩甲骨下方回旋・下制による代償運動が生じる場合がある

肘関節伸展制限の代償として，肩甲骨挙上，前傾がみられる場合がある

図13 肘伸展可動域測定のチェック・ガイド
前腕回外位にて肩の高さで肘関節伸展自動運動を指示する．
セラピストは患者正面に位置し，目線を患者の肩の高さに合わせ左右差を確認する．
伸展可動域制限では図のような代償動作がみられることがある．

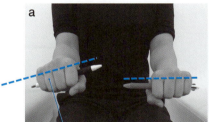
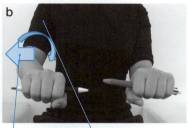

a 右前腕の回内可動域制限

b 回内可動域制限で生じる肩関節外転・内旋の代償動作

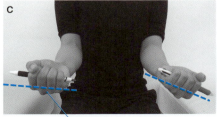
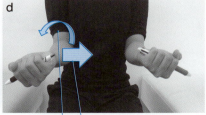

c 右前腕の回外可動域制限

d 回外可動域制限で生じる肩関節内転・外旋の代償動作

図14 前腕回内・回外可動域測定・ガイド
両手でペンを把持させ，前腕回内・外の自動運動を指示する．
セラピストは患者正面に位置し左右差を確認する．

1-4 筋機能異常

　筋力評価において，痛みを伴う場合はみかけ上の筋力低下であることが多く，前腕伸筋群をターゲットとした評価では再現性に乏しい．手指の把持動作で痛みが再現される場合は痛みの改善度合いと筋出力回復の客観的指標として握力計を用いて筋力左右差の経過を追う．動作時痛を伴わず，作業・労働後など徐々に痛みが出現する場合は，筋萎縮を伴う筋力低下を認めることがあるため，手関節背屈，手指伸展，示指伸展，中指伸展などに対し徒手抵抗による筋力評価を詳細に行う．

　外側上顆に付着する筋群のほかにも，尺側手根屈筋や小指球筋などの尺側筋群の機能低下を確認するために，前腕回外位にて環指・小指の徒手抵抗を用いた筋力評価や，母指・小指対立運動における筋収縮を確認する 図15 ．機能的肢位である手関節橈屈・背屈位での手指屈曲動作は，尺側手根屈筋や小指球筋による手関節の安定により，効率よくその動作が遂行される．同筋の機能低下は，前腕伸筋群における手関節固定作用としての筋の過活動や，手関節尺屈位での手指屈曲動作による遠心性収縮を引き起こし，結果として肘外側への負荷が増大する．テニス・ゴルフなどの打具を用いるスポーツの愛好家でも，練習頻度が少ないにもかかわらず外側上顆炎を発症する場合は，グリップ動作を確認すると尺側手根屈筋群の機能低下により1回あたりの負荷が大きいことが予想される．

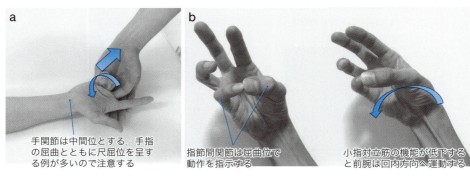

a：手関節は中間位とする．手指の屈曲とともに尺屈位を呈する例が多いので注意する

b：指節間関節は屈曲位で動作を指示する

小指対立筋の機能が低下すると前腕は回内方向へ運動する

図15　尺側の筋機能・ガイド
a：環指・小指の屈曲筋力を徒手抵抗で確認する．客観的数値を記録する場合は，握力計を環指，小指で握らせる．
b：母指・小指対立動作で前腕回外位が保持可能かどうかを確認する．

1-5 日常生活動作

日常生活動作における，タオルを絞る・物を持ち上げる，デスクワークにおけるパソコン操作やタブレット端末操作，余暇活動における鍵盤・弦楽器演奏などで痛みを愁訴とする症例は多い．これらの痛みの誘発動作には，尺屈位での手関節掌・背屈を伴う手指屈曲動作が共通してみられる．

デスクワークを例にあげる．多くの場合，頭部前方偏位・胸椎後弯に伴う肩甲骨外転位を呈している．その肢位でマウスやキーボードの操作を行うと，相対的に肩関節が外旋位となり，手関節背屈・尺屈位での前腕回内位をとることとなる 図16 ．これにより肩関節後面筋群や上腕外側筋群が過緊張となり，前腕や手関節運動による負荷が重なることで，肘外側の筋タイトネスが生じる結果となる．

臨床においては，可能な範囲で実際に動作を再現してもらい，発生機序を説明することで日常において慢性的に外側上顆に負荷が加わっていることを理解させ日常生活動作の修正を図る．

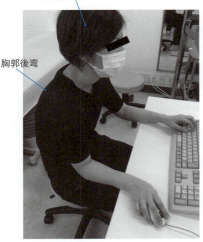

頭部前方偏位
胸郭後弯

座面と机の高さ，作業機器と身体との距離などを実際に再現してもらう

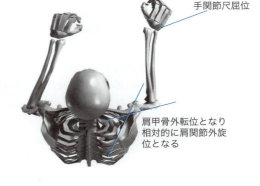

手関節尺屈位
肩甲骨外転位となり相対的に肩関節外旋位となる

図16 デスクワークの姿勢チェック・ガイド
左図のような作業姿勢は頭上から観察すると右図のような肢位を取りやすい．

6．上腕骨外側上顆炎（テニス肘）

2 理学療法治療

上腕骨外側上顆炎の主症状は痛みであり，家事・労働など日常生活において大きな支障をきたす疾患であることから，主な理学療法治療の目的は除痛であるといえる．急性症状であれば局所安静が重要であり，局所アプローチのみならず，日常生活動作における上肢の使用方法の生活指導を行う．慢性症状では，肘関節を中心としたマルアライメントや筋機能低下に着目する．

2-1　痛みの管理

熱感や腫脹を認める急性炎症期では，疼痛部位のアイシングを実施する．アイシングは1回あたり15分程度を目安とする．熱感・腫脹の軽減がみられ，肘関節屈伸運動時痛が残存する場合，アイシングに加え痛みの自制内での自動屈伸運動や軽いストレッチングを行うことで関節周囲軟部組織の局所循環改善を図る．

急性期においては，可能な範囲で肘関節や手関節・手指の使用頻度を減らすよう日常生活指導を行うことが理学療法治療を進めるうえで有用である．趣味活動やスポーツでは痛みの再現肢位を避けられる範囲では自制を促す．例えばタオル絞り動作では，環指・小指での握り動作によりタオルの一端を把持し，反体側の手で絞り動作を行わせ，物を持ち上げる動作では，上から引き上げずに下から支えるように持ち上げることを指導する　図17　．長時間のパソコン作業を必要とする労働においては，上記の手指・手関節動作に加え，座面とデスクとの高さ・距離を調整し，頭部前方偏位・胸椎後弯・肩甲骨外転位における相対的な肩外旋位を是正し，上肢重量を軽減するために前腕をデスク上，もしくはクッションなどの上におかせる．手関節背屈保持を軽減するため，手関節腹側にタオルなどを敷くことで肩甲帯・上肢帯の過活動を軽減させる　図18　．

徒手療法としては，痛みを惹起している筋を特定し，筋腹に対するダイレクトマッサージを行うが，防御性収縮に伴い過緊張を呈する他の筋に対しても同様に実施する．

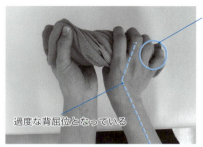
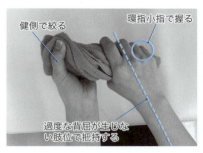

悪い例　　　　　　　　　　　　　良い例

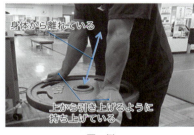
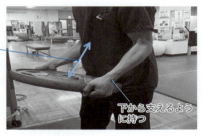

悪い例　　　　　　　　　　　　　良い例

図17 日常生活指導・ガイド

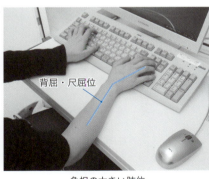

負担の大きい肢位　　　　　　　　負担軽減方法

図18 デスクワークにおける工夫・ガイド

2-2 ROM エクササイズ・ストレッチング

　ROM エクササイズやストレッチングを行う際には，肘関節のアライメントを修正しながら行う．そのために，肘関節伸展や前腕回内外

6．上腕骨外側上顆炎（テニス肘）　151

における関節運動のメカニズムとそれに付随する肘外側筋群の動きを念頭に入れておく．

　肘外側に着目すれば，まず関節運動として橈骨頭は肘関節伸展時，上腕骨小頭の後方へ滑る．前腕回内外運動は先述の通り，橈骨頭の中心と尺骨茎状突起を結んだ線を運動軸として，橈骨頭は回旋運動を，橈骨遠位は尺骨周りの回転運動を行う．

　次に軟部組織では，ECRB は前腕回内位，回外位のいずれにおいても肘関節伸展に伴い外側上顆前面から外側に滑りながら伸張される[6,7]．

　徒手療法の主な目的は，肘関節屈伸・前腕回内外運動に伴う ECRB の滑走障害による外側上顆への慢性負荷を軽減すること，外側上顆に牽引ストレスを惹起する筋の伸張性を回復させることである．

　肘関節伸展・前腕回外に対して，まず肘関節軽度屈曲位にて橈骨頭を背側に押し込みながら回外させる．その肢位からさらに肘関節伸展を行うことで上腕二頭筋や腕橈骨筋，円回内筋などのストレッチングも併用できる．治療者は肘外側から肘関節を把持し，母指で橈骨頭を背側に押し込みつつ，他指で肘頭を肘内反方向へ誘導する．他側の手で前腕遠位を回外させつつ前腕を尺側方向へ誘導することで，肘頭の操作にカウンターを当てる形となり，結果として前腕回外・肘関節伸展における過度な肘関節外反を制動する 図19 ．

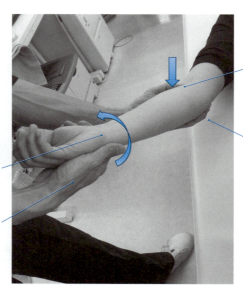

母指で橈骨頭を腹側より背側へ誘導する

腕尺関節外側へ指をかけ肘頭を内反方向へ誘導する

セラピストは前腕を回外させながら，過度な外反を抑制するためや尺側（内反方向）へ誘導しながら肘伸展を行う

患者の手背部より包み込むように把持する

図19 回外・肘伸展 ROM エクササイズ・ガイド

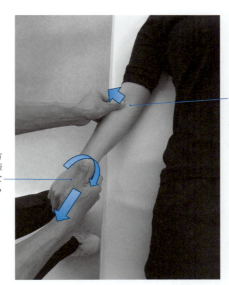

橈骨遠位を把持し回内方向へ誘導する．遠位へ牽引しながら肘を伸展させるとさらに伸張感が得られる

回内誘導に合わせ，母指で外側軟部組織を外側・背側方向へ滑らせる．強く押しすぎないよう注意する

図20 回内 ROM エクササイズ・ガイド

　　　前腕回内運動においては，橈骨頭はわずかに外側に偏位し，回旋運動を行う．外側軟部組織のタイトネスや輪状靱帯の癒着などにより運動が制限されると，回内運動において外側上顆への圧縮力が加わり軋轢が生じる．ROM エクササイズでは，橈骨頭周囲軟部組織を治療者の母指で腹側・尺側より背側・橈側方向へ圧迫し，他側の手で前腕遠位を把持し回内させ，手関節を掌屈させる．その際，橈骨を遠位方向へ牽引することで軟部組織をさらに伸長させる **図20**．

　　　筋のストレッチングはアライメント修正後，前腕伸筋群・回内屈筋群のストレッチングを実施する．いずれの場合も肘屈曲位にて，伸筋群であれば前腕回内・手関節掌屈・手指屈曲位，回内屈筋群であれば前腕回外・手関節背屈・手指伸展位で保持しその肢位から肘関節伸展を行う．手関節の尺屈が顕著である例は屈筋群のストレッチングの際に，手関節を橈屈方向へ，また長母指屈筋を十分に伸張したうえで行う **図21**．

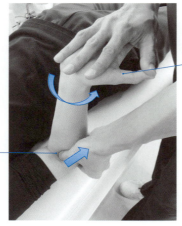

母指を橈骨頭背側に誘導し回外・伸展ストレッチングを行う

肘の伸展ストレッチングに先んじて，母指球筋や長母指屈筋を伸張させておく．この肢位から肘を伸展させる

図21 長母指屈筋・母指球筋ストレッチング・ガイド

2-3 セルフエクササイズ

徒手療法におけるアライメント修正や ROM エクササイズは即時的な変化を認めやすいが，その状態を維持するために機能低下を認める筋機能に対するエクササイズやストレッチングを在宅で継続させる．

外側軟部組織の滑走を維持・改善させることを目的に，患者自身に外側軟部組織の圧迫と尺側軸での回内外運動を行わせる **図22** ．前腕伸筋群のストレッチングは手関節掌屈位，肘関節屈曲位で手背部を把持させ，肘関節伸展を行わせる．前腕伸展筋群をさらに伸張させる際は，回内・尺屈方向にストレッチングさせる．橈骨頭のアライメント維持を目的とした回内屈筋群のストレッチングでは，手関節背屈位，肘関節屈曲位で手掌部を把持させた状態から肘関節を伸展させていく．この際，回外方向にストレッチングすることを意識させるが，上腕骨の外旋や肘関節の過度な外反が生じないよう，肘内側と体側との間にタオルなどを挟むことで運動方向をイメージさせる **図23** ．

痛みの程度に合わせ，筋機能セルフエクササイズを行わせる **図24** ．初期は肘関節屈曲位にて前腕伸筋群の等尺性収縮を繰り返し，徐々に肘関節伸展位へ進めていく．徒手抵抗に痛みがなく筋収縮が可能となった段階で前腕伸筋群の滑走性や筋出力改善を目的に，反対側の手で前腕伸筋群筋腹を圧迫し，ダーツの持ち手のように背屈運動を促す．伸筋群の萎縮を認める場合にはさらに，チューブやペット

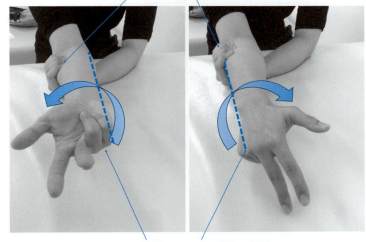

図22 前腕回内外セルフエクササイズ・ガイド
外側軟部組織の滑走改善を目的として図のようなセルフエクササイズを指導する．

ボトルなどを利用し筋収縮エクササイズを継続させる．
　前腕回内外運動においては，運動軸を補正するため尺側手根屈筋群の筋活動を賦活する．まずスポンジなどを環指・小指で把持させた上で手関節掌屈運動を行わせ，尺側での把持動作が安定した後はテーブル上で回内外運動を行わせる．その際，小指側をテーブル上に置くことで尺側軸での回内外運動を意識させる．テニス・ゴルフ復帰を目標とする場合は，同様の肢位でテニスラケットなどを把持させ回内外運動を行わせる．環指・小指での握りがうまくいかない場合は，スポンジを握る・母指と小指の対立運動を反復させることで筋機能を賦活する．

6．上腕骨外側上顆炎（テニス肘）

開始肢位は肘関節屈曲・手関節掌屈・手指屈曲位とする

手関節掌屈・手指屈曲位を保持させたまま肘を伸展する

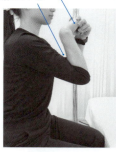
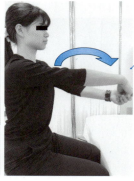

a：伸筋群のストレッチ

開始肢位は肘関節屈曲・手関節背屈・手指伸展位とする

手関節背屈・手指伸展位を保持させたまま肘を伸展する

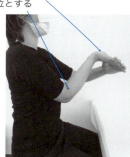
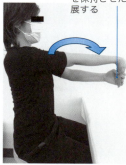

b：屈筋群のストレッチ

外反や肩外旋が過度に出現する場合に，枕などを挟み，肘内側を支点として内反誘導しながら肘を伸展する

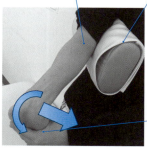

手関節背屈・肘内反方向を意識させる

c：屈筋群ストレッチの別法

図23 前腕のセルフストレッチング・ガイド

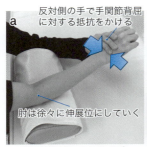
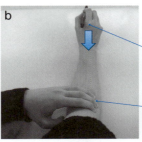
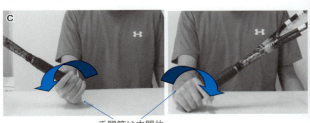

図24 筋機能セルフエクササイズ・ガイド

| 2-4 | 装具療法 |

　安価で装着簡便なエルボーバンド 図25 が一般的であるが，その作用機序は前腕伸筋の筋腹を圧迫することで病巣部である伸筋腱の外側上顆付着部へのストレスを除去することである[8-10]．その効果についてはいまだコンセンサスを得られていないが，装着時に痛みが軽減する症例においては，日常生活や労働，スポーツを休止することが難しい場合に使用を進める．長時間の装着で前腕部の重だるさを訴える症例もいるため，使用方法や装着時間については，来院時に使用感を十分に聴取し適宜アドバイスする．

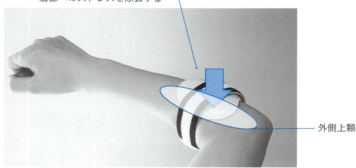

前腕伸筋の筋腹を圧迫することで病巣部である伸筋腱の外側上顆付着部へのストレスを除去する

外側上顆

図25 エルボーバンド・ガイド

❖文献

1) 日本整形外科学会診療ガイドライン委員会．上腕骨外側上顆炎のガイドライン．東京：南江堂；2006.
2) 藤田　護，小林明正，二見俊郎，他．上腕骨外上顆炎の病因についての検討手術例および解剖例から．東日本整災外会誌．2001；13：385-91.
3) 二見俊朗，中村一仁，小林明正．手術所見からみた上腕骨内・外上顆炎の病因に関する検討．整・災外．1990；33：1299-305.
4) 菊池直士，奥江　章，草場　謙．医師集団のテニス肘について．九州スポーツ医会誌．1994；6：135-9.
5) 山崎　久，大坂芳明，阿部宗昭．中高年のテニス障害　テニス肘を中心に．日整外スポーツ医会誌．2000；20：8-13.
6) Bunata RE, Brown DS, Capelo R. Anatomic factors related to the cause of tennis elbow. J Bone Joint Surg Am. 2007; 89: 1955-63.
7) Takasaki H, Aoki M, Muraki T, et al. Muscle strain on the radial wrist extensors during motion-simulating stretching exercises for lateral epicondylitis: a cadaveric study. J Shoulder Elbow Surg. 2007; 16: 854-8.
8) Nirschl RP. Tennis elbow. Orthop Clin North Am. 1973; 4: 787-800.
9) Nirschl RP. Prevention and treatment of elbow and shoulder injuries in the tennis player. Clin Sports Med. 1988; 7: 289-308.
10) Kivi P. The etiology and conservative treatment of humeral epicondylitis. Scand J Rehabil Med. 1983; 15: 37-41.

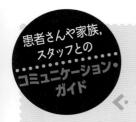

Communication Guide:
「××？」ときかれたらどうする？

Q 「料理や買い物袋を持ち歩くときに工夫することはありますか？」ときかれたらどうする？

A 外側上顆炎は女性に多くみられる疾患です．料理においては，フライパンや鍋などはできるだけ身体の近くで持つよう心がけてもらうこと，また両手で持つことを勧めます．包丁で固いものを切る作業などは，背の低い女性だと手関節背屈位で作業することが多くなるので，少し低めのテーブルで上から自重を用いて切ることを勧めます．買い物袋の持ち方を聞かれることも多くみられます．袋が複数になるような場合は大きめのショルダーバッグなどを用意してもらい，肩で背負うことを勧めます．女性の患者さんは上肢末梢部の筋力が比較的弱い方が多いので，つかむ・持ち上げる対象物と自分の身体の距離を近づけることや荷物は大きな筋群を用いて運ぶことが，負担を減らす方法であることを伝えます．

Q 「テニスやゴルフで肘に負担をかけない方法はありますか？」ときかれたらどうする？

A 打具を用いる競技はグリップ動作が正しく行われていないだけでも外側上顆への負荷が大きくなります．特に初心者には正しいグリップの仕方を伝え，体感してもらいます．また，スポーツ動作において肘関節は末梢部へのエネルギー伝達の中継点であり，単独で用いられることはありません．つまり下肢や体幹の運動連鎖が円滑に行われる必要があります．そのため療法士は，テニスやゴルフの競技特性を十分に把握し，動作分析の観点から不足している下肢・体幹機能の修正を図る必要があります．特に股関節や胸郭の回旋運動が重要です．テニスやゴルフでは中高年者に愛好家が多いため，関節可動性・筋柔軟性が不足している例が多くみられます．これらの機能不足により，上肢に頼った運動を行っている可能性を十分に説明し，患部外のエクササイズも局所治療と並行して行います．

<仲島佑紀>

7 投球障害肘

Introduction

疾患の特徴

　投球障害肘（野球肘）の病態は，骨や軟骨，靱帯，筋腱付着部の障害であり，投球動作中の牽引・圧迫ストレスに起因する．年齢や部位によりその病態は分類される．年齢別では成長途上の骨端を中心とした骨軟骨に生じる発育期型野球肘と，骨端線閉鎖後の骨・軟骨や筋腱付着部に生じる成人型野球肘に大別できる[1]．部位別では主に内側，外側，後方障害に分けられる．

　発育期で最も多い内側障害は約20％の発症率[2]で，内側上顆の骨端線離開や分離，また急性外傷として内側上顆下端部の裂離骨折があげられる 図1 ．成長に伴う筋柔軟性低下や未熟な投球動作による牽引

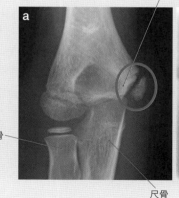
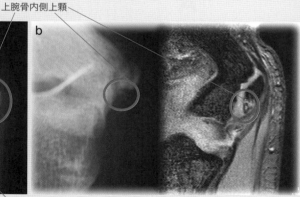

図1 発育期の内側障害
a：骨端線離開，b：内側上顆裂離（左：X線画像，右：MRI像）

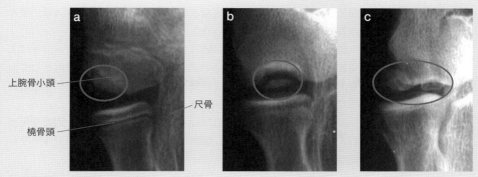

図2 上腕骨小頭離断性骨軟骨炎の病期分類
進行度は左から順に，a: 初期（透亮像），b: 進行期（分離像），c: 終末期（遊離体）となる．

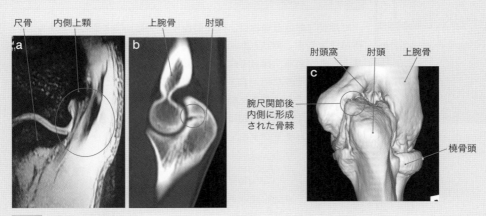

図3 成人期の野球肘
a: 右肘を正面からみた内側側副靱帯損傷 MRI 像（冠状断）
b: 右肘を内側からみた肘頭疲労骨折の CT 画像（矢状断）
c: 右肘を後方からみた肘頭インピンジメント 3DCT 画像．肘頭先端の骨棘形成がみられる．

　　　　　　　　　　ストレスが，力学的に脆弱な骨端部に加わり生じる．一般的には適切な保存療法で可及的早期に復帰を目指すが，裂離骨折や骨端線離開で転位が大きい場合は手術療法が選択される場合がある．外側障害は上腕骨小頭離断性骨軟骨炎（小頭 OCD）が代表的であり，約2％の発症率とされる[3]．小頭 OCD は11歳前後での発症が多く，内的要因と外的要因により発症する[1]とされ，病期や病巣部位による分類[3] 図2 がなされる．初期では投球禁止により病巣部位の修復がみられることが多いが，自覚症状に乏しいのが特徴であり，早期発見のための検診事業などが広まりつつある．発見が遅れると予後が悪く，進行期や終末

期では骨軟骨移植や病巣掻爬などの手術適応となる場合がある．後方障害では肘頭骨端線離開がみられるが発症率は低い．

成人期では内側側副靱帯（MCL）損傷，肘頭インピンジメントによる疲労骨折や骨棘形成がみられる 図3．発育期の遺残障害としての変形性関節症がみられる．保存療法に抵抗する場合は手術療法が選択される．

いずれの障害も身体機能低下による運動連鎖の破綻が一因と考えられており，痛みや不安定性，関節可動域制限により投球パフォーマンスが低下する疾患である．

1 理学療法評価

1-1 痛み

野球肘における痛みは，投球動作の繰り返しによる局所ストレスの蓄積で生じる「障害」と，一球を投じた際に発症する「外傷」に由来するものがある．後者では内側上顆下端の裂離骨折や MCL 損傷があげられる．そのため，まず問診において受傷機転と，自覚する痛みの部位を確認する．また，痛みの生じる投球位相を必ず確認する．本稿における投球位相の分類は Jobe らの 5 相の分類[4]を用いる 図4．多くの症例でレイトコッキング期からアクセラレーション期，ボールリ

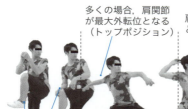
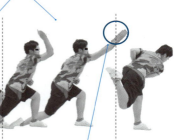

ワインドアップ期	アーリーコッキング期	レイトコッキング期	アクセラレーション期	フォロースルー期
非投球側下肢の振り上げの予備動作から投球側の手がグラブから離れるまで	手がグラブから離れてから非投球側下肢（ステップ脚）の着地まで	非投球側下肢（ステップ脚）の着地から肩関節最大外旋位まで	肩関節最大外旋位からボールリリースまで	ボールリリースから動作の終了まで

多くの場合，肩関節が最大外転位となる（トップポジション）

肩関節は最大外旋位となる

レイトコッキング期からアクセラレーション期に肘関節は外反方向へのメカニカルストレスが加わるため，この位相における発症が多い

図4 投球位相の分類・ガイド
一連の動作を観察する際は，写真の方向（3 塁側）から見ると観察しやすい．

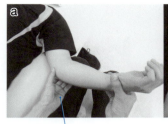
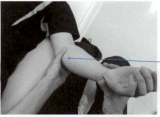

外反と伸展を加えながら触診すると前斜走線維が触れやすい

内側上顆付着筋群の鑑別のため，円回内筋は掌屈・回内で収縮を触知したのち検査をするとよい

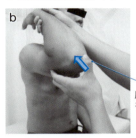
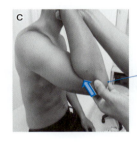

肘頭窩を触れ，肘頭を尾側方向へ押す

腕橈関節を触れ，やや頭側方向へ小頭を押す

図5 圧痛所見検査・ガイド
a：内側（AOL・円回内筋），b：後方（肘頭），c：外側（上腕骨小頭）

　リースからフォロースルー期に痛みを訴える．痛みの程度は NRS（Numerical Rating Scale）を用いる．発症時期からの経過期間と，その期間に投球を継続していたのか，休んでいたかを確認する．部分的なプレーが可能な症例には，可能な投球距離や強度を確認する．ポジション・競技レベル・練習頻度・1日の練習量・既往歴も合わせて聴取する．そして目標とする復帰時期を確認する．問診では聴取のみでなく，投球禁止の必要性や復帰に向けた治療プランを十分に説明する．患者自身，または発育期では親や指導者が復帰を急ぐような例もみられるため，治療以前に信頼関係を築くこと．

　局所疼痛検査として，炎症・腫脹の有無を左右で確認し，圧痛所見の有無，疼痛誘発テストを実施する．

　圧痛検査 図5 では内側障害では内側上顆と肘関節外反制動に寄与する MCL の前斜走靱帯（AOL），回内屈筋群付着部の圧痛を確認する．AOL は肘関節内側の安定機構で最も重要な靱帯であり，外反，前後方，回内動揺性を制動している[5-7]．投球動作で生じる MCL 損傷は AOL の損傷が多い[8]．外側障害では腕橈関節を触診し上腕骨小頭の圧痛を，後方障害では腕尺関節を触診し肘頭の圧痛を確認する．

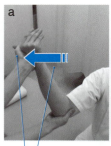
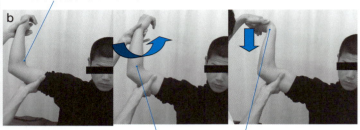

肩関節外転・外旋位，肘関節屈曲70°〜80°における外反ストレステスト

a：肘関節屈曲位にて母指をつかみ外側方向へ引きながら外反ストレスを加える

痛みが靱帯由来か，筋に由来するかを鑑別する手段として前腕回内位と回外位で検査を行う．右図のように前腕回外位と手関節背屈位による回内屈筋群伸張位のみ痛みが生じれば筋の影響を疑う

図6 内側障害における外反ストレステスト・ガイド

a：milking test，b：投球動作に近似した肢位での外反ストレステスト．
いずれのテストも上腕骨の外旋を抑制するよう一方の手で固定する．

内側障害の疼痛誘発テスト 図6 では valgus stress test，milking test を用いる．アクセラレーション期の近似肢位である肩関節外転・外旋位，肘関節屈曲 70°〜80°における外反ストレステストも実施する．同肢位で，牽引ストレスによる痛みが靱帯由来であるか回内屈筋群由来であるかを鑑別する方法として，前腕回外位と回内位，手関節背屈位と掌屈位で比較する方法がある．内側障害には尺骨神経障害を呈しているものも少なくない．肘関節の深屈曲により放散痛が生じることが多い．Struther's arcade を構成する内側上腕筋間中隔の押圧や，肘関節伸展位での肩関節内旋[9] 図7 による放散痛やしびれも出現するため，疼痛誘発テストとして用いることができる．

小頭 OCD は投球動作中の肘関節外反時に腕橈関節圧迫ストレスで生じるとされるが，外反ストレスで痛みが生じることはほとんどなく，むしろ肘関節伸展・前腕回内動作で引っかかり感や痛みを訴える．この動作で腕橈関節の圧が高まるとされ[10,11]，近似肢位となるボールリリースからフォロースルー期に痛みが出現する場合がある．

後方障害では，肘頭と肘頭窩の後方インピンジメントや腕尺関節後内側インピンジメントによる痛みが多い．過伸展ストレステスト 図8 や内反・外反ストレステストを用いて圧迫ストレスによる痛みを確認する．牽引ストレスでは上腕三頭筋の伸張時，もしくは収縮時痛を確認する．

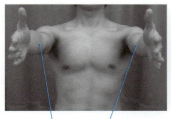 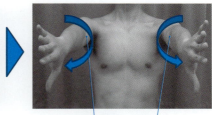

両上肢を前方挙上させ，肩関節90°屈曲位，肘関節伸展位に保持させる

左図の肢位から上腕骨を内旋させ，尺骨神経領域の放散痛を確認する

図7 尺骨神経障害の誘発テスト・ガイド

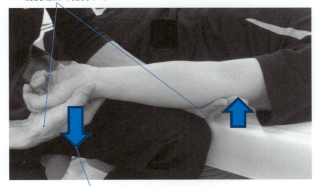

患側上肢遠位に位置し，検者は一側の手を上腕遠位を背側から保持し，他側の手で前腕遠位を把持する

肘関節を伸展方向へ誘導し，過伸展ストレスを加える

図8 後方障害の疼痛誘発テスト・ガイド

1-2 肘関節機能異常（アライメント異常・ROM 制限・筋機能異常）

　野球肘症例では，肘関節外反・前腕回内アライメント，肘関節伸展制限・前腕回内・回外制限が多く観察される　図9　．これは，アクセラレーション期からボールリリース・フォロースルー期にみられる前腕回内，肘関節外反・伸展動作の繰り返し動作に起因する．そのため，前腕回内動作による回内屈筋群のタイトネスや，ボールリリースからフォロースルー期における肘屈筋群の遠心性収縮による腕橈骨筋や上腕二頭筋のタイトネスがみられる．

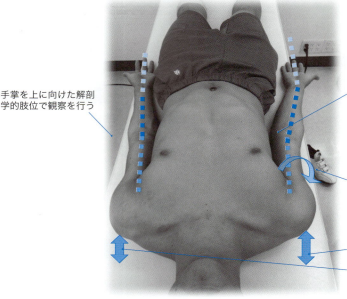

図9 野球肘でよく観察されるアライメントチェック・ガイド

　肘関節外反・前腕回内アライメントでは，腕尺関節において肘頭は内側に偏位するため，MCLなどの内側支持組織の伸張ストレス増大，関節適合性不良による後方インピンジメント，腕橈関節では圧縮力が増大する．内側牽引ストレスによる痛みや腕尺関節の円滑な運動と，上腕骨小頭に対する橈骨頭の背側への運動が阻害されることにより，肘関節伸展制限が生じる．近位橈尺関節のアライメント異常は回内・回外可動域制限も引き起こす（ **6** 上腕骨外側上顆炎の項参照）．

　座位にて肘関節自動運動を，背臥位にて他動運動を用いてアライメントチェックと関節可動域測定を行う．肘関節ではわずかな偏位を確認しなければならず，ゴニオメーターなどの測定機器を用いず，左右で比較する方が臨床的である．

　上腕三頭筋，手根屈筋・回内筋群はMCLを保護するための動的な制動力とされる[12]．肘関節外反アライメントにより機能低下を生じやすい上腕三頭筋内側頭，尺側手根屈筋，小指球筋の収縮機能を確認する **図10** ．

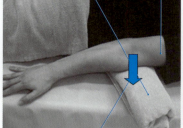
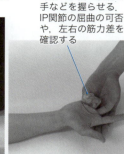
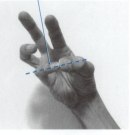

丸めたタオルを肘関節腹側に敷く

肩関節は軽度伸展位

環指・小指で検者の手などを握らせる．IP関節の屈曲の可否や，左右の筋力差を確認する

前腕回外位で対立動作を確認する．母指・小指の爪が一直線になるかを目安とする

腹臥位で行う上腕三頭筋の収縮機能
肘関節最終伸展域で上腕三頭筋内側頭の収縮を確認する．収縮不全では肩関節外旋動作が生じる

尺側手根屈筋の収縮機能

小指球筋の収縮機能

図10 肘関節外反制動に寄与する筋群の収縮機能チェック・ガイド

1-3 肩関節機能異常（アライメント異常・ROM 制限・筋機能異常）

投球動作で主要な役割を担う肩関節では，筋タイトネスや腱板収縮不全に伴う上腕骨頭の位置偏位により ROM 制限をきたすと，遠位関節である肘関節に過負荷が加わる．

ボールリリース時の肩関節後方部に加わる牽引力を小円筋や棘下筋といった後下方筋群が吸収しており[13]，オーバーユースによりこれらの筋にタイトネスが生じる．レイトコッキング期からアクセラレーション期における身体の回転運動が不足すると，肩関節水平内転・伸展運動による「肘の突き出し」 図11a が起こり，後方関節包に付着する上腕三頭筋長頭のタイトネスも生じる．肩後方タイトネスが存在すると，拳上時の骨頭前上方偏位を誘発し[14]，肩関節外旋時の骨頭後上方偏位と肩関節内旋時の骨頭前方偏位が生じる[15,16]．骨頭偏位による肩関節外旋制限はレイトコッキング期からアクセラレーション期にかけて肘関節外反ストレスを増大させる因子となる．肩関節内旋制限はアーリーコッキング期の肩関節内旋・外転動作の円滑な運動を妨げ，いわゆる「肘下がり」 図11b の状態でレイトコッキング期を迎える．

タイトネスの検査は，CAT テスト，HFT テスト，90°外転位での内・外旋 ROM，90°屈曲位での内旋 ROM，伸展位での内旋 ROM を確認する．単に ROM 測定を行うだけでなく骨頭の動きを注意深く触知する 図12 ．

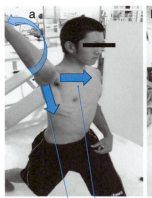
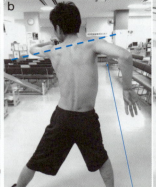
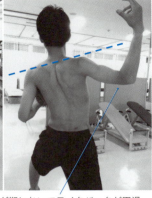

アクセラレーション期に前腕に対して肩関節水平内転・伸展運動が優位となることで上腕三頭筋のオーバーユースが生じる

アーリーコッキング期においてテイクバックが円滑に行われないと、次のレイトコッキング期からアクセラレーション期にかけて、両肩を結ぶ線よりも肘が下方に位置する「肘下がり」が生じる

図11 肩関節の可動域制限と動作不良による肘関節外反ストレス増大・ガイド

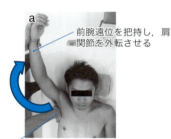
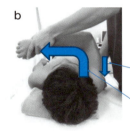

前腕遠位を把持し、肩関節を外転させる

検者は検査側に位置し、肩甲骨外側縁を固定

検者は検査側に位置し、肩甲骨外側縁を固定

前腕遠位を把持し、肘関節屈曲位で肩関節を水平内転させる

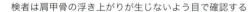
検者は肩甲骨の浮き上がりが生じないよう目で確認する

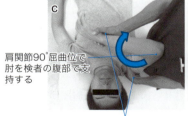
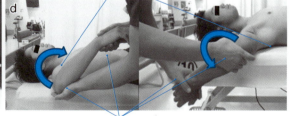

肩関節90°屈曲位で肘を検者の腹部で支持する

一側の手で肩甲骨の動きを抑制し、他側の手で前腕遠位を把持し、肩関節を内旋させる

検査側上肢は上腕近位以遠をベッドの外側に位置させ、肘関節部を検者が把持する。他側の手で前腕遠位を把持し、肩関節内旋・外旋方向へ動かす

図12 肩関節周囲の筋タイトネス評価・ガイド
患者は背臥位とし、検査する.
a: CAT（combined abduction test）, b: HFT（horizontal flexion test）
c: 肩関節90°屈曲位での内旋, d: 肩関節90°外転位での内旋・外旋

腱板機能では棘上筋はアーリーコッキング期の外転動作時に骨頭上方偏位の制動，棘下筋・肩甲下筋はレイトコッキング期からアクセラレーション期の肩関節外旋動作時に，それぞれ骨頭の後方引き込み作用，骨頭前方偏位の制動機能を有し，小円筋はボールリリース以降のブレーキング作用を有することで，各筋が関節窩求心位を保つために機能する．腱板機能はそれぞれ個別に評価を行い，代償動作に留意しながら実施する．

1-4 肩甲胸郭関節機能異常（アライメント異常・可動性低下・筋機能異常）

肩甲骨は胸郭上を肩甲骨周囲筋の働きにより運動を行うことから，十分な胸郭柔軟性がなければ肩甲骨可動性も低下をきたす．

投球動作に必要な肩甲胸郭関節の可動性として，伸展運動における胸郭前面拡張とそれに伴う肩甲骨の後傾，側屈運動における胸郭側面拡張とそれに伴う肩甲骨上方回旋，胸郭回旋運動とそれに伴う肩甲骨内・外転が必要となる 図13a ．

肩甲骨アライメントでは，投球側肩甲骨の下方回旋や前傾がよく観察される．広背筋や胸筋群のタイトネスによるものが多い．投球側下位肋骨が低位を示すことが多く，要因として投球側腹直筋・外腹斜筋のタイトネスがあげられる．いずれのアライメント異常も，投球とい

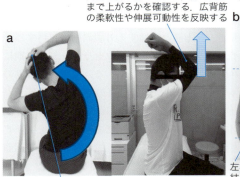
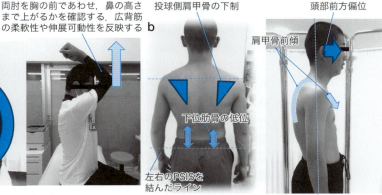

図13 肩甲胸郭関節の可動性とアライメント評価・ガイド

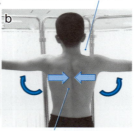
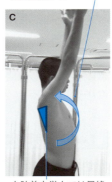
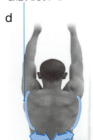

図14 上肢運動と肩甲骨追従運動チェック・ガイド
静的アライメントに加え，上肢運動の自動運動において肩甲骨がどのような運動を生じるかを確認する．

う非対称性動作の反復により生じる．これら筋タイトネス・アライメント異常により前述の肩甲胸郭可動性が制限される 図13b ．肩甲胸郭関節のアライメント異常は痛みのない野球選手でも観察されるため，必ずしも障害に直結するとはいえず，先入観をもたずに確認する．静的アライメントのみならず，上肢自動運動に伴う肩甲骨の追従運動 図14 を確認するなど，上肢運動との関連性を見極める．

　肩甲胸郭関節の筋機能では，肩甲骨の安定化に作用する僧帽筋下部線維・菱形筋・前鋸筋機能，前鋸筋と協働する外腹斜筋に着目する．これらの筋機能は，レイトコッキング期からアクセラレーション期において重要であり，肘外反制動の役割を担っている．肩甲骨周囲筋の機能低下では肩甲骨の winging や腱板機能検査の際に固定性低下がみられる．僧帽筋下部線維や菱形筋の筋力評価は MMT を用いて実施する．機能低下が筋出力に由来するか柔軟性に由来するかを判断するため自動運動と他動運動との差を確認する．前鋸筋は座位・肩関節屈曲位にて前方より抵抗を加えながら筋機能を評価し 図15 ，puppy position における肩甲骨プッシュアップ動作で確認を行う．腹筋群は前鋸筋・外腹斜筋を背臥位で，投球側腹筋群の抗重力活動（遠心性収縮）を座位にて評価する 図16 ．

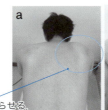
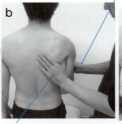
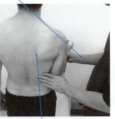

患者に四つ這い位を取らせる．翼状肩甲（winging）が観察される場合は前鋸筋の機能不全が疑われる

外旋運動に対して抵抗を加える

肩甲骨を一側の手で固定し腱板筋力評価を行う．固定時に筋力が低下する場合には腱板機能障害を疑う

非固定時に筋力が低下する場合には肩甲骨固定機能障害を疑う

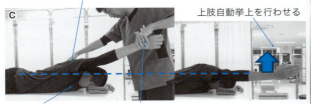
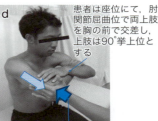

体幹回旋の代償を抑制する

上肢自動挙上を行わせる

患者は座位にて，肘関節屈曲位で両上肢を胸の前で交差し，上肢は90°挙上位とする

患者は腹臥位とし，額の下にタオルをあてがう

手関節付近を把持し，上方へ上肢全体を引き上げる

セラピストは患者正面に位置する．肘を前方に突き出すように指示し，抵抗を加える．左右差で抵抗に対する支持機能を評価する

僧帽筋下部機能を他動運動可動域と自動運動可動域との差で確認する

図15 肩甲骨周囲筋の筋力評価・ガイド

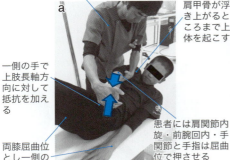
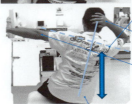

セラピストは検査側肩関節近傍に位置する

肩甲骨が浮き上がるところまで上体を起こす

両肩の高さを確認し投球側が下がっていないかを確認する

一側の手で上肢長軸方向に対して抵抗を加える

患者には肩関節内旋・前腕回内・手関節と手指は屈曲位で押させる

投球側上肢を頭部に位置させ，非投球側上肢は外転位を取らせる

両膝屈曲位とし一側の手は床面に保持させる

端座位にて投球側殿部で荷重するよう指示し，骨盤を傾斜させる

図16 体幹機能評価・ガイド
a：外腹斜筋・前鋸筋の筋力チェック
b：体幹抗重力活動のスクリーニング

1-5　下肢機能異常

下肢ではワインドアップ期からアーリーコッキング期のステップ足着地までの並進運動と，その後のレイトコッキング期・アクセラレーション期の回転運動において，特に股関節周囲筋機能に着目する．下肢後面の柔軟性低下や股関節回旋可動性低下，支持機能低下を確認する．

発育期では骨成長に伴う筋伸張性の低下や，発育過程における基礎的な運動能力の不足が観察される．成人期ではシーズン中の疲労蓄積とそれに対するケア不足や，腰部や膝・足関節障害の既往による代償作用で柔軟性低下や筋出力の低下がみられる．

柔軟性・ROM 検査では SLR，踵殿部距離，股関節内旋，股関節内転の ROM 測定やしゃがみこみテストを実施する．筋機能は片脚スクワットやサイドジャンプを用いて動的に評価すると顕著な機能低下を認めることがある 図17 ．

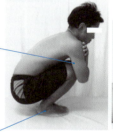

両上肢は胸の前で組ませる

踵部が床面から浮かないよう指示する

セラピストは一側の手で骨盤の浮き上がりを制御し，他側の手で踵部を殿部に近づける

踵殿部距離を計測する

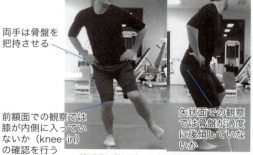

両手は骨盤を把持させる

前額面での観察では膝が内側に入っていないか（knee-in）の確認を行う

矢状面での観察では骨盤が過度に後傾していないか

投球側（軸足）の支持機能チェックを片脚スクワット動作で評価する

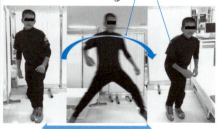

ステップ脚でしっかり止まれる距離を測定する

軸足で跳び，ステップ足で着地するサイドジャンプテスト

図17　下肢機能評価・ガイド

2 理学療法治療

診察において画像上の異常所見の有無などをもとに，医師から投球禁止期間の指示が出されることがある．理学療法治療においては，安静期間を遵守させながら評価で得られた問題点の修正を図り，投球復帰許可後に段階的に投球復帰をさせていくことで再発を予防する．

野球肘の発症は，肘関節やその他の関節機能不足・低下，技術不足などによる非効率的な運動により惹起される．全身運動である投球動作は下肢から体幹・上肢への運動連鎖によってエネルギー伝達を行う．投球動作中の肘関節は力学的な中継・伝達を担うものであり，肘関節単独での動作はほとんどみられない．つまり，野球肘の理学療法治療の主な目的は，優先的に肘関節局所のアプローチを実施しながら，投球動作における運動連鎖破綻の原因と考えられる患部外の身体機能の改善，必要に応じた動作修正を行うことである．

2-1 痛みの管理

局所炎症症状や安静時痛，肘関節屈曲・伸展時痛を呈している場合はアイシングによる痛みの管理を行う．痛みが強く，頚部・肩甲骨周囲筋の過緊張を呈している場合は，筋緊張緩和を目的とした良肢位の確保によるリラクセーションに努める．

2-2 徒手療法（ROMエクササイズ）

肘関節外反・前腕回内アライメントでは，外側軟部組織の滑走性を引き出したのち，回内屈筋群のストレッチを実施する 図18 ．回内屈筋群の伸張性を優先すると肘関節外反アライメントを助長するためである．伸展ROMエクササイズの際は肘頭の動きをコントロールするため，腕尺関節を触診しながら実施する．打撃練習やトレーニングにより手指柔軟性が低下している例も少なくないため，タイトネスがみられる場合は十分にストレッチングを実施する．

肩関節では制限のみられる運動方向に対して，ROMエクササイズを実施するが，上腕骨頭と肩甲骨の位置関係を常に確認する．肩甲骨周囲筋の柔軟性が低下している場合は肩甲骨の可動性を引き出してから肩ROMエクササイズを実施する．

胸郭は伸展・側屈・回旋に対して実施する．座位にて自動介助運動を実施すると伸張感を自覚しやすい 図19 ．

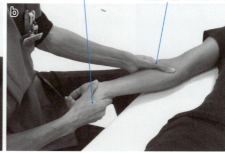

図18 前腕筋群のストレッチング・ガイド
a: 外側軟部組織から柔軟性を引き出すストレッチング
b: 屈筋群のストレッチング

(図18 注釈)
- 検者は前腕を遠位方向へ牽引しながら前腕を回内させる
- 橈骨遠位端を母指と示指・中指で軽く把持する
- 橈骨頭やや遠位の外側伸筋群を母指で軽く圧迫する
- 手根部を把持し背屈・回外させる
- 前腕屈筋の筋腹を母指指腹全体で圧迫する

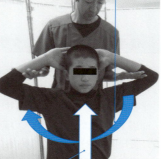
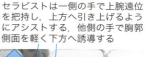
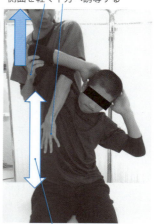

(図19 注釈)
- セラピストは脊柱全体を頭側へ牽引をかける
- 牽引を保持しながら体幹の回旋を行う
- セラピストは一側の手で上腕遠位を把持し，上方へ引き上げるようにアシストする．他側の手で胸郭側面を軽く下方へ誘導する
- 患者は自動運動で脊柱を上方へ引き上げる．肩甲骨のシュラッギングが起きていないかを確認する
- 患者には胸郭側面を自動運動にて拡張するように指示する

図19 セラピストの誘導による胸郭可動性改善エクササイズ・ガイド

2-3 筋機能エクササイズ 図20

肘関節の外反制動に寄与する上腕三頭筋・回内屈筋群のエクササイズを実施する．上腕三頭筋は特に内側頭の筋活動を賦活するため，腹臥位・肩伸展位で実施する．回内屈筋群のエクササイズでは前腕の尺側軸を安定させるため，環指・小指屈曲肢位で実施する．

肩関節では機能低下のみられる腱板機能を賦活するが，on elbow 肢位で肩甲骨の代償を抑制しながら実施すると収縮を自覚しやすい．

肩甲骨周囲筋は腹臥位にて僧帽筋・菱形筋エクササイズを，前鋸筋は CKC エクササイズを用いる．負荷は自重から開始し徐々に上げていく．

肩関節・肩甲胸郭関節では個々の筋力のみならず，puppy 肢位や四つ這い位の CKC エクササイズや徒手抵抗による体幹筋群と肩関節運動の組み合わせなどを実施することで協調性を獲得する．

下肢においては荷重位による支持機能エクササイズが中心となる．発育期は柔軟性不足と運動発達の途上段階であることを考慮して，い

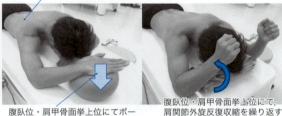

座位にて前腕を机上に乗せる．チューブなどを環指・小指で把持させ前腕回内運動を実施する

腹臥位・肩甲骨面挙上位にてボールやタオルなどを押させ，肩関節内旋反復収縮を繰り返す

腹臥位・肩甲骨面挙上位にて，肩関節外旋反復収縮を繰り返す

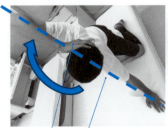
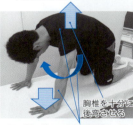
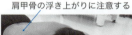

四つ這い位にて運動側手掌を後頭部に乗せ，胸郭を回旋させる．頭頂部からみて，支持側上肢と挙上側が一直線になるよう指示する

四つ這い位で，肩甲骨外転・肩関節内旋・相対的な前腕回外の組み合わせ運動を実施する

胸椎を十分に後弯させる

ステップ足のランジ．前後に下肢を開脚し，ステップ脚股関節を沈ませていく

骨盤の後傾や膝の側方動揺に注意する

図20 各部位の筋機能エクササイズ・ガイド

わゆる「筋トレ」というよりはむしろ，バランス練習ややジャンプ動作など在宅でも飽きずに実施できるメニューを選択する．成人期ではスクワットやランジなどを自重で開始し負荷を漸増させていく．

2-4　投球動作エクササイズ

　発育期などではときに技術不足に対して基礎的なボールの握りなどに対しても介入を行うことがあるが，基本は「投球」という一連の動作における運動連鎖の改善を主目的としたエクササイズを実施する．

　上肢のテイクバック動作が行われるワインドアップ期からアーリーコッキング期においては，投球側肩関節外転・肩甲骨内転，胸郭側面・前面拡張を引き出すために，投球側下肢（軸足）・体幹の支持機能が必要となる．段階的に，下肢・体幹の動きから始め，肩甲胸郭関節，上肢運動と動作を加えていく　図21　．

　アーリーコッキング期からレイトコッキング期・アクセラレーション期の移行期は身体が並進運動から回転運動に切り替わる時期である．下肢機能が不十分な場合はピッチャーズランジ，肩甲胸郭関節機能が不十分な場合は座位でのチューブエクササイズから始め，最終的に両者を組み合わせた運動を実施する　図22　．

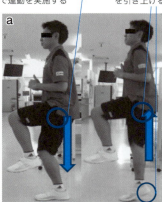
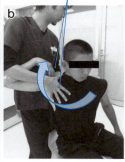
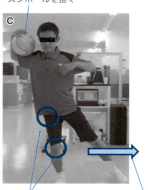

a　片脚立位で行う，軸足・体幹軸の安定を目的としたバウンディングエクササイズ
b　座位で胸郭側面・前面の拡張を誘導しながらの自動介助運動を実施する
c　軸足股関節・膝関節を片脚スクワットのように屈曲させる．knee inや上体の側屈に注意する

図21　ワインドアップ期からアーリーコッキング期を意識した投球動作エクササイズ・ガイド

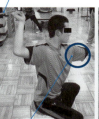
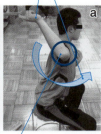

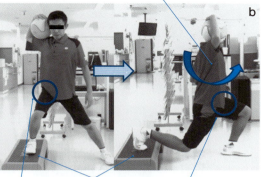

図22 レイトコッキング期からアクセラレーション期を意識した投球動作エクササイズ・ガイド
a: 座位で実施するチューブ抵抗を用いた胸郭回旋運動
b: 投球動作を模したランジエクササイズ

　ボールリリースでは胸郭は屈曲方向へ運動を転換し，肩関節内旋と相対的な前腕回外での肘関節伸展により投球方向へボールを押し出す．ステップ側股関節の支持機能もブレーキングとして作用する．この位相における運動連鎖の破綻は，肘関節では後方障害の要因となる．投球動作における上肢運動は OKC であるが，ボールリリース時のボールとの関係においては CKC と捉えることができるため，四つ這い位にて肩甲骨外転と肩関節内旋を組み合わせたエクササイズを実施する．投球フォームを模して，リリースポイントでの抵抗運動を実施する 図23 ．

　一連の動作はシャドウピッチングで確認するが，腕の振りやすさや痛みといった自覚症状と，動作分析においては肘関節外反ストレス増大の要因となる「肘下がり」や「肘の突き出し」の有無を確認する．可能であれば実際にボールを投げてもらい，その結果により段階的な投球復帰を目指す．

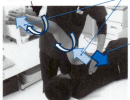
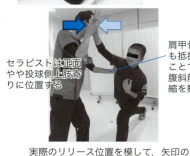
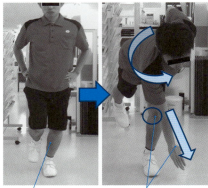

図23 ボールリリースからフォロースルー期を意識した投球動作エクササイズ・ガイド

❖文献

1) 柏口新二, 井形高明, 松浦哲也, 他. 投球による肘障害の成因と病態. MB Orthop. 1998; 11: 1-9.
2) 柏口新二, 井形高明, 岩瀬毅信. 野球肘 成長期野球肘の自然経過と治療. 関節外科. 1989; 8: 1357-65.
3) 岩瀬毅信, 井形高明. 上腕骨小頭骨軟骨障害. 整形外科 MOOK 54. 東京: 金原出版; 1988. p. 26-44.
4) Jobe FW, Tibone JE, Perry J, et al. An EMG analysis of he shoulder in throwing and pitching. Am J Sports Med. 1983; 11: 3-5.
5) Søjbjerg JO, Ovensen J, Neelsen S. Experimental elbow instability after transection of medial collateral ligament. Clin Orthop. 1987; 218: 186-90.
6) Hotchkiss RN, Weiland AJ. Valgus stability of the elbow. J Orthop Res. 1987; 5: 372-7.
7) Schwab GH, Bennett JB, Woods GW, et al. Biomechanics of elbow instability: the role of the medial collateral ligament. Clin Orthop Relat Res. 1980; 146: 42-52.
8) 伊藤恵康. 肘関節のスポーツ障害. 日整会誌. 2008; 82: 45-58.
9) 尼子雅敏, 根本孝一, 有野浩司 他. 近位型尺骨神経絞扼性障害の疼痛誘発テスト. 日肘会誌. 2011; 18: 48-50.

10) Morrey BF, An KN, Stormont TJ. Force transmission through the radial head. J Bone Joint Surg Am. 1988; 70: 250-6.
11) Diab M, Poston JM, Huber P, et al. The biomechanical effect of radial shortening on the radiocapitellar articuration. J Bone Joint Surg Br. 2005; 87: 879-83.
12) Werner SL, Fleisig GS, Dillman CJ, et al. Biomechanics of the elbow during baseball pitching. J Orthop Sports Phys Ther. 1993; 17: 274-8.
13) DiGiovine NM, Jobe FW, Pink M, et al. An electromyographic analysis of the upper extremity in pitching. J Shoulder Elbow Surg. 1992; 1: 15-25.
14) Harryman DT II, Sidles JA, Clark JM, et al. Translation of the humeral head on the glenoid with passive glenohumeral motion. J Bone Joint Surg. 1990; 72-A: 1334-42.
15) Gerber C, Werner CM, Macy JC, et al. Effect of selective capsulorrhaphy on the passive range of motion of the glenohumeral joint. J Bone Joint Surg Am. 2003; 85-A: 48-55.
16) Grossman MG, Tibone JE, McGarry MH, et al. A cadaveric model of the throwing shoulder. a possible etiology of superior labrum anterior-to-posterior lesions. J Bone Joint Surg Am. 2005; 87: 824-31.

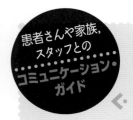

Communication Guide:
「XX？」ときかれたらどうする？

Q 小学生の保護者から「もう痛くないと言っているので，ボールを投げさせていいですか？」ときかれたらどうする？

A 最終的な判断は，当然のことながら医師が決定します．しかし，臨床では選手保護者やチーム指導者から，今後のプランも含めて質問される場面によく遭遇します．まず病態により大きく異なる点に注意します．特に発育期における離断性骨軟骨炎は，痛みそのものよりも病巣部位の修復が最優先される疾患であり，痛みを基準に安易に復帰許可のできる疾患ではありません．投球禁止期間は病期により長くなることがあり，体育の授業，特にマット運動など荷重位での運動も制限することもあります．これは，野球選手以外で体操競技選手にも離断性骨軟骨炎は発症することがあるためです．

発育期の内側障害では大きな転位がない場合，必ずしも骨端部の画像所見上の修復が認められなくとも，可及的早期に競技復帰が可能です．主に肘関節外反ストレステストが陰性になることと，初診時にみられた患部外機能の改善がみられれば，段階的投球復帰を行います．

段階的な投球復帰は，投球強度で目安を提示してあげると選手自身も理解しやすくなります．まずシャドウピッチングで痛みが生じないこと，次に近距離のネットスローを実施し，痛みがなければ強度を増加させていきます．50～70％ではじめ，野手であれば対角線の距離が80～100％で投げられればノック参加，投手は対角線以上の距離を80～100％で投げられればピッチング練習復帰許可とします．コンプライアンスの悪い例では再発しやすいため，少なくとも1週おきに状況を確認します．

痛くなくなったらすぐに全力投球可能，ということではない旨を十分に説明する必要があることを念頭において対応することが重要です．

<仲島佑紀>

8 橈骨遠位端骨折

Introduction

疾患の特徴

橈骨遠位端骨折は活動性が高い高齢者[1]や10代に多い[2]とされ，年齢による骨，靱帯，骨端軟骨との相対的強度の違いにより損傷部位に差が生じる．受傷機序は転倒時に手をついた際が多く[3]，受傷時の手関節の姿位により骨片転位の方向が異なる．骨折型は大別すると関節外骨折と関節内骨折があり，後者の方が予後不良となりやすい．関節外骨折には背屈位で受傷して橈骨遠位端が背側転位するColles骨折 図1a と掌屈位で受傷して掌側転位するSmith骨折 図1b がある．関節内骨折には掌側および背側Barton骨折などがある．分類法としてFrykman分類，Cooney分類，Mayo分類などがあり，国内ではAO分類や斉藤分類を用いることが多い．単純X線評価はradial length，radial inclination[4]，palmar tilt[4]，ulnar variance 図2 など用い，治療方針の決定や予後予測に役立てる．

手術，保存療法の選択は65歳未満の活動性の高い症例は変形治癒により予後不良になるとされる[5]が高齢者は関連がない[6]とされ，骨折型と患者の活動性を考慮して決定する．術式は掌側ロッキングプレートが機能的，X線評価でも優れ[7]，術後早期にリハビリテーションを開始できる利点がある．リハビリテーションは外固定期間中[8]も固定後[9]も有効であるとされている．保存療法は骨折型により差はあるが4～6週のギプス固定をする．固定肢位はコットンローダー肢位（手関節掌屈，尺屈，前腕回内位）やGuptaの背屈位固定があるが，後者が機能的に予後良好である[10,11]．受傷直後の症状は痛み，ROM制限，骨折部周囲の腫脹，皮下出血のほか骨片転位による変形などもみられる．固定除去後には手関節周囲の軟部組織由来の痛み，ROM制限，筋力

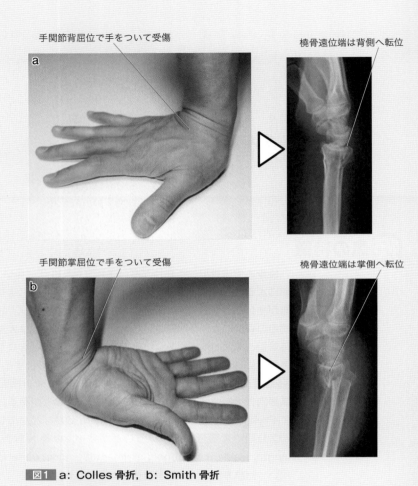

図1 a: Colles 骨折，b: Smith 骨折

低下がみられ，タオル絞りや手を着く動作などの制限も生じる．これらの症状は手関節に限らず手指関節にも波及し，つまみ，把持動作の制限や握力低下も著明になる．合併症の主なものには TFCC 損傷，尺骨突き上げ症候群などの尺側部痛，CRPS type-1，腱損傷，神経損傷などがある．

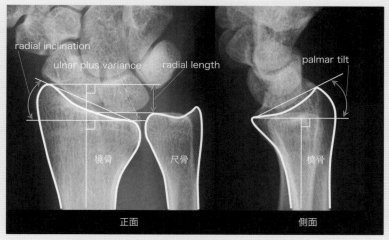

図2 単純X線評価・ガイド
正常値　radial inclination：25.4±3.0°（11〜33°）
　　　　ulnar plus variance：1.5±1.4 mm（−1〜5 mm）
　　　　radial length：9.3±4.1 mm（3〜15 mm）
　　　　palmar tilt：13.9±4.7°（2〜28°）

1 理学療法評価

1-1 浮腫

　浮腫および循環状態の評価は皮膚の温度，血色，伸張性，指の周径などをみるが主観的になりやすいため可能な限り客観的な数値を記録する．浮腫は手背部のみか？　前腕までの広範囲か？　など分布を評価して原因分析をするほか，現状を把握することで効果判定に役立てる．浮腫の状態を評価して，骨折に伴う血管透過性亢進による浮腫か？　それ以外の要因か？　を分析する．客観的な評価としては指の周径測定のほかに触診による評価の分類[12]を用いる方法もある　図3 ．問診により起床直後の状態，手の使用前後の変化，不動後の変化，受傷直後から固定期間中と固定除去後までの継時的変化などを記録して浮腫の寛解増悪要因を推測する．

1-2 痛み

　橈骨遠位端骨折の痛みには急性期の骨折部に起因する痛み，手術侵襲に起因する痛み，固定期間中の不動による循環障害や筋，軟部組織の柔軟性低下などが起因する二次性の痛みがあり，ボディーチャート

8．橈骨遠位端骨折

浮腫の程度を評価する

1+	ごく軽度の浮腫
2+	皮膚を押すとわずかに凹む
3+	指で押したのち凹むが 15～30秒後にもとに戻る
4+	四肢が正常サイズの 1.5～2 倍ほど

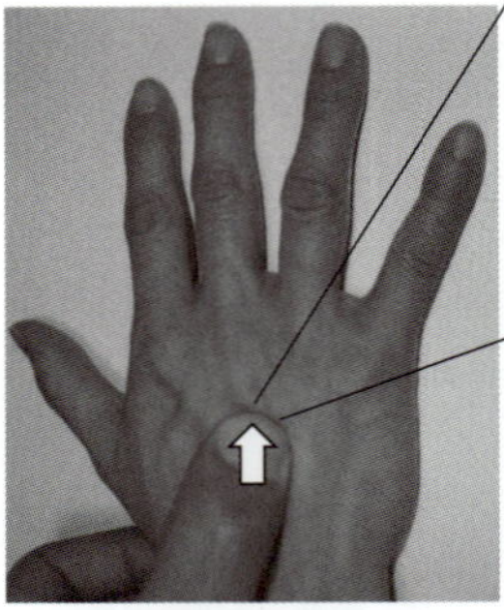

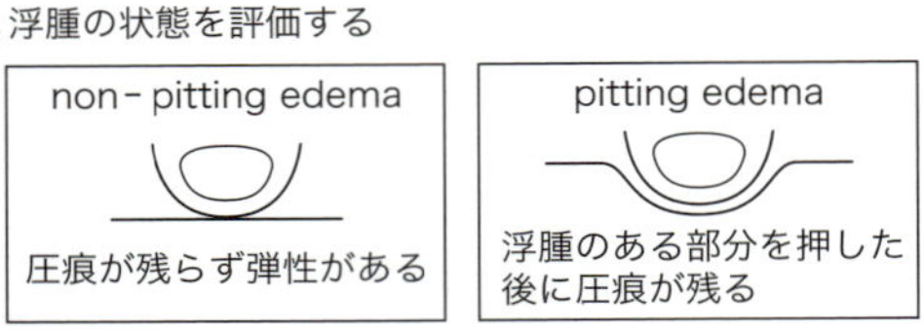

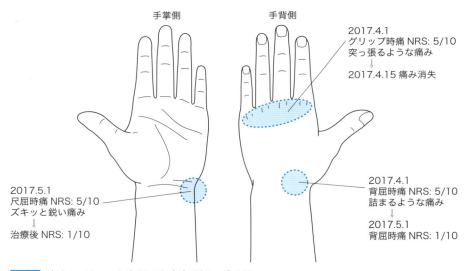

図3 浮腫の評価・ガイド

図4 ボディーチャートを用いた疼痛評価・ガイド

NRS を用いて痛みの継時的変化，治療前後の変化，痛みの質などを記載

を用いて記録する 図4 ．骨折部の痛みは腫脹，熱感を伴う安静時痛として生じることが多く，X 線所見と一致する症状か否か，すなわち骨癒合が不完全であるための骨折部の症状か？　変形治癒に伴う症状か？　などを判断して治療の頻度，強度，優先順位を決定するための情報とする．術後早期は患部の炎症による痛みとこれに伴う患部周囲の筋緊張による痛み，3 週間前後では瘢痕組織が形成されはじめ，創部の癒着，滑走不全などによる痛みも生じるため判別を要する．

二次性の痛みは手関節背側に限らず，掌側や尺側，手指関節にまで生じる．浮腫による痛みは自動運動や挙上などによる変化を評価する．ROM 制限による痛みは疼痛再現動作と軽減動作，痛みの質など原因を推測する．痛みの原因は関節周囲軟部組織の伸張性や関節包内運動の不全などであり，患者の痛みの表現「伸びるような痛み」「つまるような痛み」によっても推測できる．筋緊張による痛みは肢位の変化や徒手治療などによる筋緊張の変化により変化しやすい．尺側部痛は橈骨遠位端骨折後の 73.1％に合併する[13]との報告もあり，早期にその徴候をみつけて対処する．

1-3 ROM 制限

手関節 ROM は橈骨手根関節と手根中央関節の可動域の総和であり，必要に応じてそれぞれの関節の可動性を詳細に測定する．ROM は手関節および手指関節を日整会の方法に準じて関節角度計を用いて測定する．制限因子は橈骨遠位端の骨形態の変化に伴うもの，固定期間中に二次的に生じる筋の伸張性，靱帯や関節包などの軟部組織の影響など様々であり，自動と他動 ROM の差を評価することで問題点が明確になる．橈骨遠位端と長母指伸筋および屈筋腱は隣接しているため，骨折部との摩擦で腱損傷や[14]，癒着による ROM 制限が生じることがあるため，手指関節や前腕の姿位を変えて測定することで制限因子を推測する．背屈は固定除去初期から把持動作に必要となるため，手指屈曲位の自動背屈を測定する．背屈荷重動作獲得に向けた手指伸展位の他動背屈も測定する 図5a ．掌屈は ADL に影響する動作が少ないが，洗髪，絞り動作などに必要である．尺屈は ROM 制限よりも過可動性が問題になりやすく，尺側部痛の確認と同時に実施する．橈屈は母指や示指を使用した巧緻動作などで必要となり，制限により尺屈位での不良動作につながる．制限因子として尺側の筋群の伸張性低下による他動 ROM 制限に限らず，長母指伸筋，長母指外転筋などの機能不全に伴う母指橈側外転制限により自動 ROM が 0°以下になる症例も多いため，これらの筋機能評価も同時に進める 図5b ．回内は尺屈と同様に ADL で使用する頻度が高く，制限が生じると掌屈による代償が生じて不良肢位の学習に繋がる．回外は遠位橈尺関節に起因する問題により制限が生じやすく，背屈制限に伴うことが多い．

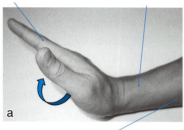
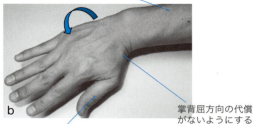

図5 ROM測定・ガイド
a：背屈，b：橈屈

1-4 筋機能異常

　筋機能異常は固定除去直後から治療後期まで固定期間の不動に起因するものに限らず他因子により生じる．そのため骨折部の回復状況，ROMや痛みなどの筋機能以外の機能不全の程度，目標とする動作に必要な筋力などを踏まえて評価を進める．筋機能は粗大筋力と巧緻性筋力に大別して評価する．粗大筋力はMMTに準じて6段階評価するほか，握力計を用いて客観的な数値を記録する．肘や前腕の肢位，手関節背屈角度による違いを評価することにより握力低下の要因を明確にする．握力低下は手指関節ROMが改善しても背屈ROM制限や手関節伸筋の機能不全によるテノデーシス機能の不全に伴い生じる**図6**．MMTは特定肢位における主観的な抑止テストであり，巧緻性が求められるADL動作などに影響する筋機能異常をみつけることはできない．巧緻性の評価は適切な方向へ，適切なタイミングで，適切な筋出力を発揮して，スムーズな動作が遂行できるか？　をみる．獲得が必要となる動作に可能な限り近似した姿勢で次項での説明する動作分析と同時に筋機能を評価する．

1-5 動作異常

　痛み，ROM制限，筋力低下によって生じた不良動作は機能改善が得られた後にも継続されることがあり，早期に修正しなければ症状が遷延化する要因となる．それぞれの動作に必要な機能の要素を理解し

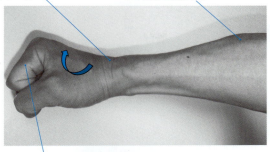

手関節背屈位でグリップできているか

手関節伸筋群を触診して収縮を確認する

手指関節は最終域まで屈曲できているか
※徒手的に背屈を介助してグリップ動作の変化をみる

図6 テノデーシス機能の評価・ガイド

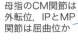
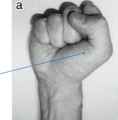
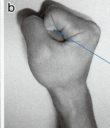

母指のCM関節は外転位，IPとMP関節は屈曲位か

示指のMP，DIP，PIP関節が最終域まで屈曲しているか

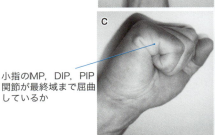
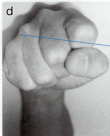

小指のMP，DIP，PIP関節が最終域まで屈曲しているか

4・5中手骨頭部が掌側に沈み込んでいるか（4・5CM関節の屈曲は十分か）

図7 握り動作の評価・ガイド
a：掌側，b：橈側，c：尺側，d：遠位

たうえで動作分析をする．握り動作は握力低下に限らず，手関節の不安定性など様々な機能不全により不良動作となる 図7 ．つまみ動作は手指の浮腫やROM制限の残存によって不良動作となる．ビンやペットボトルの蓋明け動作は握り動作とつまみ動作の複合動作であり，患者個々の異なる様々な動作から機能低下を推測する 図8 ．そ

8．橈骨遠位端骨折　187

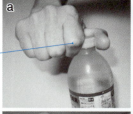
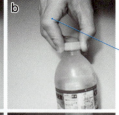
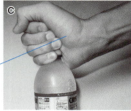
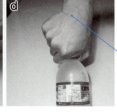

尺側の機能低下があると回内位で母指と示指橈側でのつまみで代償しやすい

尺側部痛があると橈側の母指と示指，中指指先のつまみで代償しやすい

橈側の機能低下があると回外位，尺側握りで代償しやすい

尺屈位，橈側握りを繰り返していると尺側部痛が生じることがある

図8 ビン，ペットボトルなどの蓋明け動作評価・ガイド
a：示指橈側つまみ，b：橈側指先つまみ，c：尺側握り，d：橈側握り

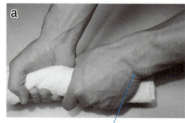
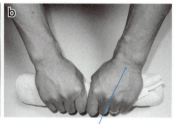

尺屈位での絞りは握力を発揮しやすいが尺側優位の握りになり，尺側部痛が生じやすい

橈尺屈中間位での絞りは橈側も使った握りになり，尺側部痛があるときはまずはこの動作が獲得しやすい

図9 絞り動作の評価・ガイド
a：尺屈位の握り，b：橈尺屈中間位の握り

　の他，タオル絞り 図9，背屈位で手を着く動作 図10，重量物の挙上 図11 なども評価する．

1-6 総合的手関節機能異常

　橈骨遠位端骨折の治療成績を総合的に判定するための最も信頼性の高い評価方法は MOS 36-item Short Form Health Survey (SF-36)[15]とされているが，Disability of the Arm, Shoulder and Hand (DASH)，Patient-Rated Wrist Evaluation (PRWE)，ミシガン手の質問表 (MHQ)，Patient Evaluation Measure (PEM)，などその

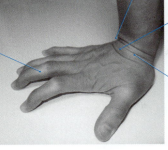

図10 背屈位で手を着く動作の評価・ガイド

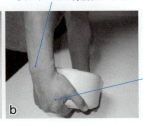

図11 重量物の挙上動作の評価・ガイド
a：手関節尺屈位，b：手関節掌屈位

　他の患者立脚型評価も信頼性が高く有用な評価方法である．一方，斎藤の評価，Gartland and Werley の評価，Mayo wrist score（Cooney の評価法）など手関節機能の客観的所見（握力，ROM）や形態的評価（X 線評価），合併症の評価などを含んでいる医療者側の評価については妥当性が検証されていない．

　橈骨遠位端骨折には様々な合併症のリスクがある．セラピストは構造的問題と機能的問題を照合しながら，患者個々の合併症リスクを予測して早期に合併症の初期症状に気づき，対応する．合併症はそれぞれの病態や初期症状を理解することで早期発見と対応が可能となる 表1 ．

表1 主な合併症と初期症状

手根管症候群[14]	正中神経領域の感覚障害，筋力低下など，初期は起床直後のみ症状が出現することがある
変形性手関節症[14]	遠位橈尺関節や橈骨舟状骨間に生じることがあり，橈骨茎状突起と舟状骨遠位部の関節裂隙の狭小化が初期にみられる
長母指伸筋，屈筋腱損傷[14]	腱周囲の痛みや違和感，軋轢音などが手の使用時にみられるが前駆症状がないケースもある
変形治癒，偽関節[14]	骨折部の腫脹，安静時痛など，いったん無症候になったのちに手の使用時に腫脹や痛みが再発する
CRPS，RSD[14]	知覚過敏，皮膚色調の変化，浮腫・発汗異常などが初期にみられ，長期化すると関節拘縮や筋力低下も生じる
骨萎縮，骨密度の減少[14]	CRPSなど痛みの長期化で廃用に伴い生じる．初期からX線画像でも骨の透過像がみられる
腱炎，腱鞘炎[14]	母指・中指・環指に好発し，バネ現象も生じる．手背部の浮腫によりMP関節の不動に伴うDIP，PIP関節優位の手の使用が誘因となる

2 理学療法治療

橈骨遠位端骨折に対する理学療法の目的は，痛みの軽減，ROM，筋力の改善によってADLのみならず，患者が必要とする動作を獲得させることによって受傷前の生活を可能な限り取り戻すことにある．若年者と高齢者では必要となる動作が異なるため，患者の生活背景を理解したうえで，骨折の程度，病期，症状の程度などを踏まえて包括的な理学療法治療を計画する．

2-1 浮腫に対するアプローチ

橈骨遠位端骨折後に生じる浮腫の原因の多くは炎症による毛細血管浸透圧亢進によるもの，または不動による静脈還流の低下によるものであり，対応が遅れると関節拘縮の原因となる．炎症による浮腫はADLにおいて患部に軽微なストレスがかかる動作を繰り返しているために微細炎症が遷延化することが原因となる．炎症症状に対しては急性期でも適応となるマイクロカレント療法による組織の修復促進，アイシングによる二次的な周囲組織の損傷の抑制，あるいは原因動作を聴取して患者指導をするなどの対応をする．不動による浮腫についてはセラピストによる治療だけでは十分な効果は得られないため，上

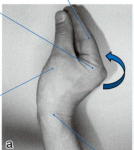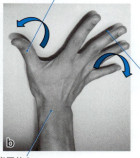

図12 浮腫の予防・ガイド
a：MP 関節自動運動，b：手指外転運動

肢挙上位での自動運動など不動の回避や良肢位保持の指導をする．掌屈位固定により浮腫は発生しやすいため[10]，背屈運動に伴う手指自動運動を実施する．MP 関節の自動運動をすることで静脈が豊富な手背部の静脈還流を促し，手指の内外転運動は手指側面を走行する静脈を刺激する 図12．その他に軽擦法，伸縮包帯による圧迫，間欠的圧迫器の使用など浮腫対策は様々であり，患者の環境にあった実施しやすい方法を効果判定して探索する．

2-2 ROM エクササイズ

ROM エクササイズは骨折による橈骨遠位端の骨アライメント変化や患者ニーズなどに合わせて優先順位を考慮したうえで医師の指示に従い実施する．活動性が低く，ROM 獲得のニーズが低い高齢者に対してセラピスト本位の目標を立てて ROM エクササイズを実施することは避けなければならない．手指，肘，肩関節の自動他動運動を外固定期間中から実施することで固定除去後の手関節 ROM が有意に改善する[8]．セラピストによる直接的介入ではなく，指導された自動運動などを患者自身が実施することでも効果がある[9]．Colles 骨折は橈骨遠位端が背側転移して palmar tilt が減少するため，構造的に掌屈 ROM は制限されやすい．そのため ROM が改善しやすい背屈 ROM を確実に改善させて機能改善を図る 図13．橈尺屈 図14，回内外 図15 ROM エクササイズについても目的を明確にして実施

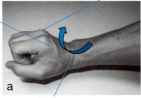
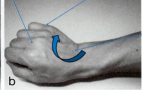

図13 自動背屈 ROM エクササイズ・ガイド
a：手根中央関節，b：橈骨手根関節

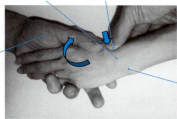

図14 他動橈屈 ROM エクササイズ・ガイド

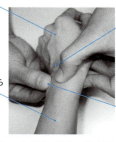

図15 自動回内，回外 ROM エクササイズ・ガイド

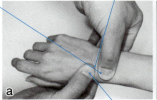
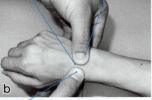

図16 橈骨舟状骨間（a），舟状月状骨間（b）の関節モビライゼーション・ガイド

橈骨遠位端を把持する／背屈ROM改善が目的であれば掌側へ舟状骨を動かす／月状骨を把持する／軽度尺屈位にて舟状骨を把持する

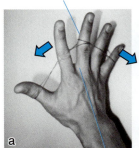
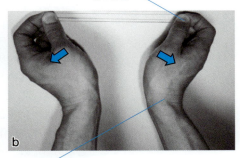

輪ゴムを母指から小指まで交差して掛ける／母指と示指で輪ゴムをつまむ／ROM最終域まで運動可能な抵抗とし，段階的に抵抗を強くする

図17 段階的な筋機能トレーニング・ガイド
a: 手指外転運動，b: つまみ肢位で背屈運動

する．ROMの改善にはjoint playの獲得も必要となる **図16**．筋の伸長性低下によるROM制限がある場合は制限因子となる筋へのダイレクトストレッチや無痛かつ伸長感が確認できる可動範囲でストレッチングも実施する．

2-3　筋機能トレーニング

　筋機能トレーニングは粗大筋力として握力の強化，手指の巧緻性と手関節の固定性の獲得，さらにスポーツ復帰が目標であれば筋収縮スピードの要素が加わったトレーニングなど多岐にわたったトレーニン

グを実施する．握力回復にはROM改善と比較して一定期間が必要であり[16]，その要素には手指屈筋群の筋力だけではなく，手関節背屈ROMと背屈筋力の改善も含まれる．必要なROMを獲得して適切な握り動作が可能になった後，単純な握り開きの繰り返し，さらにスピード，巧緻性改善を目的に素早い反復動作などを実施する．巧緻動作の獲得には手内在筋の強化も各筋に対して個別に実施し，段階的に負荷量を増加しながら目標動作に合わせた筋力強化を進める 図17 ．

2-4 患者教育

治療開始時に医師と連携して今後の理学療法の流れと必要性など概要を説明し，書面化する．治療初期の適切な説明を怠ると予防可能な合併症を惹起し，予後に影響を与える．患者教育の目的はリスクのないADL動作を理解してもらい，リスクのないADL動作を適切な負荷と頻度で使用してもらうこと，そしてその動作獲得に必要な機能改善のためのセルフエクササイズの重要性を理解してもらい実行してもらうことにある．痛み，ROM，筋力など機能的な改善が得られてもいったん学習してしまった不良動作を修正できないために疲れやすい，動作に時間がかかる，などの症状が残存することがある．また無症状であっても不良動作が長期化すると尺側部痛などの合併症を惹起することがあるため，早期から適切な動作指導を機能改善と並行して進める．セラピストは診断的要素を含む説明をしないように留意しながら患者教育を進める．

❖文献

1) 萩野 浩．高齢者の転倒予防と睡眠障害 高齢者の転倒の現状と問題点．ねむりと医療．2009；2：1-4．
2) 菅原長弘，阿部義幸，服部弘之，他．当院における過去12年間の橈骨遠位端骨折の疫学的検討．山形病医誌．2009；43：19-21．
3) 萩野 浩．骨粗鬆症と骨折 最近の進歩 日本人における橈骨遠位端骨折の疫学．整・災外．1999；42：1021-7．
4) Metz VM, Gilula LA. Imaging techniques for distal radius fractures and related injuries. Orthop Clin North Am. 1993；24：217-28．
5) Grewal R, MacDermid JC. The risk of adverse outcomes in extra-articular distal radius fractures is increased with malalignment in patients of all ages but mitigated in order patients. J Hand Surg Am. 2007；32：962-70．
6) Azzopardi T, Ehrendorfer S, Coulton T, et al. Unstable extra-articular fractures

of the distal radius: a prospective, randomized study of immobilisation in a cast versus supplementary percutaneous pinning. J Bone Joint Durg Br. 2005; 87: 837-40.

7) Rozental TD, Blazar PE, Franko OI, et al. Functional outcomes for unstable distal radial fractures treatrd with open reduction and internal fixation or closed reduction and percutaneous fixation. A prospective randomized trial. J Bone Joint Surg Am. 2009; 91: 1837-46.

8) 大野英子, 北角由希, 黒田邦彦, 他. 橈骨遠位端骨折のリハビリテーション成績 早期リハビリテーションの効果と経過について. 総合リハ. 2006; 34: 981-8.

9) Kay S, McMahon M, Stiller K. An advice and exercise program has some benefits over natural recovery after distal radius fracture: a randomised trial. Aust J Physiother. 2008; 54: 253-9.

10) 亀山 真, 今本雅彦, 手塚正樹. 高齢者の骨折治療実践マニュアル 橈骨遠位端骨折に対する保存療法の適応限界と手技 手関節背屈位ギプス固定について. Orthopaedics. 2006; 19: 91-9.

11) 瀧川宗一郎, 平原博庸, 福島一雄, 他. Colles 骨折の保存療法におけるギプス固定角度と関節可動域について. 東日整災外会誌. 1998; 10: 374-9.

12) 廣田彰男. リンパ浮腫の分類と診断. In: 廣田彰男, 監修. 看護師・理学療法士のためのリンパ浮腫の手技とケア. 東京: 学研メディカル秀潤社; 2012. p.35.

13) 小原由紀彦, 児玉隆夫, 小川祐人, 他. 橈骨遠位端骨折における手関節鏡, 遠位橈尺関節 (distal radioulnar joint: DRUJ) 鏡所見の検討 尺骨茎状突起骨折と三角線維軟骨複合体 (triangular fibrocartilage complex: TFCC) 損傷の合併頻度とその治療. 埼玉医会誌. 2008; 43: 313-7.

14) McKay SD, MacDermid JC, Roth JH, et al. Assessment of complications of distal radius fractures and development of a complication checklist. J Hand Surg Am. 2001; 26: 916-22.

15) Beaton DE, Hogg-Johnson S, Bombardier C. Evaluating changes in health status: reliability and responsiveness of five generic health status measures in workers with musculoskeletal disorders. J Clin Epidemiol. 1997; 50: 79-93.

16) Foldhazy Z, Tornkvist H, Elmstedt E et al. Long-term outcome of non-surgically treated distal radius fractures. J Hand Surg Am. 2007; 32: 1374-84.

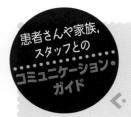

Communication Guide:「××?」ときかれたらどうする?

Q「リハビリすると元通りに手が使えるようになりますか?」ときかれたらどうする?

A リハビリ初期は手関節に限らず手指も含めて ROM 制限が強く,思うように手が動かせないため,患者さんは不安になりこのような質問をすることが多いです.このような質問をする背景には他の不安要素を含んでいることが多くあります.橈骨遠位端骨折は高齢者が多いため,受傷をきっかけに重篤な後遺症が生じて生活に支障をきたすのではないかと考えてしまいます.まずは患者さんが依存的にならないように留意しながら共感する姿勢で患者さんの言葉に耳を傾けます.そのうえで医師と情報交換をしたうえで返答をするのが望ましいです.「まったく症状がなくなり元通りになるケース」「元通りではないが ADL に制限がなくなるケース」「大きな制限が残存するケース」と様々であり,骨折による変形の程度,治療経過,患者さんのニーズと目標レベルなどを考慮して返答します.

Q「毎日リハビリにきたほうがいいですか?」ときかれたらどうする?

A 自宅での毎日1日3回のリハビリとセラピストによる週2回のリハビリを比較すると臨床成績は有意な差がないとされており,適切なリハビリが実施できれば毎日通院してセラピストによる治療を受けなくても十分な改善は得られます.ただしセラピストによるリハビリをしたときの方が満足度は高いというエビデンスもあり,患者さんの気質などを踏まえて,生活環境や目標,機能レベルを考慮して十分に利点と欠点を説明したうえで患者さんに選択してもらう必要があります.

<関口貴博>

9 手根管症候群

疾患の特徴

　手根管症候群とは，何らかの原因により手根管 図1 の内圧が上昇することで正中神経が圧迫され機能障害が生じる正中神経の絞扼障害である．末梢神経絞扼障害の中でも最も一般的な神経絞扼障害の1つであるが，根本的な理由に最狭部が 1.6 cm^2 程度しかない[1]狭い手根管に正中神経と 10 本もの屈筋腱がひしめきあい，余裕がほとんどないことがあげられる 図2 ．絞扼を引き起こす原因は様々あるが，大きく分類すると，① 手根管内容物の増加による手根管内圧の上昇，② 手根管内圧が上昇する肢位や行動，③ 手根管自体の物理的変形による狭小化，④ 神経系自体の易損性増大，の 4 つに分類できる 表1 ．

　手根管症候群は 40～60 歳の中年女性に頻発するが，妊娠出産期にもみられる．青年期，壮年期での発症は手関節を酷使する環境や振動にさらされている人で多くみられ，発症リスクの関与に強いエビデンスをもつものに BMI と手関節の高頻度の反復運動がある[2]．

　手根管症候群はその絞扼部位により正中神経低位麻痺の症状を呈す．正中神経支配領域のしびれや痛みから始まり，夜間に増悪する特徴がある．日中の手関節の動きや肢位でも悪化する．手を握ったり開いたりを繰り返したり，手を振ったりすることで症状の軽減を図ろうとするフリックサインがみられる．症状が長期化すれば，前腕や上腕にまで痛みの広がりを訴えることもある．母指球筋の萎縮は一般的に遅れて出現し，母指の対立位保持やピンチ動作などに機能低下を引き起こす．握り動作で最も力強く握る動作は，母指と他の 4 指が対立位をとることで行われ，精巧な握りも母指と示指が対立位であることで行われる[3]．そのため母指球筋の機能障害により粗大で強力な把持動

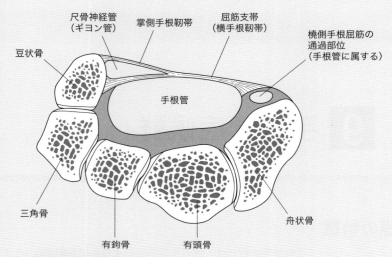

a: 手根骨近位横断面

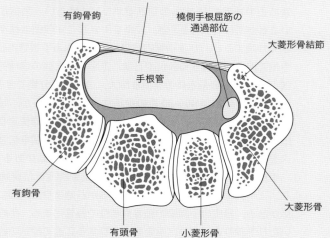

b: 手根骨遠位横断面

図1 **手根骨横断面**（坂井達夫, 他, 監訳. プロメテウス解剖学アトラス 解剖学総論/運動器系. 第2版. 東京: 医学書院; 2011. 283[1]より改変）
両サイドが高くせり上がり, 中央がくぼんで配列されている.

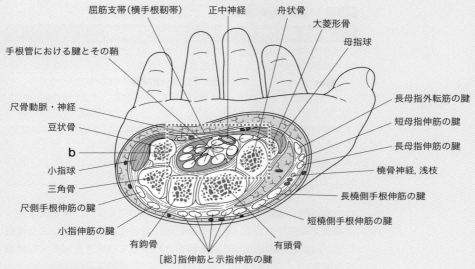

a: 手根管横断面全体像

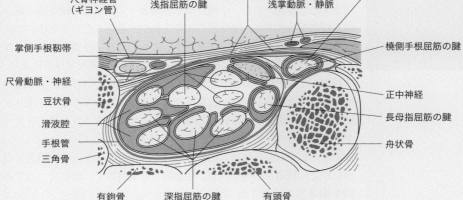

b: 手根管部拡大

図2 手根管横断面（坂井達夫，他，監訳．プロメテウス解剖学アトラス 解剖学総論/運動器系．第2版．東京：医学書院；2011. 396[1]より改変）
手外在筋の腱が手根部の周囲に数多くみられるが，手根管内を通過する腱は10本である．

9. 手根管症候群

表1 手根管症候群の原因分類

手根管症候群の原因	具体例
手根管内容物の増加による手根管内圧の上昇	屈筋腱の腱鞘炎,リウマチ性腱鞘炎,長期の血液透析によるアミロイド沈着,妊娠などによる全身性の浮腫,ガングリオンなど
肢位や行動による手根管内圧の上昇	車椅子・自転車・車の運転,ハンマーの類いの使用,家事,裁縫,タイピングなど
手根管自体の変形による狭小化	骨折,脱臼,変形性関節症,関節リウマチ,屈筋支帯の肥厚化など
神経系自体の易損性増大	糖尿病,甲状腺機能低下症,ビタミン欠乏,double crush syndrome など

作から緻密で繊細な書字動作や箸の使用にいたるまで,手を使う多くの場面で障害が生じる.症状の長期化,重症化は,夜間痛による睡眠の妨げに加え,母指球筋の機能障害と相まって日常生活に多大な影響を及ぼす.

1 理学療法評価

1-1 痛み・しびれ・感覚異常

家事,裁縫,車の運転など手を長時間用いる作業や,自転車の運転,タイピングなど手根部を圧迫するような動作で痛みやしびれが出現,増悪する.母指,示指,中指,環指の橈側1/2の正中神経領域の痛みやしびれを訴えるが,重症化により小指や手掌面も含む手全体の症状や,前腕まで放散する痛みと表現することもある.特徴的なものに夜間痛があり,睡眠時における手関節の屈曲位または伸展位保持により,手根管内圧が上昇することで発症する.夜間痛は,灼けるような痛みや刺すような痛みなど強い表現をとることが多い.その痛みで眠りが妨げられ,手を振ったり握ったりして手の痛みを取ろうとするフリックサインがみられる.

痛み・しびれの評価は,痛みの強さ,部位,発症からの経過と1日のなかでの経過,痛みの性質,増悪因子と寛解因子,などについて詳細を聞き取る.強さは Numerical Rating Scale(NRS)や Visual Analogue Scale(VAS)を用いて定量化することで,その程度や今後の変化にも客観的に評価することができる.痛みの部位はボディチャートを用いて把握する.手部だけを大きく拡大したもので記録を行うことも有用である 図3 .発症からの経過では,改善傾向にある場合は発症原因が改善されていることが示唆されるが,発症時から症

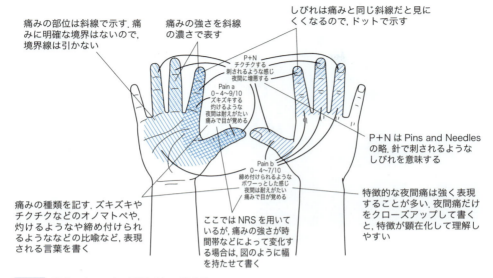

図3 ボディチャート（手拡大）・ガイド
痛みは正中神経領域にが出ることが多いが，重傷例や症状の長期化により，手部全体，前腕，上腕にまで拡大することもある．

状の変化がない，または増悪している場合は，手のオーバーユースなどの明確な原因ではなく，日常的に原因が潜在していることが示唆される．1日のなかでもどの時間帯に症状が増悪・寛解するか，特徴的な夜間痛の有無，手使用時の増悪の有無，フリックサインの有無など，手根管症候群に特徴的な増悪・寛解因子を確認する．

正中神経を直接刺激したり，手根管の内圧を意図的に上昇させることで手根管症候群に特有の痛みを誘発する疼痛誘発検査を行い，診断の補助に用いる．以下にいくつか紹介する．

・Tinel's sign 図4a：障害された末梢神経に直接刺激を与え，その支配領域に放散痛を誘発する．

・Phalen's test 図4b：手関節を掌屈位に保持させることで手根管の内圧を高め，正中神経領域に症状を誘発する．

・Carpal compression test 図4c：直接手根管を圧迫することで手根管の内圧を高め，正中神経領域に症状を誘発する．

手部での正中神経の皮膚神経支配領域は，手掌面では手掌の橈側2/3，母指，示指，中指，および環指の橈側1/2，手背面では示指，中指，および環指の橈側1/2各々の指尖部であるためそれらの領域の感

9. 手根管症候群　201

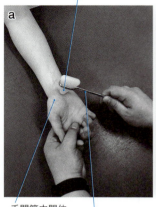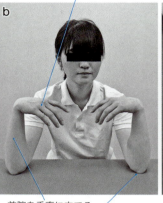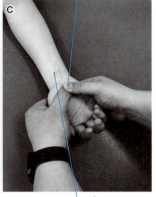

絞扼部である手根部を末梢に向かって叩打していく

手関節は自然に垂らし，最大掌屈位をとり，1分間保持する

両手で支え，手根部に両母指を重ねる．30秒間保持する

手関節中間位　叩打するのはハンマーや指などを用いる

前腕を垂直に立てる　座位でテーブルに肘を置く

座位で肘関節0〜30°屈曲位，前腕回外位，手関節中間位をとる

図4　徒手的検査・ガイド
a：Tinel's sign．陽性であれば，障害部位を叩打したときに手掌面を除く正中神経領域に放散痛が生じる．
b：Phalen's test．陽性であれば，手根管遠位に正中神経症状が再現される．
c：Carpal compression test．陽性であれば，手根管遠位に痛みや正中神経症状が再現される．

覚が冒されるが，正中神経低位麻痺の症状を呈する手根管症候群では手掌の橈側2/3の皮膚知覚は正常である．これは手掌の橈側2/3を支配している正中神経の掌枝が手根管近位で分岐し手根管をくぐらず，手根管の影響を受けないためである 図5 ．

感覚検査は触覚検査を行う．柔らかいハケや脱脂綿を使用し，左右同時に長軸方向に優しく触れ，その左右差を比較する．このときに健常側を10としたときにどのくらいの強さで感じたかを数字で答えてもらう 図6 ．感覚鈍麻があれば10より少なくなる．そして感覚に問題がある部位をボディチャートに記載する．正中神経だけでなく，尺骨神経，橈骨神経それぞれの手の支配領域や，デルマトームと比較することで，この感覚異常が何によって引き起こされる可能性があるかを理解しておく．

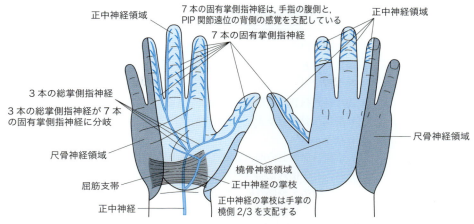

正中神経領域 — 7本の固有掌側指神経は，手指の腹側と，PIP関節遠位の背側の感覚を支配している — 正中神経領域
7本の固有掌側指神経
3本の総掌側指神経
3本の総掌側指神経が7本の固有掌側指神経に分岐
尺骨神経領域 — 尺骨神経領域
屈筋支帯
橈骨神経領域
正中神経の掌枝
正中神経の掌枝は手掌の橈側2/3を支配する
正中神経
正中神経の掌枝は手根管以前より分岐するので，手根管を通過しない

図5 末梢神経性の皮膚神経支配と正中神経走行・ガイド
正中神経の走行を知り，正中神経麻痺でも手根管症候群では手掌面の感覚は正常であることを理解する．

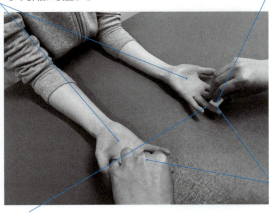

手掌の感覚が正常であることは重要な所見であるため，より詳細に検査する

脱脂綿やティッシュペーパーなどを用いる

触られた強さを健側が10としたときにどのくらいになるかを答えてもらう

圧覚を刺激しないように，優しく撫でるように触れる

長軸方向に触れる

左右同時に触れる

感覚鈍麻が環指の橈側に生じ，尺側は正常という特徴（ring finger splitting）は重要な所見であるため，より詳細に検査する

図6 感覚（触覚）検査・ガイド
検査の前準備として，患者は座位で手関節を回外させ台の上に載せる．どのような検査を行うかを説明した後，閉眼させる．手背面の検査を行いたい場合は回内させる．

1-2 筋機能異常

屈筋支帯をくぐり手根管を通過した正中神経運動枝は，3本の総掌側指神経と母指球への筋枝に分岐する．総掌側指神経は第1・2虫様筋を支配し，母指球への筋枝は4つの母指球筋のうち，母指対立筋，短母指外転筋，短母指屈筋浅頭を支配する（短母指屈筋深頭と母指内転筋は尺骨神経支配）．手根管症候群ではこれらの筋の筋力低下がみられる．

手根管症候群の筋力測定として有用な筋は短母指外転筋（母指掌側外転）と母指対立筋（対立運動）である．母指掌側外転の筋力測定時には，母指を橈側外転させる長母指外転筋と母指を屈曲させる長母指屈筋による代償に留意する 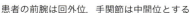．対立筋力の測定はピンチ力の測定を行う．しかし痛みやしびれで十分に力が発揮できない可能性があることも考慮する．

セラピストは患者の手関節をつかんで固定し，母指の基節骨頭外側から内転させる方向へ力を加え，抵抗を与える

患者の前腕は回外位，手関節は中間位とする

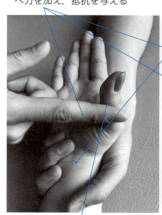
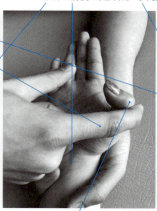
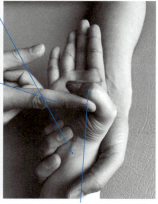

掌面から垂直に立てており，きちんとした短母指外転筋の作用がみられる

母指の橈側外転要素が大きい．長母指外転筋による代償がみられる

母指の内転要素が加わり，IP関節が屈曲している．長母指屈筋による代償がみられる

図7 短母指外転筋（母指掌側外転）徒手検査・ガイド

セラピストは「親指をてのひらから垂直にたて，天井を指すように力を加えてください」と口答で指示する．長母指外転筋と長母指屈筋による代償に気をつける．長母指外転筋が優位に働けば橈側外転要素が強くなり，長母指屈筋が優位に働けば母指IP関節屈曲が伴い内転要素が強くなる．長母指外転筋は橈骨神経支配，長母指屈筋は正中神経支配だが手根管以前の支配なので，手根管症候群ではともに障害を受けない．

母指と示指を対立させ，きれいな "O"ができている

短母指外転筋が効かないため，母指の掌側外転ができず内転させ"O"を作ろうとしている

長母指屈筋が効かないため，母指IP関節の屈曲ができず反り返る

深指屈筋，浅指屈筋が効かないため示指の屈筋群が効かず反り返る

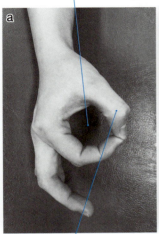 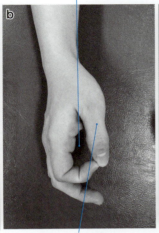 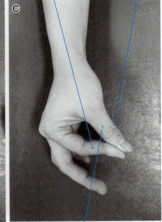

母指が対立位にある

母指を対立位に保つことができない

母指を対立位に保つことができない

図8 perfect "O" sign・ガイド

a: 正常，b: perfect "O" sign. 正中神経低位麻痺にみられる．c: tear drop sign. 正中神経上位麻痺にみられる．
正中神経低位麻痺である手根管症候群では図 8b のようないびつな "O" になる．正中神経上位麻痺になると，示指の屈筋群も効かなくなるため，その形状はよりいびつとなり涙の滴の形に見えることから tear drop sign とよばれることもある．

　手根管症候群に特徴的な筋力低下により観察されるのが perfect "O" sign **図8** である．これは母指と示指を用いてきれいな丸を作らせたとき，母指球筋群の麻痺により，母指の掌側外転，対立が効かずきれいな丸を作ることができない徴候である．
　母指球筋群の麻痺が長期にわたると筋萎縮が生じ，母指球が扁平化し，母指が他の4指と同一平面上に位置する手部の変形を引き起こす．この変形を猿手という **図9** ．母指外転機能の低下により内転拘縮を引き起こすこともある．手部の観察時には，全体像の確認のほか，特に母指球の膨らみやしわの寄り方，母指の肢位や可動域などに留意する．

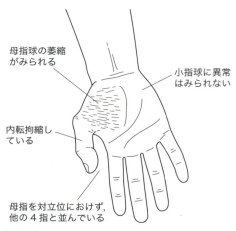

図9 猿手チェック・ガイド

| 1-3 | 不良姿勢 |

　静的な姿勢も手根管症候群を引き起こす一因となる．手関節の掌屈位，背屈位はそれだけで手根管の容積を減少させるため，手根管の内圧を高める．頸部対側屈，肩甲帯下制，肩関節外転，肘関節伸展，前腕回外，手関節背屈，手指伸展の姿勢は腕神経叢，特に正中神経に伸張ストレスを加える．この肢位の継続は神経の阻血状態を生み，double crush syndrome を引き起こす．ディスプレイ，キーボードなどにより構成されるコンピュータ作業（Visual Display Terminal: VDT 作業）は，上位交差性症候群とよばれるアライメント不良を引き起こし 図10，手根管症候群の症状を助長することがある．そのため職場での環境や自宅での作業内容など，日常的にとることの多い動作や姿勢についてどのように行われているかを確認し，手根管内圧を高めたり正中神経を刺激したりする因子になっていないかを評価する．

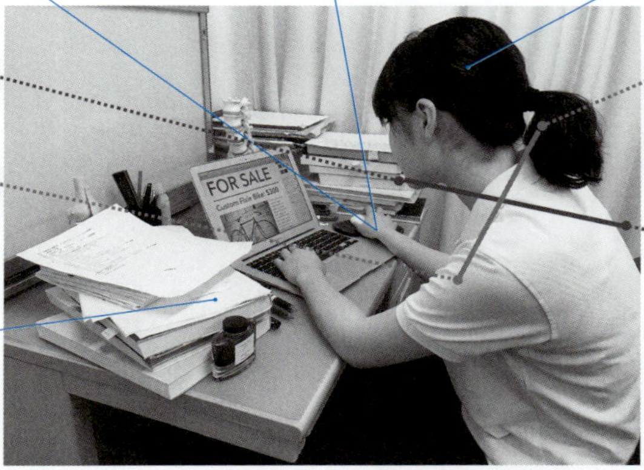

マウスやキーボードが机の端にあるため前腕で支持することができず，手根部で支えてしまう

マウスやキーボードが正対していないため，手関節の尺屈が強制される

ディスプレイの位置が低いため頭部が前下方へ変位している（頭部前方位）

ウィークライン
頚部深層屈筋群

タイトライン
胸鎖乳突筋
胸筋群

タイトライン
後頭下筋群
上部僧帽筋
肩甲挙筋

ウィークライン
前鋸筋
菱形筋群
下部僧帽筋

机が片付いていないため，ディスプレイ，キーボードが正対しておけていない

図10 不良VDT作業環境でみられるアライメント不良と上位交差性症候群チェック・ガイド
円背，円肩，頭部前方位になり，タイトライン上の筋は硬く，ウィークライン上の筋は弱化する．

2 理学療法治療

2016年に米国整形外科学会（American Academy of Orthopedic Surgeons：AAOS）承認の手根管症候群に対する診療ガイドラインが患者の訴えを改善するには装具などによる手関節の固定とステロイド注射を強く推奨している[2]ように，症状の軽減には固定による安静が第1選択となる．正中神経症状に対して，界面構造へのアプローチと神経系への直接的アプローチを行い，不良姿勢や動作の改善のため，環境へのアプローチを行う．

2-1 装具による固定，安静

手関節の固定が手根管症候群患者の訴えを改善することは強力な裏付けがあり[2]，手や手関節の高頻度の反復運動は様々ある手根管症候群のリスク増加因子の中で最も強く関連している因子の1つである[2]．そのため手関節を中間位または軽度尺屈背屈位にて保持することで，症状の緩和や再発の防止を図る 図11 ．患部の安静を図るためにも24時間の使用が望まれるが，中年女性に多い疾患のため日中の使用が家事に影響を大きく与える場合は，夜間痛対策のため夜間のみの使用でもよい．

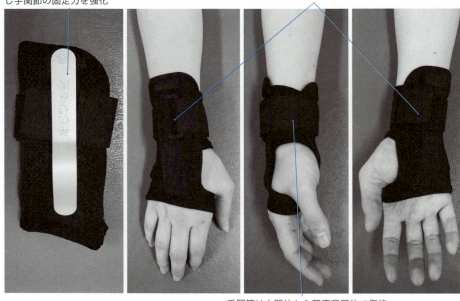

図11 手関節固定装具・ガイド
SIGMAX社製ファシリエイドサポーター®手首.

金属のステーを装具内に挿入し手関節の固定力を強化

手関節は中間位から軽度尺屈位で保持

手関節は中間位から軽度背屈位で保持

2-2 界面構造へのアプローチ

　界面構造とは，神経系の周囲に神経系とは独立して存在する，いわば神経のいれ物のことで，神経系に隣接する腱，筋，骨，椎間板，靱帯，筋膜，血管，間質液などからなる．手根管内の界面構造体は正中神経の周囲に存在する屈筋腱や屈筋支帯，手根骨，間質液などのことをいう．

　界面構造体の1つである屈筋支帯に対し，緩める方向に手根骨をモビライゼーションする．最初に30秒から60秒行い，反応をみながら2〜3回繰り返す 図12 ．この操作は，手根骨，第1・第5中手骨で手関節の腹側に凹のアーチを形成し，屈筋支帯の緊張を低下させ，正中神経への圧迫の軽減が期待できる．

　長母指屈筋腱と浅指屈筋腱，深指屈筋腱に対してストレッチングを行うことで，手根管内の屈筋腱へアプローチする 図13a ．ストレッチングは手関節背屈位で手指を伸展方向に伸ばすことで行い，母指で

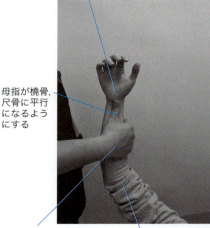
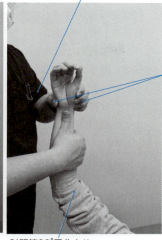

図12 手根部オープニングテクニック（屈筋支帯を緩める）・ガイド

神経系の周囲を開くテクニック．神経組織圧迫の開放を狙う．

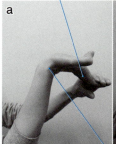
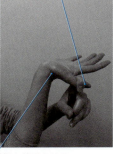
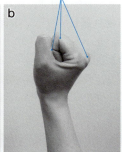
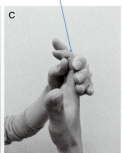

図13 屈筋腱のストレッチング・ガイド

a：屈筋腱のストレッチング，b：完全屈曲位（握り拳），c：DIP関節屈曲

9．手根管症候群

あれば長母指屈筋，他の4指であれば浅指屈筋，深指屈筋が伸張され，正中神経に隣接する長母指屈筋腱や浅指屈筋腱と各指に併走する深指屈筋腱の滑走性向上を図る．浅指屈筋腱，深指屈筋腱を手根管内で最も滑走させる動きは，手指伸展位から手指を完全屈曲させる動きであり，手根管内で最も長い距離を滑走する動きとなる 図13b ．浅指屈筋腱に対し深指屈筋腱を滑走させる動きは DIP 関節のみを屈曲させることで得られ，4指それぞれで行うことで8本の屈筋腱の滑走性を向上させる 図13c ．浅指屈筋腱は動かず，深指屈筋腱のみ滑走するため，浅指屈筋に対する深指屈筋の滑走を促すことになる．

2-3 神経系への直接的アプローチ

正常な神経には運動に対応するため，ある程度の遊びがみられ，神経自体は伸びないが界面構造内を滑り移動し運動に順応する滑走と，神経自体が伸びて運動に順応する伸張の2種類がある[4]．この2つを利用して神経系にアプローチする．神経滑走性を高めるテクニックをスライダーとよび，神経伸張性を高めるテクニックをテンショナーとよぶが，テンショナーは神経系に直接ストレスを加えるため，痛みが強い時期には適しない．ここではスライダーについて紹介する．

スライダーはテンショナーと違い，神経自体に緊張や圧迫をあまり与えることなく神経系を動かすことができるため，痛みがみられる神経の問題に適している．しかし，症状を誘発させてしまう場合には無理して継続させず，繰り返さない．最初に数回行い効果を認めた場合は繰り返して行う．症状を誘発させない範囲で1セット5～30回行い，セット間に数十秒から数分の休憩を入れながら4から5セット行う 図14 ．スライダーを行うことで神経からの炎症性浸出液を搾り取り，静脈流を高め，神経組織の酸素化を促進することにより，神経の炎症や低酸素状態の改善が見込める[4]．

2-4 環境へのアプローチ

仕事や家事または就寝時の肢位などの普段行っていることが多い作業や姿勢は，環境によって形成されるため，その環境を変えるアプローチをする．VDT作業環境においてラップトップであれば頭部前方位や胸椎後弯を強調させてしまうためデスクトップへの変更を助言するべきである．それが難しいのであればワイヤレスのキーボードを接続

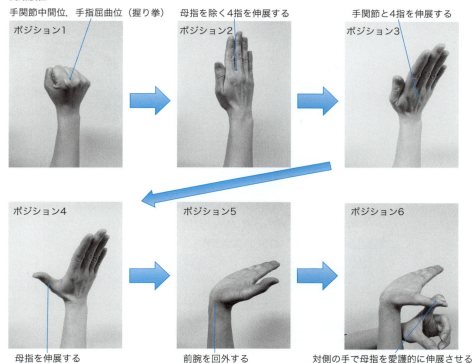

図14 正中神経スライダーテクニック・ガイド

ポジション1から6までを1セットとし，1セット5〜30回を4〜5セット行ってもよいが，症状の出ない範囲で行うこと．

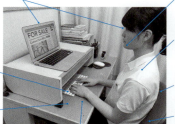

図15 VDT作業環境の改善・ガイド

手関節の強制尺屈，手根部の圧迫が改善し，上位交差性症候群が改善されている．

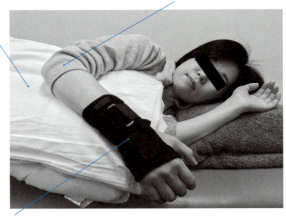

枕やクッション，抱き枕などを用いる　　肘関節は完全伸展しないようにする

手関節は装具を使用し中間位〜軽度尺屈背屈位で固定する

図16　正しく上肢を支持した就寝姿勢・ガイド
上肢が支持され，アライメントが保持されている．

し，ディスプレイは視線の高さまで高くするなどの工夫を提案する 図15 ．

　手根管症候群に特徴的な夜間痛も就寝時の環境を変化させることで軽減が図れる 図16 ．手関節は装具によって中間位で保たれておくべきだが，上肢帯のアライメントが症状に関与していれば，適切な上肢の支持が効果的に作用することもある．

　しかし，いくら環境の変更を提案しても実際に行ってもらえなければ意味がない．その環境がいかに症状を悪化させているのかを理解させる．

❖文献

1) 坂井達夫, 松村讓兒, 監訳. プロメテウス解剖学アトラス 解剖学総論/運動器系. 第2版. 東京: 医学書院; 2011. p. 236-399.
2) American Academy of Orthopaedic Surgeons Board of Directors. Management of Carpal Tunnel Syndrome Evidence-based Clinical Practice Guideline. http://www.aaos.org/uploadedFiles/PreProduction/Quality/Guidelines_and_Reviews/guidelines/CTS%20CPG_2.29.16.pdf,（accessed 2016-11-11）
3) 中村隆一, 斎藤　宏. 基礎運動学. 第4版. 東京: 医歯薬出版; 1998. p. 207-9.
4) Shacklock M, 著. 斎藤昭彦, 訳. クリニカルニューロダイナミクス

神経筋骨格障害の新しい評価・治療システム．東京：産学社；2008．p. 22-3, 158-60, 189-96.
5) 内尾祐司, 桑原 聡, 小林祥泰, 他. 標準的神経治療：手根管症候群. 神経治療学. 2008; 25: 63-84.
6) Saidoff DC, McDonough AL. 夜間右手にうずくような痛みを伴う症例. In: 赤坂清和, 他, 監訳. 理学療法のクリティカルパス 症例から学ぶグローバルスタンダード 上巻. 上肢・脊椎. 東京：エルゼビア・ジャパン；2006. p. 19-30.
7) 関口貴博. 手根管症候群. In: 神野哲也, 他編. ビジュアル実践リハ 整形外科リハビリテーション カラー写真でわかるリハの根拠と手技のコツ. 東京：羊土社；2012. p. 182-94.
8) 浅指屈筋腱弓において生じた正中神経障害に対する運動療法. In: 整形外科リハビリテーション学会, 編. 関節機能解剖学に基づく整形外科運動療法ナビゲーション―上肢・体幹. 2版. 東京：メジカルビュー社；2015. p. 246-9.
9) Shirley Sahrmann and Associates：Chapter5 手と手関節の運動系症候群. In: 竹井 仁, 他, 監訳. 続運動機能障害症候群のマネジメント―頸椎・胸椎・肘・手・膝・足―. 東京：医歯薬出版；2013. p. 222-3.
10) Magee DJ. In: 陶山哲夫, 他, 監訳. 運動器リハビリテーションの機能評価Ⅰ 原著第4版. 東京：エルゼビア・ジャパン；2006. p. 325-88.
11) 中丸宏二, 波戸根行成. 上肢の徒手検査法. In: 地神裕史, 他編. 上肢の理学療法 局所機能と全身運動を結びつけるインタラクティブ・アプローチ. 東京：三輪書店；2016. p. 45-84.

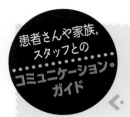

Communication Guide:「××？」ときかれたらどうする？

Q 「反対側の手も同じようになりますか？」ときかれたらどうする？

A 手根管症候群は手関節のオーバーユースが大きな原因の1つなので利き手に多く発症しますが、そのほかにも発症原因があり、反対側の手に発症する可能性は十分にあります。しかし「反対側の手も同じようになる可能性は高いです」とただ事実を伝えるだけでは、不安をあおるだけの結果となり、リハビリに対する意欲も削いでしまいかねません。米国整形外科学会（AAOS）がガイドライン内で報告している手根管症候群の発症リスクは、その関与に強いエビデンスを持つものに、BMIと手関節の高頻度の反復運動、中等度のものに、関節リウマチ、社会心理学因子、ガーデニング、流れ作業、コンピュータ作業、振動、激しい労働や強く握る動作が伴う職場などがあります[2]。片側の手が発症しているということは、これらの患者背景が関与している可能性が高いので、これを改善しなければ、もう片側も発症するリスクが高いことになります。反対側の手も発症するリスクが高い事実は説明しつつ、特に高BMIや作業環境の改善など比較的アプローチしやすい項目から改善を図っていくことが両側性を予防することにつながることを説明し、余計な不安や誤解を与えないようにしましょう。

Q 「本当にこの痛みがよくなるんでしょうか？」ときかれたらどうする？

A 日本神経治療学会が作成した「標準的神経治療：手根管症候群」によれば、手根管症候群の30～35％の症例は未治療で改善が認められます。また、自然に寛解する因子としては診断時までの罹患期間が短いこと、若年発症、一側性、Phalen's test 陰性があげられています[5]。これらの因子を有していれば、痛みやしびれがとれていく可能性があることを客観的事実として説明するとよいでしょう。4～8週の保存的治療で効果が十分でない場合には、患者さんの希望、生活背景に配慮し、手術療法が適応されます[5]。外科的な治療が、6～12カ月間において固定、NSAIDs、ステロイド注射と比較してよい治療効果を得られるという十分な裏付けがあります[2]。保存的療法でなかなか結果が出ない場合には、選択肢の1つとして手術があることを理学療法士自身も知っておくとよいでしょう。

＜波戸根行成＞

10 TFCC 損傷

疾患の特徴

　TFCC（三角線維軟骨複合体）は meniscus homologue（メニスカス類似体），掌背側遠位橈尺靱帯，掌側尺骨手根靱帯，尺側手根伸筋腱腱鞘と尺骨関節包，disc proper（関節円板）から構成され 図1，損傷部位は遠位橈尺靱帯尺骨小窩付着部や関節円板実質部に多いとされる[1]．鑑別すべき類似症状を呈する疾患は数多く[2]，尺側部痛を呈する他疾患と複合して発症し，複雑な病態を呈することも多い．単純 X 線による画像診断や理学所見のみでは確定診断は難しく，専門医による

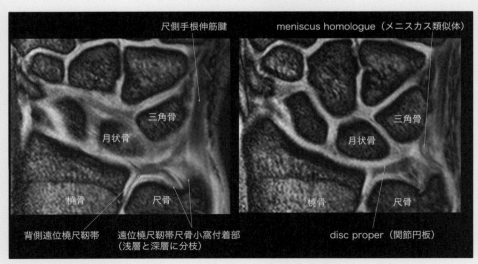

図1 TFCC の構成組織（MRI）

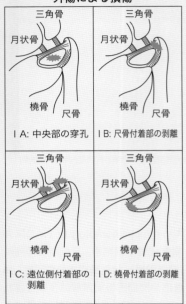
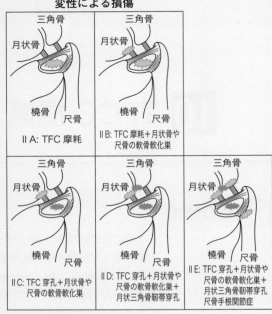

図2 Palmer 分類

　手関節造影や手関節鏡により診断がなされる．主な誘引は外傷性と加齢などによる変性があり，過背屈や回旋強制，あるいは反復する回内外動作により発症する．分類は Palmer 分類 図2 が汎用され，外傷性と変性に大別し，さらに損傷部位により細分類されているが重症度との関連は不明である．疫学調査では外傷性は 10〜20 歳代，非外傷性は 50〜60 歳代に多い[3]とされ，50 歳以上では無症候性が多い[4]ことも報告されている．橈骨遠位端骨折に伴う TFCC 損傷の合併率は，手関節鏡では 73.1%[5]，MRI では 45.0%[6]，手関節造影では 13.6%[7]とさまざまな報告がある．TFCC の機能は尺骨手根関節の衝撃緩衝作用と安定化，遠位橈尺関節の安定化であり，これらの機能不全に伴う手関節尺側部痛や不安定性が特徴的にみられる．急性期は炎症症状に伴う ROM 制限や筋機能低下がみられ，炎症消失後もこれらの機能障害が残存することが多い．急性期を過ぎた後の主な症状は日常生活においては尺屈位でのパソコン作業などの軽負荷動作，タオル絞りなど回内外を繰り返す中負荷動作，あるいは手掌面での荷重に伴う背屈強制や重量物の挙上のような高負荷動作まで様々である．スポーツ選

手ではテニスなどにおける尺屈位でのグリップ動作，または体操競技などにおける背屈，回旋強制などで症状が出現しやすい．スポーツ選手に限らず疼痛再現動作を回避し，初期の安静管理ができないことが症状の慢性化につながることが多い．

1 理学療法評価

1-1 痛み

　TFCC の痛みの発生機序は軟骨の弁状断裂や断裂部と靱帯の衝突，断裂による周囲靱帯の緊張，滑膜炎などが考えられている．TFCC の神経終末は尺側側副靱帯，meniscus homologue に認められている[8]．さらに meniscus homologue への移行部の disc 尺側辺縁部の膠原線維間に血管の侵入を確認し，それらの血管の周辺および実質部に自由神経終末を認めた[9]との報告がある．すなわち TFCC を構成する組織において橈側部，中央部より尺側部の組織において損傷，物理的ストレス，滑膜炎などが生じることが痛みの原因と考えられる．痛み部位は尺側背側が多く，圧痛と運動痛の部位が画像所見と一致するかを評価していく．尺側背側部の痛みは TFCC の機能不全によって尺骨が背側へ不安定になり尺側手根伸筋腱鞘に炎症が生じることが多く鑑別診断を要する．掌側の痛みは豆状三角骨関節症などがあり，これも TFCC 機能不全により尺骨手根骨間の不安定性が生じて二次的に発生する．不安定性を伴う痛みは遠位橈尺靱帯尺骨小窩付着部損傷によるものが多く，同部位に圧痛を認める．TFCC 損傷の痛みの原因は単一でないことが多く，周辺組織を含めて痛みの関連因子を評価する．痛みはいつから？　どこが？　どんな痛みがあるか？　原因動作は？　を確認することで病態の推測をして痛み部位の絞り込みを実施する．ほかに圧痛，運動痛，夜間痛を NRS などの主観的痛み評価を行い，疼痛再現動作を確認する．疼痛再現動作の評価では尺骨と手根骨，橈骨，尺側の安定性に関与する筋腱との位置関係が変化しやすい回内位と回外位での痛みの部位，程度の変化を評価する 図3．

　TFCC 損傷の誘発テストとして汎用されるものには関節円板にストレスをかけて痛みを誘発する ulnocarpal stress test[10] 図4，shake hand test[11] 図5，press test[12] 図6，また小窩付着部損傷などに伴う遠位橈尺関節の不安定症状を誘発する ballottement test 図7，piano key sign 図8，fovea sign[13] 図9 などがある．

回内位では尺骨の過剰な背側への浮き上がりを確認して痛みとの関連をみる

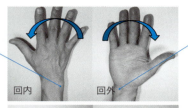

回外位では尺骨の掌側への沈み込みが正常にみられるかを確認して痛みとの関連をみる．尺側手根伸筋腱の痛みは回外位で増強しやすい

回内　回外

MP関節伸展位で手内在筋の収縮がない状態で回内外すると痛みは増強しないか

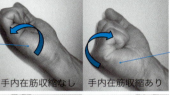

MP関節屈曲位で手内在筋の収縮を入れて尺側の安定性を確保した状態で回内外すると痛みが減少するか

手内在筋収縮なし　手内在筋収縮あり

尺側を伸張させて，尺側の軸圧を除した状態で回内外すると痛みは変化するか

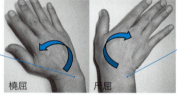

尺側に軸圧がかかる状態で回内外すると痛みは強くなるか

橈屈　尺屈

図3 回内外時痛の肢位変化による痛みの変化・ガイド

①手関節尺屈位で他動的に軸圧をかけながら

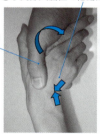 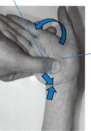

②回内して有痛性クリックが生じたら陽性

③回外して有痛性クリックが生じたら陽性

図4 ulnocarpal stress test・ガイド

①肘関節屈曲位

②前腕回内外中間位

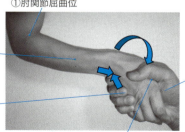

③握手するように手を握る

④患者に手をグリップするように指示

⑤他動的に尺屈強制させ痛みが生じたら陽性

図5 shake hand test・ガイド

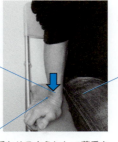

②手関節を回外背屈位で椅子に手をつく
①患者を椅子に座らせる
③殿部を浮かせるようにして荷重を加えた際に痛みが生じたら陽性

図6 press test・ガイド

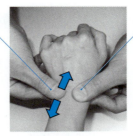

②尺骨を把持する
①橈骨を把持する
③中間位，回内位，回外位それぞれで尺骨頭を徒手的に掌背側にずらす
④橈骨に対するずれを検知したら陽性（左右差を評価）

図7 遠位橈尺関節 ballottement test・ガイド

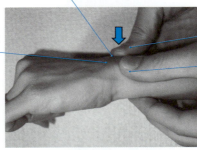

③回内位での尺骨頭の背側変位を確認して
④尺骨頭を徒手的に押し込む
①橈骨を把持する
②尺骨を把持する
⑤尺骨を沈み込ませて力を緩めると背側へ変位したら陽性

図8 piano key sign・ガイド

10．TFCC 損傷

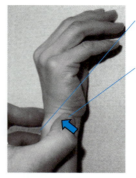

①肘関節90°屈曲，回内外中間位にて

②尺骨茎状突起，尺側手根屈筋腱，尺骨頭掌側縁，豆状骨に囲まれた部分の圧痛があれば陽性

図9 fovea sign・ガイド

1-2 ROM 制限

　TFCC 損傷に生じる ROM 制限は主症状である痛みや不安定性に起因する二次的な症状であり，症状軽減に伴い改善することが多い．ROM は日整会の測定方法に準じて背屈，掌屈，尺屈，橈屈，回内，回外の自動・他動 ROM 測定，さらにエンドフィールの確認をして自動他動 ROM の差異の分析をする．痛みに伴う ROM 制限がある場合は姿位による変化，徒手的に不安定性を改善した際の症状の変化をみることで治療に直結する情報となる．尺骨は回外位より回内位の方が橈骨に対して約 2 mm 遠位に変位し[14]，肘屈曲位より伸展位でさらに遠位へ変位するため ROM 変化が生じやすく，これを考慮して評価を実施する．背屈 ROM はこれに加えて二関節筋の影響も考慮して実施する **図10**．橈屈制限は尺屈の過可動性の代償として生じやすく，

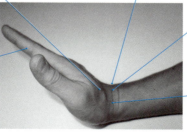

肘伸展位で ROM 低下する場合は尺骨の突き上げ，または橈側手根屈筋，尺側手根屈筋の伸張性低下による制限

肘屈曲位で ROM が低下，または差がない場合は深指屈筋，長母指屈筋などの伸張性低下による制限

手指屈曲位より伸展位で ROM 低下する場合は深指屈筋，長母指屈筋などの伸張性低下による制限

回内位で ROM 低下する場合は尺骨の突き上げなどによる制限

回外位で ROM 低下する場合は前腕屈筋群の伸張性低下などによる制限

図10 背屈 ROM の評価・ガイド

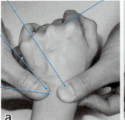 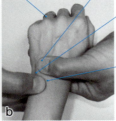

図11 a：遠位橈尺関節，b：尺骨三角骨間の橈尺屈時の関節動態の評価・ガイド

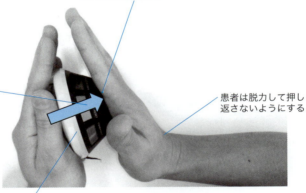

図12 エンドフィールの客観的評価・ガイド

　最大橈屈位から尺屈位のトータルアークを評価する．さらに橈尺屈自動運動時の遠位橈尺関節，尺骨三角骨間の関節動態 図11 と静的な joint play も評価する．回外の制限因子は回内筋群の伸張性低下に限らず，尺側の深指屈筋腱が尺骨掌側を走行するため尺骨との短軸方向の滑走不全によっても生じる．また回内の過可動性や遠位橈尺関節の joint play の増大など不安定性を背景とした制限が生じることもあるため，画像評価や理学所見を踏まえて総合的にその要因を評価する．手関節の過可動性や joint play の定量的評価は難しいが手関節背側

の皺の状態をみる[15]，あるいはエンドフィールの定量的評価を実施して関節動態を推測することも可能であり[16]，できるだけ客観的な数値で評価をする 図12 .

1-3 筋機能異常

　手関節尺側の安定性，可動性に関与する筋には尺側手根伸筋，尺側手根屈筋，方形回内筋，小指外転筋などがある．筋機能の評価はMMTに準じた方法の他に腱の緊張を触診して安定性を得るために十分な機能を発揮しているかを確認する．尺側の筋と橈側の筋は共同で作用し，手関節の安定性向上の相乗効果を生むため橈側の筋機能の評価も実施する．なかでも尺側手根伸筋は遠位橈尺関節の動的安定性に関与する[17]ことが知られており筋機能の低下により不安定性を助長する 図13 ．尺側手根屈筋は豆状骨を介して小指外転筋など小指球筋との収縮によって豆状三角骨間を介して手根骨の安定性に作用する 図14 ．

1-4 動作異常

　TFCC損傷の発症誘因動作は外傷以外の変性などによるものは尺屈，回内外の反復動作などの軽微なストレスによるものでありオープン・クエスチョンによる問診では誘因動作を聴取できないことも多い．そのためセラピストは誘因動作となり得るADL動作を推測し，YesまたはNoで返答するクローズド・クエスチョンで絞り込む能力が求められる．例えばパソコンやスマートフォンを使用する際に尺屈位の

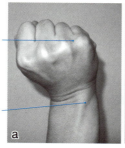
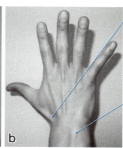

小指，環指のMP関節を90°以上屈曲する

尺側手根伸筋腱が十分に緊張しているか

長母指伸筋など橈側の腱の緊張は十分か

橈側の収縮により尺側手根伸筋腱の緊張が高くなるか

図13 尺側手根伸筋腱の機能評価・ガイド
a：グリップ時，b：手指伸展，母指橈側外転時

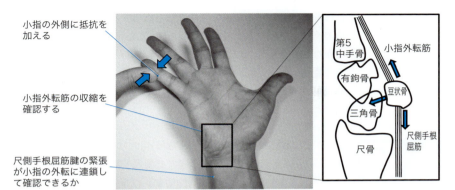

図14 尺側手根屈筋腱の機能評価・ガイド

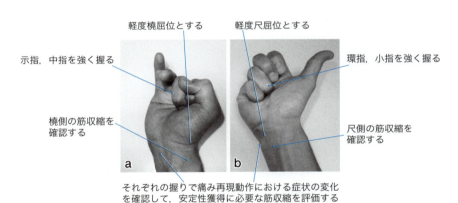

図15 a: 尺側グリップ，b: 橈側グリップ動作の評価・ガイド

　動作を繰り返していることが痛みの慢性化に関連していることもあり，患者はそれを自覚していないケースもある．タオル絞りやドアの開閉，ペットボトルの蓋開け動作など回避しにくい回内外を繰り返す中負荷動作は外傷後に痛みを慢性化させる動作になりやすい．手掌面での荷重に伴う背屈強制や不良肢位での重量物の拳上のような高負荷動作は外傷性の受傷機転動作であり，尺側部の損傷部位の特定，鑑別診断に有用な情報である．スポーツ選手ではテニスなどでは尺屈位のグリップ動作，体操競技[18]などでは背屈，回旋強制で症状が出現しやすく，スポーツ復帰時にはこれらの原因動作を分析して尺側部への負担軽減動作を獲得させることが必要となる．動作分析においては疼痛再現動作における尺屈，回内外角度の評価と肘，肩関節，胸郭，さら

10．TFCC 損傷　　**223**

に体幹，下肢など患部外の運動連鎖も評価する．さらに手関節より遠位のグリップ動作が DIP, PIP 関節優位か，MP, CM 関節を使えているかなどを評価し，尺側優位，橈側優位の握りで症状が変化するかをみる 図15．機能障害に起因する動作不良は局所の機能改善により修正可能であるが，動作異常に起因した TFCC 損傷は患部外の機能改善とともに動作自体を修正する．

2 理学療法治療

TFCC 損傷に対する理学療法治療の目的は，痛み，不安定感の軽減によって ADL のみならず，患者が必要とする動作を獲得させることにある．スポーツ選手など比較的活動レベルの高い患者が多いため，治療早期から患部外の機能改善を並行して進めることで患部の治療効果も得られる．TFCC 損傷はエビデンスレベルの高い治療方法が確立されていないため，病態を詳細に把握したうえで包括的な理学療法治療を計画する．

2-1 痛みに対するアプローチ

急性期の明らかな炎症を認める時期，または痛みが慢性化して易刺激性の状況では患者の社会環境などを十分に考慮したうえで装具固定を含めて安静管理を指導する．安静管理が困難な場合は少なくとも痛み増強の誘因動作を聴取して疼痛再現の頻度を減らすための ADL 指導を実施し，アイシングなど消炎を目的とした物理療法も行い効果判定を行う．局所の明らかな炎症所見を認めない状況にもかかわらず不安定性に伴う痛みや ROM 最終域などの伸張痛，またはインピンジメント様の痛みがある状況では後述の治療ガイドを参考に治療を進める．上記治療に効果を認めない場合は医師と検討してステロイド注射などを併用した痛み管理の方法を検討する．

2-2 ROM エクササイズ

痛みが遷延化すると筋の伸張性低下，滑走不全により背屈，橈屈や回内外の ROM 制限が生じる．炎症に伴う痛みは炎症軽減に伴い ROM も改善することが多いため，まずは局所の消炎が必要であり，その後に ROM 改善を目的とした治療を実施する．遠位橈尺関節の不安定性があり尺骨頭が背側へ不安定な場合は背屈 ROM 改善を目的とした屈筋群ストレッチにおいて尺側部痛が生じないように，尺骨

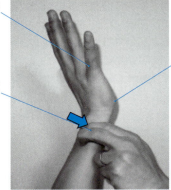

図16 遠位橈尺関節を安定させた状態での背屈 ROM エクササイズ・ガイド

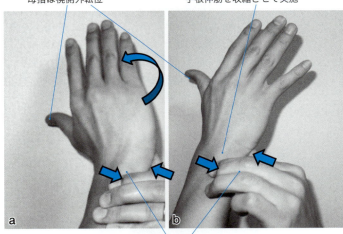

図17 尺骨三角骨間を安定させた ROM エクササイズ・ガイド
a：回内位橈屈 ROM エクササイズ，b：回内 ROM エクササイズ

頭を掌側に誘導する 図16 ．橈屈ROMは回内位と回外位で実施する．回内位橈屈は橈屈に伴い近位手根骨が橈尺骨に対して掌屈回内するため回外位橈屈よりもROMは大きくなる．よって尺骨と三角骨間の可動範囲が大きくなるため安定性を確保したうえで痛みに注意して実施する 図17a ．回内外ROMは回外より回内位，肘屈曲より伸展位において尺骨は遠位に変位するため尺骨の突き上げ症状が生じやすいこと，回内時に尺骨は背側変位しやすいことを考慮して治療を実施する 図17b ．

2-3 筋機能トレーニング

　TFCC損傷は遠位橈尺関節の不安定症状を伴うことが多く，筋機能の改善の目的は手関節尺側部の安定性の獲得である．背側は尺側手根伸筋，掌側は豆状骨を介して小指球筋と尺側手根屈筋，側方は橈側の筋との共同収縮により安定性を獲得する．静的安定性にはTFCCが，動的安定性には尺側手根伸筋など筋機能の関与が大きく，いずれか一方に機能低下が生じると代償的にもう一方に負担が増加して症状が出現する．尺側手根伸筋の機能改善のためのエクササイズは軽度尺屈位で背屈運動 図18a をするほか，様々な肢位で患者のニーズに合わせて実施する．テニスなどのラケットスポーツではグリップ動作で，体操などにおいては荷重位で尺側手根伸筋筋活動の促通を実施する 図18b ．その他，動的安定性に必要な筋としては豆状骨と連結する小指外転筋や尺側手根屈筋などがある．これらの機能改善により豆状

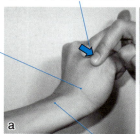
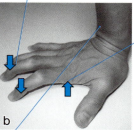

図18　尺側手根伸筋強化・ガイド
a：徒手抵抗，b：荷重位

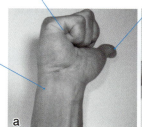
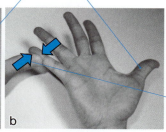

図19 手指屈曲位（a）と伸展位（b）の小指外転筋，尺側手根屈筋，長母指外転筋の強化・ガイド

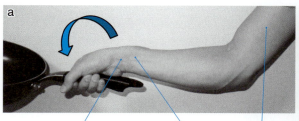
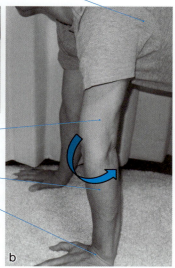

図20 痛みが生じやすい不良姿勢の修正・ガイド
a：尺屈強制された持ち上げ動作，b：背屈強制された荷重動作

　　三角骨間の安定性が得られ[19]，尺骨手根骨間の安定性につながる．小指外転筋トレーニングは自動運動で小指外転最終域の保持が可能であれば輪ゴムを用いた低負荷抵抗運動を実施する．尺側手根屈筋を小指外転筋と同時に筋活動を促通することにより豆状骨の安定性向上につながる．さらに母指を橈側，または掌側外転位で実施することにより

長母指外転筋，短母指伸筋の収縮と共同して尺側手根伸筋が活動し側副部の安定化を高める効果も得られる[20,21]　図19．

2-4 姿勢・運動パターンの修正

　遠位橈尺関節のアライメントは肘，肩，肩甲骨など患部外のアライメントにより大きく変化する．OKC，CKC のスポーツ動作に限らず，ADL の軽微な動作においても近位関節の不良アライメントにより尺骨の背側不安定性と遠位方向への突き上げ症状を助長するため，姿勢指導をする．尺屈強制，背屈強制ともに肩甲骨を外転上方回旋位に修正することで肩関節は内旋，前腕は回外方向へ誘導されるため，遠位橈尺関節の不安定性を軽減させることができる　図20．

❖文献

1) 森友寿夫．特集：難治性手関節病変の治療　手関節尺側部痛の鑑別診断．MB Orthop. 2014；27：1-7.
2) Garcia-Elias M. Arthroscopic management of ulnar pain. In：del Piñal F. editor. Clinical examination of the ulnar-sided painful wrist. Berlin： Springer；2012. p. 25-44.
3) 平田史哉，小関博久，財前知典．当院における TFCC 傷害の疫学調査．専門リハビリ．2016；15：30-2.
4) Iordache SD, Rowan R, Garvin GJ, et al. Prevalence of triangular fibrocartilage complex abnormalities on MRI scans of asymptomatic wrists. J Hand Surg Am. 2012；37：98-103
5) 小原由紀彦，児玉隆夫，小川祐人，他．橈骨遠位端骨折における手関節鏡，遠位橈尺関節（distal radioulnar joint：遠位橈尺関節）鏡所見の検討　尺骨茎状突起骨折と三角線維軟骨複合体（triangular fibrocartilage complex：TFCC）損傷の合併頻度とその治療．埼玉医会誌．2008；43：313-7.
6) Bombaci H, Polat A, Deniz G, et al. The value of plain X-rays in predicting TFCC injury after distal radial fractures. J Hand Surg Eur. 2008；33：322-6.
7) Grechenig W, Peicha G, Fellinger M, et al. Wrist arthrography after acute trauma to the distal radius： diagnostic accuracy, technique, and sources of diagnostic errors. Invest Radiol. 1998；33：273-8.
8) Shigemitsu T, Tobe M, Mizutani K, et al. Innervation of the triangular fibrocartilage complex of the human wrist： quantitative immunohistochemical study. Anat Sci Int. 2007；82：127-32.
9) Bednar MS, Arnoczky SP, Weiland AJ. The microvasculature of the triangular fibrocartilage complex： its clinical significance. J Hand Surg Am. 1991；16：1101-5.

10) Nakamura R, Horii E, Imaeda T, et al. The ulnocarpal stress test in the diagnosis of ulnarsided wrist pain. J Hand Surg. 1997; 22-B: 719-23.
11) 吉田竹志. 開業外来診察における尺側手関節痛の病態についての考察. 日手会誌. 2010; 26: 383-6.
12) Lester B, Halbrecht J, Levy IM, et al. "Press test" for office diagnosis of triangular fibrocartilage complex tears of the wrist. Ann Plast Surg. 1995; 35: 41-5.
13) Tay SC, Tomita K, Berger RA. The "ulnar fovea sign" for defining ulnar wrist pain: an analysis of sensitivity and specificity. J Hand Surg. 2007; 32A: 438-44.
14) Nakamura T, Yabe Y, Horiuchi Y. Dynamic changes in the shape of the triangular fibrocartilage complex during rotation demonstrated with highresolution magnetic resolution magnetic resonance imaging. J Hand Surg. 1999; 24-B: 338-41.
15) 関口貴博, 室井聖史. 特集: 肘から先のけが 体操競技選手における肘・手首のけが. トレーニングジャーナル. 2008; 30: 26-33.
16) 関口貴博, 岡田 亨, 脇元幸一. 手関節背屈時における手根骨可動性と柔軟性の関係について. 専門リハビリ. 2005; 4: 38-42.
17) Iida A, Omokawa S, Moritomo H. Effect of wrist position on distal radioulnar joint stability: a biomechanical study. J Orthop Res. 2014; 32: 1247-51.
18) Jarrett CD, Baratz ME. The management of ulnocarpal abutment and degenerative triangular fibrocartilage complex tears in the competitive athlete. Hand Clin. 2012; 28: 329-37.
19) Garcia-Elias M. The non-dissociative clunking wrist: a personal view. J Hand Surg Eur. 2008; 33E: 698-711.
20) Kauer JMG. Functional anatomy of the wrist. Clin Orthop Relat Res. 1980; 149: 9-20.
21) van Oudenaarde E. The function of the abductor pollicis longus muscle as a joint stabiliser. J Hand Surg Br. 1991; 16: 420-3.
22) Barlow SJ. A non-surgical intervention for triangular fibrocartilage complex tears. Physiother Res Int. 2016; 21: 271-6.

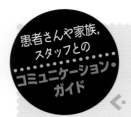

Communication Guide: 「××?」ときかれたらどうする?

Q 「MRIを撮ったらTFCCが切れているといわれました．リハビリで治りますか？」ときかれたらどうする？

A 注射，装具固定[22]など保存療法で効果が得られるというエビデンスは得られています．しかし理学療法が有効であるという検証はなされていないため，明確な返答は避けるべきです．痛みは炎症，物理的ストレスの軽減により効果が得られやすいのですが，不安定性は尺側手根伸筋の強化などにより動的な安定性が改善しても静的な安定性が得られない場合が多くみられます．保存療法に抵抗する場合，手術療法を検討するのが一般的であり，医師と相談のうえ，まずは保存療法でできる限りの対応をするという姿勢で説明をします．

Q 「痛い場所がいろいろ変わります．なぜですか？」ときかれたらどうする？

A TFCC損傷の原因は単一でない場合が多く，TFCC損傷により遠位橈尺関節に不安定性が生じると二次的に周囲の軟部組織に炎症が生じやすくなります．この場合，主症状は二次的に生じた炎症部位にありますが，炎症症状が寛解すると原因となっていたTFCC自体に痛みを感じることもあります．患者さんには原因が単一でないことを説明し，可能な限り痛みが変動する要因を分析して，患者さんに理解してもらいます．

<関口貴博>

第2章

脊椎

1 頚椎症性神経根症

疾患の特徴

　頚椎症性神経根症は頚椎の鉤椎関節や椎間関節の骨棘 図1，図2，椎間板の膨隆，靱帯の肥厚，神経根鞘周囲組織の線維化などの退行変性により椎間孔が狭くなることで神経根の圧迫や炎症が生じて発症する疾患である[1,2] 図3．リスクファクターは喫煙，腰部神経根障害の既往，重量物の持ち上げ，振動機材の運転，ゴルフなどであるが[3]，不良姿勢による頚椎へのストレスが長期間蓄積することで退行変性が進行する．主な症状は頚部痛，上肢痛，手指のしびれであり，感覚低下，筋力低下，深部腱反射減弱などの所見が認められる．通常，圧迫や炎症などが生じた神経根の支配神経領域に症状がみられる．症状や画像所見，身体所見により診断されることが多いが，複数の臨床

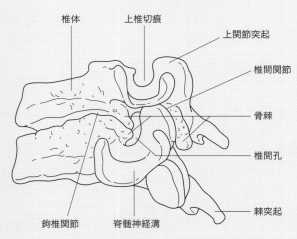

図1　**頚椎の退行変性**（坂井建雄，監訳．プロメテウス解剖学アトラス．東京：医学書院；2007．p. 125 より改変）

椎体，鉤椎関節，椎間関節に骨棘が認められる．

232　第 2 章　脊椎

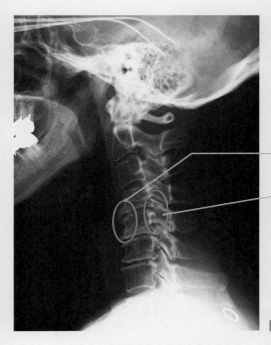

骨棘

椎間孔の狭窄，椎体・鉤椎関節・椎間関節に骨棘・骨硬化

図2 頚椎症性神経根症患者の単純 X 線画像

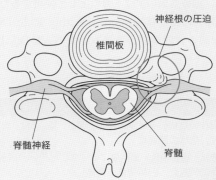

神経根の圧迫
椎間板
脊髄神経
脊髄

図3 椎間孔の狭窄による神経根の圧迫

検査を組み合わせた頚椎症性神経根症の臨床予測ルール（Clinical Prediction Rule：CPR）では，4つの検査（スパーリングテスト A，頚椎離開テスト，障害側への頚椎回旋角度が 60°未満，上肢伸張検査 A）が陽性であれば頚椎症性神経根症である確率が増加するとしている[4]．

この疾患の罹患率は1,000人中3.5人で，50歳代が最も多く[5]，障害が発症する神経根の部位は C7 神経根（60％）と C6 神経根（25％）

が多い[6]．自然経過について追跡調査した報告によると，約90％の患者で症状の改善または消失が認められていることから[1]，保存療法が選択されるのが一般的である．

頚部痛や上肢への放散痛などの症状が強い場合には，多くの日常生活動作が障害される．特に高い所にある物を取る，うがいをする，車の運転で後方を確認するなどの頚椎伸展や障害側への回旋を伴う動作が困難になりやすい．

1 理学療法評価

1-1 痛み・しびれなどの症状

頚椎の椎間孔狭窄による神経根の圧迫・炎症が原因で頚部痛，肩甲帯部の痛み，上肢への放散痛，手指のしびれなどが生じる．障害された神経根レベルによって痛みやしびれが出現する部位が異なるため，ボディチャートを用いて症状部位を詳細に記録する[7]．ボディチャートには痛みだけでなく，感覚異常，症状の変化や関連性なども含めて記載するが，その他の様々な要因についての問診も行う 表1 ．両側性のしびれ，痙性歩行，巧緻性障害などを訴える場合には脊髄症状が疑われるため注意する．

痛みの程度を評価し，治療効果のアウトカムとして使用するためにVisual Analogue Scale（VAS）や Numerical Rating Scale（NRS）を用いる．また，自記式の質問票である日本語版 Neck Disability

表1 主な問診内容

項目	情報
ボディチャート	現在の症状のタイプと部位，深さ，質，強度，異常感覚，症状の関連性
症状の変化	悪化・緩和要因，重症度，イリタビリティ，1日のなかでの変動，日常生活，病期
特別な質問	全身状態，服薬，ステロイドや抗凝固薬の使用，原因不明の体重減少，リウマチ，脊髄症状，馬尾神経症状，めまい，最近撮影したX線写真
現病歴	各症状についての病歴―いつ，どのように発症したか，現在までの症状変化
既往歴	関連する病歴，過去の発症，過去の治療効果
社会的要因と家族歴	年齢，性別，家庭や仕事の状況，レジャー

(Petty N. Neuromusculoskeletal examination and assessment. Elsevier; 2006. p. 7-21[7]より改変)

日本語版 Neck Disability Index

このアンケートは、あなたの**首の痛み**が日常生活にどのような影響を及ぼしているかを知るためのものです。それぞれの質問について、あてはまるものに**1つだけ**印（☑）をつけてください。答えが2つある場合もあるかもしれませんが、**今の状態に一番近いもの**に印をつけてください。

項目1－痛みの強さ
- ☐ 現在、首は痛くない
- ☐ 非常に軽い痛みがある
- ☐ 中程度の痛みがある
- ☐ 強い痛みがある
- ☐ 非常に強い痛みがある
- ☐ 考えられる中で一番強い痛みがある

項目2－身の回りのこと
- ☐ 首の痛みなく、身の回りのことは自分でできる
- ☐ 首は痛くなるが、身の回りのことは自分でできる
- ☐ 身の回りのことをすると首が痛くなるので、ゆっくりと気をつけて行っている
- ☐ 多少手伝ってもらうが、ほとんどの身の回りのことは何とか自分でできる
- ☐ ほとんどの身の回りのことは、毎日手伝ってもらう必要がある
- ☐ 着替えや洗髪をすることが難しく、ベッドに寝ている

項目3－物の持ち上げ
- ☐ 首の痛みなく、重い物を持ち上げることができる
- ☐ 首は痛むが、重い物を持ち上げることができる
- ☐ 首の痛みのため、床から重い物を持ち上げられないが、テーブルの上などにあれば持ち上げることができる
- ☐ 首の痛みのため、重い物を持ち上げられないが、持ち上げやすい場所にあれば、軽い物ならば持ち上げることができる
- ☐ 非常に軽い物ならば持ち上げることができる
- ☐ 持ち上げたり、運んだりすることがまったくできない

項目4－読書
- ☐ 首の痛みなく、好きなだけ読書ができる
- ☐ 軽い首の痛みはあるが、好きなだけ読書ができる
- ☐ 中程度の首の痛みはあるが、好きなだけ読書ができる
- ☐ 中程度の首の痛みのため、長時間の読書ができない
- ☐ 強い首の痛みのため、長時間の読書ができない
- ☐ まったく読書ができない

項目5－頭痛
- ☐ 頭痛はまったくない
- ☐ たまに軽い頭痛がする
- ☐ たまに中程度の頭痛がする
- ☐ 頻繁に中程度の頭痛がする
- ☐ 頻繁に強い頭痛がする
- ☐ ほとんど常に頭痛がする

項目6－集中力
- ☐ 問題なく十分に集中することができる
- ☐ 多少の問題はあるが、十分に集中することができる
- ☐ 集中するのが難しい
- ☐ 集中するのがかなり難しい
- ☐ 集中するのが非常に難しい
- ☐ 全く集中できない

項目7－仕事
- ☐ 思う存分仕事ができる
- ☐ 通常の仕事はできる
- ☐ 通常の仕事のほとんどはできる
- ☐ 通常の仕事ができない
- ☐ ほとんど仕事ができない
- ☐ まったく仕事ができない

項目8－運転
- ☐ 首の痛みなく、車の運転ができる
- ☐ 軽い首の痛みはあるが、運転できる
- ☐ 中程度の首の痛みはあるが、運転できる
- ☐ 中程度の首の痛みのため、長時間の運転はできない
- ☐ 強い首の痛みのため、ほとんど運転できない
- ☐ 首の痛みのため、まったく運転できない

項目9－睡眠
- ☐ 眠るのは問題ない
- ☐ 睡眠障害はわずかで、眠れない時間は1時間未満である
- ☐ 睡眠障害は軽く、眠れない時間は1〜2時間である
- ☐ 睡眠障害は中程度で、眠れない時間は2〜3時間である
- ☐ 睡眠障害は重く、眠れない時間は3〜5時間である
- ☐ 睡眠障害は非常に重く、眠れない時間は5〜7時間で、ほとんど眠れない

項目10－レクリエーション
- ☐ 首の痛みなく、すべての余暇活動を行える
- ☐ 首は少し痛いが、すべての余暇活動を行える
- ☐ ほとんどの余暇活動を行えるが、首の痛みのため、すべては行えない
- ☐ 首の痛みのため、わずかな余暇活動しか行えない
- ☐ 首の痛みのため、ほとんどの余暇活動が行えない
- ☐ 首の痛みのため、まったく余暇活動が行えない

患者氏名＿＿＿＿＿＿＿＿＿＿　日付＿＿＿＿＿＿＿
点数＿＿＿＿＿[50]

COPYRIGHT: VERNON H & HAGINO C, 1991
NAKAMARU K, VERNON H, et al. 2012
(reprinted with permission)

図4 日本語版 Neck Disability Index（Nakamaru K, et al. Spine. 2012; 37: E1343-7）[8]

Index（NDI）に回答してもらうことで頚部痛が日常生活に及ぼす影響も評価する[8] **図4**．NDIは日常生活に関する質問が7項目，痛みに関するものが2項目，集中力についてのものが1項目，合計10項目で構成されている．各項目は0〜5点，合計点数は0〜50点で評価し，点数が高いほど障害が大きいことを意味する[9]．体系的な質問票であ

日本語版 Patient-Specific Functional Scale

臨床家は以下の文章を読み上げて、活動と点数を記入する：問診の最後、身体的検査の前に行う。

初期評価

あなたの＿＿＿＿＿＿の問題のために出来ない、あるいは行うことが難しい活動を 3 つお聞きします。

本日、あなたの＿＿＿＿＿＿の問題のために出来ない、あるいは行うことが難しい活動はありますか？
（尺度を患者に見せて活動に点数をつけてもらう）

再評価

以前にお聞きしたとき（前回の評価の日付を言う）、あなたは（リストの 1, 2, 3 を読み上げる）を行うことが難しいとおっしゃっていました。

今日も 1（活動に点数をつけてもらう）； 2（活動に点数をつけてもらう）； 3（活動に点数をつけてもらう）を行うことは難しいですか。

点数の尺度（患者に見せる）：

0	1	2	3	4	5	6	7	8	9	10
まったく できない										以前と同じ ようにできる

日付／点数

活動										
1										
2										
3										
追加										
追加										

図5 **日本語版 Patient-Specific Functional Scale**（Nakamaru K, et al. Eur Spine J. 2015; 12: 2816-20）[10]

る NDI に加え，患者特異的な質問票である日本語版 Patient-Specific Functional Scale（PSFS）も使用する[10] 図5．PSFS は頸部痛による影響が最も大きい活動を患者自身が 3 つ選び，それに 0～10 の間で点数をつけてもらう．0 は活動がまったくできない，10 は問題なく活動が行える状態を指しており，3 種類の活動の平均点を算出し，

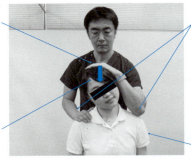

頸部を他動的に障害側へ側屈させてから，7kgの力を加える

手と肘を患者の肩に当てて固定する

開始肢位では頭部を中間位にする

検査中，胸椎・腰椎・骨盤は中間位

図6 スパーリングテストA・ガイド

患者は座位で，他動的に頸椎を障害側へ側屈して力を加えた際に痛みやしびれなどの症状が再現されたら陽性とする．症状の悪化に注意して行う．

①肩を上方から押して肩甲帯を下制させる

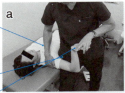
a

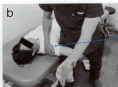
b

④肩関節外旋させる．検査中，肩甲帯下制と肩関節外転位を維持する

②大腿部を利用して肩関節を外転させる

③前腕を回外，手関節・手指を伸展させる

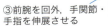

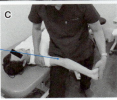
c

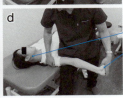
d

⑥頸椎側屈（反対側）させてから手関節伸展を緩める

⑤肘関節伸展左右差の確認

図7 上肢伸張検査A・ガイド

患者は背臥位で，検者は他動的に患者の上肢を順番（①〜⑥）に動かす．両側で行い，以下の陽性反応の有無を確認する．
・症状の再現
・肘関節伸展の左右差が10°を超える
・反対側への頸椎側屈で症状悪化，手関節伸展を緩めることで症状軽減

点数が低いほど障害が大きいことになる[11]．

　頸椎症性神経根症に対する整形外科的徒手検査を行い，痛みやしびれの変化を確認する．代表的な検査にはスパーリングテストA 図6，頸椎離開テスト，上肢伸張検査A 図7，肩関節外転テストなどがある[12]．イリタビリティ（被刺激性）が高い場合，スパーリングテストや上肢伸張検査などは症状を悪化させる可能性があるので注意して行う．

症状の原因となっている神経根レベルを特定するために感覚検査，深部腱反射，徒手筋力検査を行う．感覚検査では障害されている神経根レベルがC6の場合は母指，C7では示指と中指，C8では小指でしびれや感覚障害が強くなる．深部腱反射は主に上腕二頭筋，腕橈骨筋，上腕三頭筋を検査する．腱が少し伸張した肢位で腱の上を打腱器で5〜6回軽く叩く．C5，C6レベルで神経根が障害されると上腕二頭筋，腕橈骨筋の腱反射が減弱・消失し，C7，C8レベルでは上腕三頭筋の腱反射が減弱・消失するが，両側を検査して左右差があるかを確認する．筋力は徒手筋力検査を用いて両側を比較するために健側から検査する．C5の神経根障害では三角筋，C6では上腕二頭筋，C7では上腕三頭筋に筋力低下が認められる．

1-2 姿勢・アライメント異常

痛みを回避するために頭部を障害側へ回旋させないように反対側を向いている，あるいは神経根への伸張刺激を軽減するために障害側の上肢を抱えたり，上肢を頭上へ挙上したりする姿勢が認められる．疼痛回避姿勢の他に頭部が前方に移動し，上位頚椎が伸展位，中・下位頚椎は屈曲位となる頭部前方位姿勢も多くみられる．この不良姿勢は頚部構造へのストレスが増大するだけでなく，呼吸なども含めた他の要素にも悪影響を及ぼす[13] 表2．姿勢やアライメントを評価しながら症状の原因を推測し，それを確認するための身体的検査を計画する．

頚部に症状のある患者の静的姿勢を評価する場合には座位で行う．背もたれのない椅子に座ってもらい，頭部，脊柱・骨盤，肩甲骨にお

表2 頭部前方位姿勢の影響

- 後頭下筋群，僧帽筋上部線維，胸鎖乳突筋，前斜角筋，大・小胸筋の短縮や過緊張
- 頚部深層屈筋群，僧帽筋下部線維，前鋸筋の機能低下
- 上位頚椎，下位頚椎，上位胸椎の可動性低下
- 中位頚椎の可動性増大
- 胸椎後弯増強
- 肩甲骨の前方突出
- 呼吸補助筋の過活動
- 腰椎前弯減少，骨盤後傾位

(新田 收, 他. 頚部痛・肩こりのエクササイズとセルフケア. 東京: ナップ; 2011. p. 40)[13]

ける3平面上のアライメントを確認し，アライメント異常に関与している因子を予想する．肩甲骨のアライメントを評価する際には目視では確認することが難しいため，上角・下角・内側縁を触診することで肩甲骨が挙上・下制，内転・外転，上方回旋・下方回旋などの位置異常を呈しているかを評価する．理想的な肩甲骨の位置は上角がT2~3棘突起の高さ，肩甲棘はT3~4棘突起の高さ，下角はT7~9棘突起の高さに位置する[14]．

1-3 ROM制限，運動パターンの問題

　退行変性，筋スパズム，神経への伸張刺激，防御性筋収縮などにより頚椎のROMが制限される．自動運動では特に障害側への回旋と伸展が制限される．頚椎の自動運動のROMを角度計や傾斜計によって計測する場合，信頼性を高めるために胸椎・腰椎・骨盤の肢位を一定にして行う．単に角度を記録するだけでなく，痛みやしびれの再現，動作の質なども含めて評価する．

　頚椎の自動運動パターンの異常は，頚椎の深層筋群と表層筋群，肩甲骨周囲筋における筋活動の不均衡や頚椎のROM制限による影響が大きい．頚椎を屈曲してから中間位に戻る際の正常なパターンは，頭部が中間位を保持したまま下位頚椎から動きが始まる．頚部深層屈筋群に機能低下があり，頚部表層にある伸筋の活動が優位になると運動の早期に顎を突き出して上位頚椎を伸展させてしまう．また頚椎伸展では頭部の後方移動を最小限にし，上位頚椎を伸展させる異常運動パターンとなる．上位頚椎にROM制限があると頚椎回旋で下位頚椎が優位に回旋する．頚椎屈曲位での回旋によりC1~2の回旋ROMを評価することができる．下位頚椎に制限があると頭部は回旋するが，頚椎全体として最終域までは回旋できない．頚椎側屈では単独あるいはいくつかの頚椎分節に制限があると頚部は不均一なカーブとなり，斜角筋の過活動や短縮があるとC2までの動きが全体的に制限される．頚椎の正常なROMには頚胸椎移行部と上位胸椎部における十分な可動性が必要となるため，頚椎の自動運動を評価する際には触診により上位胸椎分節の動きも確認する．

　脊柱・骨盤のアライメントは頚部筋の機能に影響を及ぼすため，座位姿勢で脊柱・骨盤を中間位にする能力を評価する 図8 [14]．腰椎・骨盤部が屈曲位になっている姿勢が多くみられるが，骨盤を起こすと腰椎が適度に前弯，胸椎軽度後弯，頭部・頚部が中間位になるか確認す

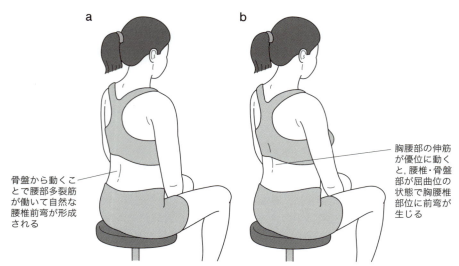

図8 座位姿勢における脊椎・骨盤アライメント評価・ガイド（Jull G, et al. Whiplash, headache, and neck pain. Churchill Livingstone. 2008[14]より改変）
背もたれのない椅子に座ってもらい，直立姿勢をとるように指示して腰椎・骨盤部が中間位になるかを評価する
a：理想的な運動パターン，b：不良な運動パターン

る．
　肩関節の外転運動では通常，外転60°までは肩甲帯の挙上は認められないが，肩甲骨周囲筋群に機能不全があると肩関節外転60°に達する前に肩甲帯が挙上する[15]．このような代償運動パターンには僧帽筋上部線維や肩甲挙筋の過活動，僧帽筋下部線維の機能低下などが関連している．僧帽筋上部線維と肩甲挙筋は頸椎に起始しているため，過剰に活動することで頸椎にストレスが加わる．
　頸部痛患者によく認められる頸部屈曲や頭頸部屈曲の不良運動パターンを評価する．頸部屈曲パターンは背臥位で頭部をベッドからゆっくりと持ち上げてもらうように指示し，顎を引いたままで頭部を持ち上げることができれば頸部深層屈筋群が機能していると判断する．頭部を持ち上げる際に顎が上がり，胸鎖乳突筋が優位に活動している場合には頸部深層屈筋群に機能不全があることが推測される．頭長筋や頸長筋などの頸部深層屈筋群は，上肢の運動に先立って活動することで頸椎の安定性に寄与しているだけでなく，特に頸長筋には筋紡錘が豊富に存在しており[16]，姿勢を制御するための重要な固有感覚

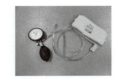
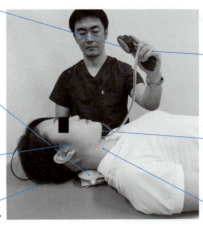

プレッシャバイオフィードバック装置

④開始時は目盛が20mmHg を指すように装置の空気量を調節する

⑤検者はゲージを適切な位置に保持して，患者がテスト中に目盛を確認できるようする

③プレッシャーバイオフィードバック装置を頸部後方の後頭部に接する部位に置く

⑥目盛が22mmHgになるように顎を軽く引いて頭部のうなずき動作を行い，この状態を2〜3秒間保持する

②開始肢位は顔のラインが治療台と平行になるようにする

⑦胸鎖乳突筋や斜角筋の過剰収縮をモニターする

①頸椎が伸展位になる場合，後頭部にタオルを置いて頸椎を中間位にする

図9 頭頸部屈曲テスト・ガイド
頭部のうなずき動作を指示し，目盛が基準の 20 mmHg から 30 mmHg まで 2 mmHg 間隔で 5 段階の目標値に合わせてもらう．

情報を伝えている．頭頸部の屈曲パターンは頭頸部屈曲テスト（craniocervical flexion test：CCFT）によって確認する 図9 ． CCFT の開始肢位は背臥位で膝を屈曲した肢位をとり，プレッシャーバイオフィードバック装置（Stabilizaer, Chattanooga）を頸部後方に置く．圧力センサーの値が基準値の 20 mmHg になるように空気を入れてから頭部のうなずき運動を行ってもらい，センサーの値が 22 mmHg になるように指示する．この位置を 2〜3 秒保持できる場合は同様の動作を 2 mmHg 間隔で増加させながら 30 mmHg まで行う．頸部に痛みのない人では少なくとも 26〜28 mmHg までは保持できるが，頸部痛患者では 22〜24 mmHg までしかできないことが多い[14]．テスト中は頸部表層筋群の過活動などの代償動作に注意する 表3 ．

1-4 筋機能異常

疼痛回避，頸部深層屈筋群の機能低下による代償，神経組織の過敏

表3 頭頸部屈曲テストでの代償動作

- 頭頸部の屈曲ではなく，頸部の後方動作を行っている
- 胸鎖乳突筋や斜角筋などの過活動
- 呼吸を止めている，あるいは上部肋骨優位の呼吸パターン
- 下顎の下制，咬合
- 中間位に戻す際に頭頸部が伸展位になる

(Jull G, et al. Whiplash, headache, and neck pain. Churchill Livingstone; 2008[14] より改変)

性に対する反応，上部胸式呼吸の影響などが原因で頸部や肩甲骨周囲の筋緊張が亢進する．斜角筋や胸鎖乳突筋などに緊張亢進が認められることが多く，その他にも頸部と肩甲骨に起始・停止をもつ肩甲挙筋や僧帽筋上部線維，不良姿勢により硬くなりやすい後頭下筋群などを触診して確認する．

　筋緊張の亢進や筋の短縮などにより頸部や肩甲帯のアライメントを変化させている筋を特定するために筋長検査を行う．検査する筋の起始を固定した肢位から付着部を他動的に動かし筋を伸張する．伸張する際に痛みや筋スパズムを誘発しないようにゆっくりと行い，最終域感を確認する．強い痛みのために防御性筋収縮がみられる場合には，組織の過敏性が軽減するまで筋長検査は行わないようにする[14]．主に検査する筋は僧帽筋上部線維，肩甲挙筋，大・小胸筋などであるが，実際には姿勢・アライメント評価，運動・動作パターンの評価結果から原因として推測される筋に対して行う 図10 ．

　筋緊張亢進とともに疼痛回避や抑制，廃用などにより筋力が低下する．このような筋力低下や緊張亢進が肩甲骨周囲筋に生じると肩甲骨のアライメントが変化して頸椎へのストレスが増加する．筋力が低下している筋を評価する際には徒手筋力検査を用いる．頸椎症性神経根症では僧帽筋中部・下部線維に弱化が認められることが多い．検査中は症状の悪化や脊柱起立筋や広背筋の過剰な活動，頸椎や腰椎による代償などに注意する．

1-5　関節機能異常

　椎間関節などの退行変性，関節包・靱帯の短縮・肥厚などにより分節レベルでの可動性が低下する．また可動性低下の代償として他の分節では可動性が増大することがある．後頭下から第7頸椎までの各分節に対して生理学的椎間関節他動運動（passive physiological in-

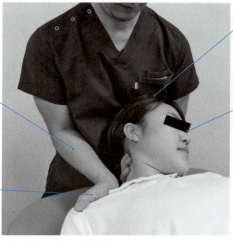

図10 筋長検査（肩甲挙筋）・ガイド

患者は背臥位で上肢は体側に置く．検者は筋の付着部の一端を固定し，もう一方を他動的に動かして筋の抵抗感を評価する．

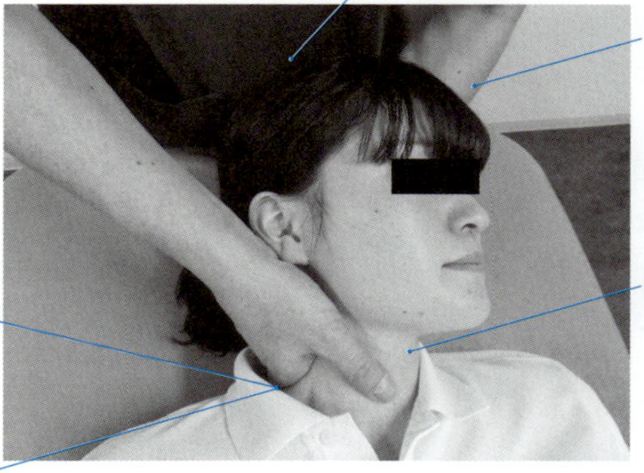

図11 頚椎回旋 PPIVMs・ガイド

患者は背臥位で上肢は体側に置き，検者は患者にできるだけ近づいて検査する．各分節に対して動作を数回行って評価する．

tervertebral movements: PPIVMs）による評価を行う．患者は背臥位で，検者は頚椎各分節の棘突起間や椎間関節に示指や中指を当てた状態で頚椎屈曲，伸展，側屈，回旋の運動を他動的に行い，その運

1．頚椎症性神経根症　243

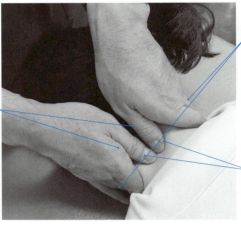

図12 頚椎片側への PAIVMs・ガイド
患者は腹臥位で片側の椎間関節を後方から前方への緩やかな振幅運動を行う.

動範囲を調べる 図11 . また, 頚椎から上位胸椎の副運動を検査するために他動的椎間関節副運動 (passive accessory intervertebral movements: PAIVMs) による評価も行う. 患者は腹臥位で, 検者は棘突起や椎弓を後方から前方へ軽く押す振幅運動により各分節の運動の質, 可動域, 痛み, 抵抗感, 筋スパズムなどを評価する[7] 図12 .

2 理学療法治療

頚椎症性神経根症に対する理学療法治療の主な目的は, 痛みやしびれなどの症状の改善, 頚椎へのストレスを増大させる姿勢・アライメント, 運動パターンの修正・改善である. 頚椎症性神経根症の改善指標として, 1) 年齢が54歳未満, 2) 非利き手側に症状, 3) 下を向くことで症状が悪化しない, 4) 徒手療法・頚椎牽引・頚部深層屈筋群の強化などを含む複合的な治療を受けるという4つの項目すべてを満たした場合の1カ月後の改善率は90％になるとの報告があるが[17], 徒手療法や牽引などを含む複合的な治療は65歳以上の高齢患者に対しても効果的であることが認められている[18]. このようなエビデンスと患者の病期, 症状の程度などを踏まえて包括的な理学療法治療を計画する.

2-1 急性期の症状に対する治療

痛みや神経症状の軽減, 筋緊張の緩和を目的として医師の処方によ

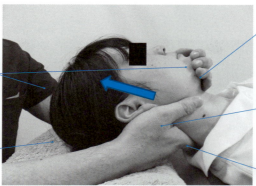

図13 徒手による牽引・ガイド
患者は背臥位になり，上肢は体側に置く．牽引は持続的，あるいは間欠的に行う．

る投薬や安静位指導を中心に行い，アイシング，温熱，TENS，牽引などの物理療法も併用する．必要があれば頸椎カラーを使用してもよいが，治療期間の短縮や重症度が軽減するというエビデンスはないので，長期固定による悪影響を避けるために使用は短期間に留める．椎間孔を離開して神経根の圧迫を軽減する目的で徒手や機械による頸椎牽引を行う．牽引療法は痛みなどの主観的アウトカムを改善させるが十分なエビデンスがないことや標準的なパラメーターは示されていないことを考慮し，患者の反応（症状の軽減や中心化）を確認しながら牽引の力や角度を調整して行う 図13 ．

2-2 筋機能異常に対する治療

身体的評価によって頸椎のROM制限が筋緊張の亢進や筋の短縮である場合，柔軟性の向上・ROMの拡大を目的に軟部組織モビライゼーションやストレッチングを行う．肩甲骨周囲筋の中でも肩甲挙筋の筋線維は垂直方向に走行して頸椎の上位4つに付着することから，この筋の過緊張や短縮により頸椎への圧縮力が増加するとともに頸椎が伸展あるいは同側へ回旋することで頸椎へのストレスが増大する[14]．筋の過緊張・短縮がみられやすい肩甲挙筋や僧帽筋上部線維のストレッチングは，筋長検査と同様の肢位で行う．肩甲挙筋のストレッチングは患者の頭部を他動的に屈曲し，治療側と反対側に側屈・回旋させてから肩を下方に押し下げて伸張する．僧帽筋上部線維を伸

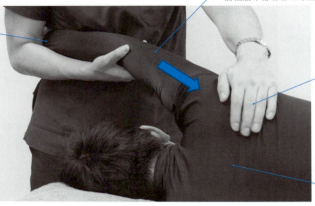

図14 僧帽筋下部線維のエクササイズ・ガイド

患者は側臥位になる．肩甲骨を可動域全域にわたって他動的に動かしてからエクササイズを行う．肩甲骨を下内側方向に引いた状態を保持した後，ゆっくりと手を伸ばして肩甲骨を挙上させることを繰り返す．

張する場合は，頭部を他動的に屈曲してから治療側と反対側に側屈，同側に回旋し，治療側の肩を下方に押し下げる．痛みのない範囲で20～30秒間を2～3セット行う．

ストレッチングとともに肩甲骨周囲筋群の持久力を高めることで持続的な良肢位を保持する能力を高める．この持久力トレーニングは側臥位で上肢を約140°挙上してもらい，治療者は肩甲骨を胸郭上で全ROMにわたって動かす．その後に肩甲骨を後退・下制してもらうことで僧帽筋下部線維を持続的に収縮させ，この位置を10秒間保持することを10回行う 図14 [14]．

2-3 関節機能異常に対する治療

身体的評価で痛みやROM制限のある分節に対して徒手療法と運動療法を行う．徒手療法は痛みの程度や性質，被刺激性などを考慮し，手技の選択と治療のグレードを決定する．徒手療法を行うことでROMは改善するが，この改善効果は24時間以内に消失する可能性があるため，治療効果を補強するために自動運動でのエクササイズを行う．患者は自分の指先で目的とする分節を押さえ，局所的なセルフ

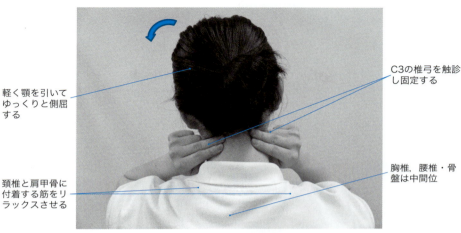

図15 局所的な頚椎側屈セルフモビライゼーション・ガイド
C2/3 の関節可動性を改善する場合には，下位の C3 を固定しながら側屈を行う．

モビライゼーションを行う 図15 ．また，ストラップを用いた運動併用セルフモビライゼーションを行ってもよい．

2-4　姿勢，運動パターンの修正

　頚椎に問題がある場合，座位姿勢を改善して頚部構造へのストレスを軽減させる必要がある．座位姿勢を改善するには，頚椎だけでなく，肩甲骨や胸椎・腰椎・骨盤のアライメントも改善させる 図16 ．単に姿勢を真っ直ぐにするという指導だけでは不十分であり，脊柱の正常な弯曲に必要な頭長筋，頚長筋，腰部多裂筋の活動を活性化させる．腰椎の正常な前弯を伴う座位姿勢をとるための補助として，患者の第5腰椎棘突起を軽く押すことで多裂筋の筋活動を促通して骨盤を起こす．胸椎後弯が強い場合には胸骨を少し引き上げるように指示し，胸椎が過度に伸展している場合にはリラックスして胸骨を下げるように指示する．次に肩甲骨の不良なアライメントを徒手的に修正してから患者に理想的な肩甲骨の位置を自動運動で再現してもらう 図17 ．患者が肩甲骨の正しい位置を再現するのが難しいときには，一時的にテーピングを利用してもよい．このような姿勢制御の再教育は治療初期から行うことができる．

　姿勢保持能や頚椎の運動パターンを改善させるためのエクササイズ

1．頚椎症性神経根症

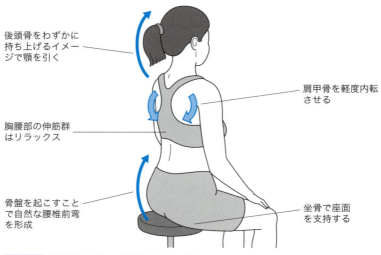

図16 座位姿勢改善エクササイズ・ガイド

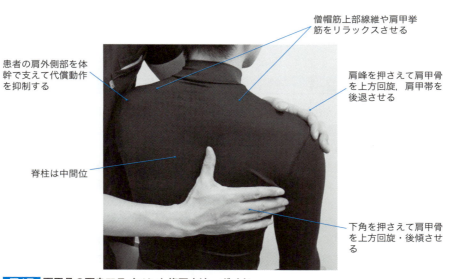

図17 肩甲骨の不良アライメント修正方法・ガイド
肩甲骨が外転・下方回旋・前傾位になっている不良アライメントの修正方法．検者は両手で支えた肩甲骨を適切な位置に修正し，その位置を保持してもらう．その後，患者自身に適切な位置を再現してもらう練習を行う．

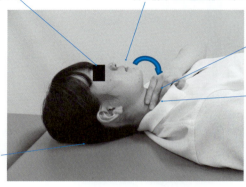

図18 頭頚部屈曲エクササイズ・ガイド

背臥位で胸鎖乳突筋や斜角筋を触診しながらエクササイズを行う．
息を吐きながら正しい動作でゆっくりと頭頚部を屈曲させてから中間位に戻すことを繰り返す．

を行う．頚部深層屈筋群（頭長筋，頚長筋など）を活性化させる頭頚部屈曲エクササイズ 図18 は背臥位で行い，表層の頚部屈筋群による代償動作に注意する．後頭下筋群と頚部伸筋群に対するトレーニングは四つ這い位で行う．下位頚椎を中間位にして上位頚椎を回旋させる運動は上・下頭斜筋を促通し，頭頚部を中間位に保持して頚椎全体を伸展させる運動は頚部深層伸筋群を促通する．これらのエクササイズは正確な運動により目的とする筋群を活性化させることを目標とする．

2-5 患者教育（ADL・ホームエクササイズ指導）

頚椎の退行変性による椎間孔の狭小化は，加齢とともに不良姿勢，外傷，生活習慣，その他のストレスが長期間蓄積されたことが原因であるため，頚椎に過剰な負荷を加えないための姿勢や動作を指導する．日常生活の中でも特に座位姿勢を改善することが重要となる．長時間のデスクワークにより頭部が前方に移動する姿勢（頭部前方位姿勢）をとりやすいので，できるだけ脊柱が中間位になるように指示する．しかし，首に痛みがある人では脊柱を長時間中間位で保持することは難しく，作業開始後10分以内に姿勢が崩れるとの報告もある[19]．理想的な姿勢を長時間保持することは難しいため，日中に少なくとも15

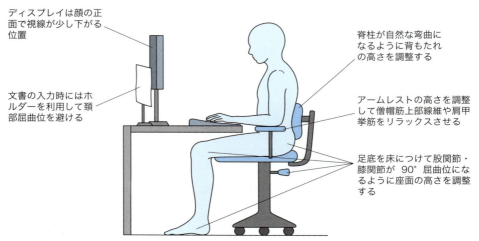

図19 デスクワークでの頸部の負担を軽減する職場環境・ガイド

分間隔で正しい姿勢を約 10~20 秒間保持することや，頸部への負担を軽減するための職場環境の改善方法を指導する 図19．また，就寝時に腹臥位になると頸椎が側屈・回旋して症状が悪化する可能性があるため，できるだけ背臥位で就寝する．背臥位では障害側の上肢をクッションにのせることで神経への伸張刺激を軽減することができる．側臥位で就寝する場合，頸椎・胸椎が側屈位になるのを防ぎ，生理学的弯曲を保持できるように枕を調節する．

ホームエクササイズを指導する場合，急性期には頭頸部屈曲エクササイズのような低負荷で症状を悪化させないプログラムを計画する．代償動作のない正確な動作を約 10 回程度，1 日 2~3 回行うように指導する．また上肢への症状を軽減し，安静時の姿勢を改善する目的で等尺性収縮による頸部後退運動も行う[20,21]．患者は座位で軽く顎を引いた状態で頸椎を屈曲・伸展させずに中間位に保った状態で最終域まで頭部の後退動作を行い，この状態を 10 秒間保持する．症状が改善したら弾性バンドを後頭部に当てて前方に引っ張る負荷を加える[15]．強度と回数は患者の状態に合わせて調整する．また，必要に応じて頸椎の自動可動域エクササイズ，ストレッチング，筋力強化などのプログラムを追加する．

❖文献

1) 宮下智大, 山崎正志, 大河明彦, 他. 頚椎症性神経根症に対する治療. 千葉医学. 2008; 84: 61-7.
2) Thoomes EJ, Scholten-Peerers W, Koes D, et al. The effectiveness of conservative treatment for patients with cervical radiculopathy: a systematic review. Clin J Pin. 2013; 29: 1073-86.
3) Iyer S, Kim HJ. Cervical radiculopathy. Cur Rev Musculoskelet Med. 2016; 12: 272-80.
4) Wainner R, Fritz J, Irrgang J, et al. Reliability and diagnostic accuracy of the clinical examination and patient self-report measures for cervical radiculopathy. Spine. 2003; 28: 52-62.
5) Salemi G, Savettieri G, Meneghini F, et al. Prevalence of cervical spondylotic radiculopathy: a door-to-door survey in a Sicilian municipality. Acta Neurol Scand. 1996; 93: 184-88
6) Malanga GA. The diagnosis and treatment of cervical radiculopathy. Med Sci Sports Exerc. 1997; 29 (Suppl 7): 236-45.
7) Petty N. Neuromusculoskeletal examination and assessment. Elsevier; 2006. p. 7-21.
8) Nakamaru K, Vernon H, Aizawa J, et al. Crosscultural adapation, reliability, and validity of the Japanese version of the Neck Disability Index. Spine. 2012; 37: E1343-7.
9) Vernon H, Mior S. The Neck Disability Index: a study of reliability and validity. J Manipulative Physiol Ther. 1991; 14: 409-15.
10) Nakamaru K, Aizawa J, Koyama T, et al. Reliability, validity, and responsiveness of the Japanese version of the Patient-Specific Functional Scale in patients with neck pain. Eur Spine J. 2015; 12: 2816-20.
11) Westway MD, Stratford PW, Binkley JM. The patient-specific functional scale: validation of its use in persons with neck dysfunction. J Orthop Sports Phys Ther. 1998; 27: 331-8.
12) Cleland J, Koppenhaver S. Netter's orthopaedic clinical examination. 2nd ed. Saunders; 2011. p. 109-14.
13) 新田 收, 中丸宏二, 相澤純也, 他. 頚部痛・肩こりのエクササイズとセルフケア. 東京: ナップ; 2011. p. 40.
14) Jull G, Sterling M, Falla D, et al. Whiplash, headache, and neck pain. Churchill Livingstone; 2008.
15) Page P, Frank C, Lardner R. Assessment and treatment of muscle imbalance. Human Kinetics; 2010.
16) Boyd-Clark LC, Briggs CA, Galea MP. Muscle spindle distribution, morphology, and density in longus colli and multifidus muscles of cervical spine. Spine. 2002; 27: 694-701.
17) Cleland JA, Fritz JM, Whiteman JM, et al. Predictors of short-term outcome in people with a clinical diagnosis of cervical radiculopathy. Phys Ther. 2007;

87: 1619-32.
18) Forbush SW, Cox T, Wilson E. Treatment of patients with degenerative cervical radiculopathy using a multimodal conservative approach in a geriatric population: a case series. J Orthop Sports Phys Ther. 2011; 41: 723-33.
19) Falla D, Jull G, Russell T, et al. Effect of neck exercise on sitting posture in patients with chronic neck pain. Phys Ther. 2007; 87: 408-17.
20) Abdulwahab SS, Sabbahi M. Neck retractions, cervical root decompression, and radicular pai. J Orthop Sports Phys Ther. 2000; 30: 4-9.
21) Pearson ND, Walsley RP. Trial into the effects of repeated neck retractions in normal subjects. Spine. 1995; 20: 1245-50.

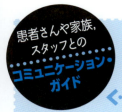

Communication Guide:
「XX？」ときかれたらどうする？

Q 「なるべく安静にしていたほうがいいですか？」ときかれたらどうする？

A 急性期で症状が強い場合には医師からの投薬治療とともに症状が軽減する肢位で安静にすることを指導しましょう．また，頸椎カラーを使用すると症状が軽減するのであれば使用を許可しても良いのですが，長期間の固定による悪影響を避けるためにも最小限の期間に留めるようにします．症状が軽減してきたら徐々に活動量を増やしますが，症状を悪化させる肢位や動作に気を付けて行うようにすることが重要です．姿勢改善エクササイズや頭部屈曲エクササイズのような軽負荷でのトレーニングは急性期からでも行うことができるので，ホームエクササイズプログラムとして指導します．

<中丸宏二>

2 胸椎・腰椎圧迫骨折

Introduction

疾患の特徴

　胸椎・腰椎の圧迫骨折とは，脊椎に対する屈曲外力や長軸方向の圧縮応力により椎体前方支柱の損傷が生じた状態である．青壮年の転落・交通事故などによる受傷と高齢者の軽微な外力による受傷の2つの特徴を示すが，本稿では最も頻度の高い後者を中心に解説する．

　高齢者における胸椎・腰椎圧迫骨折は，骨粗鬆症に伴う骨の脆弱性に伴って発症しやすく，転倒や尻もちによる受傷だけでなく，明らかな外傷のないごく軽微な外力やくしゃみなどの日常生活活動のなかでも発生する．

　発症率は男性より女性の方が約2倍高く，有病率は60歳代女性では約15％，70歳代では20～30％と高齢になるに従い著明に増加する．骨折の発生部位は，Th12～L1の胸腰椎移行部で最も多く，ついで中位胸椎，腰椎が続く[1-3]．

　圧迫骨折の診断には，脊椎の側面X線写真による評価方法（定量的評価方法 図1 ）が使用されていた．しかし，評価が煩雑である，撮影時のポジショニングの影響を受けやすいなどの理由から，2012年に椎体骨折評価基準が改訂された．改訂版では簡便な評価方法（半定量的評価方法 図2 ）に加え，X線写真での形態変化のない早期骨折に対するMRIによる評価も判断基準に付記された[4] 図3 ．

　主な臨床症状は，体動時の激しい痛みと骨折椎体棘突起に一致した叩打痛である．特に寝返りや起床・起立時の激痛が特徴で，著しい活動量の低下を招く．治療は骨折部位や発症からの経過時間によっても異なるが，装具療法や薬物療法などの保存療法が第1選択となる．急性期から神経症状や膀胱直腸障害を呈している症例や，保存療法で偽

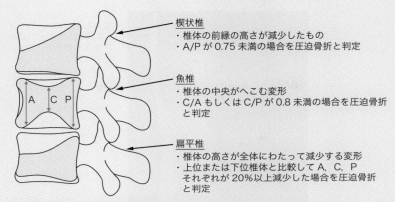

図1 椎体骨折の定量的評価方法（森　諭史, 他. Osteoporosis Jpn. 2013; 1: 25-32[4]）より改変）

1996年度版の椎体骨折の判定基準．楔状椎，魚椎，扁平椎のように椎体の変形を認める場合を圧迫骨折と判定する．評価の際計測が必要なため煩雑で，撮影時のポジショニングの影響を受けやすいという欠点がある．

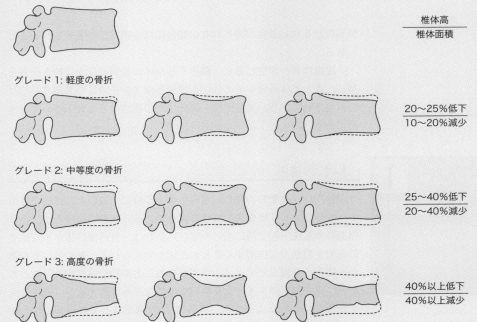

図2 椎体骨折の半定量的評価方法（森　諭史, 他. Osteoporosis Jpn. 2013; 1: 25-32[4]）より改変）
2012年度に改定された椎体骨折の判定基準．椎体を正常（グレード0），軽度変形（グレード1），中等度変形（グレード2），高度変形（グレード3）に視覚的に分類し，グレード1以上を椎体骨折と判定する．

2. 胸椎・腰椎圧迫骨折

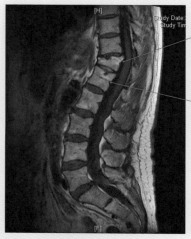

図3 椎体骨折のMRI像
MRI像では，椎体の変形だけでなく，X線写真では評価困難な早期の骨折線も評価できる．

関節などを生じ改善が得られない場合には手術療法が選択されることもある．

一度椎体骨折が生じると，隣接する椎体の骨折リスクは約5倍も上昇し，また椎体骨折やその後の脊椎変形は生命予後にも関与することも報告されており，発症予防・再発予防の観点からも介入が必要な疾患である[1]．

1 理学療法評価

1-1 痛み

急性期は，体動時の激しい痛みと骨折部位に一致した叩打痛が特徴で，炎症性もしくは侵害受容性の痛みである．体動時の痛みは，特に寝返りや起床・起立時に生じやすい．これは，骨折部自体が不安定で捻転力や剪断力が作用することが原因と考えられる．その他にも受傷から痛みの発現までにタイムラグがあることや放散痛を認めることもあり，疼痛発生のタイミングや疼痛部位なども評価する．一般に臥床を余儀なくされるような強い痛みは2～4週間ほどで軽減することが多い[5]．

一方，慢性期の痛みは，偽関節や脊椎の変形，それらによる椎体内圧の影響などによる筋膜性の鈍痛が多い．脊柱の変形による脊柱起立

図4 痛みの評価（Faces Pain Scale：FPS）（緩和医療ガイドライン委員会, 編. 日本緩和医療学会. がん疼痛の薬物療法に関するガイドライン（2014年版）. 東京: 金原出版; 2014. p. 29-35）
痛み以外の気分を反映する可能性や段階が少なく痛みを詳細に評価できない可能性などが指摘されているが，高齢者で他の方法で表現しにくい場合などに用いる．

　筋の過剰な筋活動が腰痛の一因となることもある．変形の予防を含めた急性期での治療によって予防できる慢性疼痛もあるので，急性期治療での配慮が必要になる．
　急性期，慢性期のいずれにおいても具体的にどのような姿勢でどのような動作をした時に，どこにどんな痛みが生じるのかを評価する．痛みの強さの評価は，Visual Analogue Scale（VAS）やNumerical Rating Scale（NRS）を利用することが多いが，痛みを的確に表現しにくい場合にはFaces Pain Scale（FPS）を利用する 図4 [6]．

1-2　関節可動域制限

　痛みや椎体の圧潰による脊柱の変形は，体幹や下肢を中心に関節可動域の制限を引き起こす．急性期においては，体幹のわずかな動きや姿勢によって痛みを誘発する可能性があるため安全性を確保して必要な評価を行う．慢性期では，椎体の圧潰により脊柱後弯変形が生じる可能性がある．特に胸腰椎移行部や腰椎部の骨折においては，解剖学的に脊椎の可動性が高いため制限も生じやすい．脊柱の後弯が進行した症例では背臥位をとるのが難しい場合があり，ベッドのギャッジアップや枕やタオルを利用して負担がかからないように環境を設定する 図5 ．
　体幹は複合関節での動きとなるため評価時に誤差が生じやすく，評価の際は適切な固定が必要となる．基本肢位がとれなかったり，軸が正常と逸脱している場合もあるため，関節角度計を使用した測定方法は当てはまらない場合が多い．そのため，評価時の設定方法については備考として記載を残しておく．また，基本的な評価方法だけでなく，メジャーなどを使用しての可動域評価も，治療効果の判定や動作能力の推察には重要な情報となる 図6 [7]．

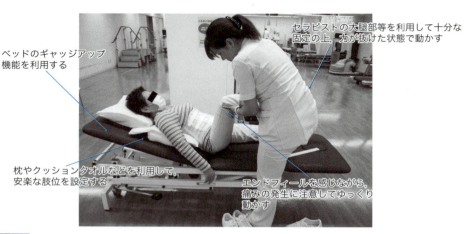

図5 股関節の可動域評価・ガイド

圧迫骨折後は痛みや変形のため背臥位がとれないこともある．安楽な姿勢がとれるように環境を調整する．再評価時に比較するためには備考欄に，肢位などを詳細に記録する．

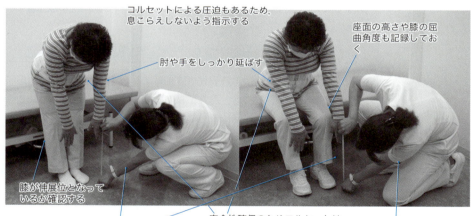

図6 体幹可動域の複合的な評価・ガイド

立位にて指床間距離を計測する．立位での評価にリスクや痛みを伴う場合は無理をせずに，座位で評価する．複合運動をする脊柱の動きを全体的に捉えられ，靴や靴下の着脱などの ADL 動作の可否の指標にもなる．

また，Hip-Spine Syndrome（脊柱と股関節は密接に関係しているため，一方が障害を受けるともう一方にも影響を及ぼす）という概念も提唱されているように，脊柱の変形に伴い，上下肢に可動域制限が生じることもある[8]．下肢では脊椎に隣接する股関節が最も影響を受けやすいが，膝関節や足関節も立位や歩行時に影響するため併せて評価する．Thomas test は股関節屈筋の短縮の有無を臥位で評価できるため有用である．上肢では体幹近位の肩関節は姿勢の変化に伴い可動域が制限されやすく，ADL 動作にも関連するため評価が必要である．また受傷前に関節の可動域制限がなかったか，関節症などの合併症の有無も含めて評価しておく．

1-3　筋機能障害

　痛みによる筋出力の低下や骨折後の安静による廃用により筋力低下が生じる．筋力低下は骨折部周囲の体幹筋力のみならず，四肢にも生じるため全身的に筋力を評価する．また高齢者においては，受傷前からすでに筋力が低下していることもあるため，受傷前の生活状況なども確認する．

　急性期では，痛みを増悪させないよう，肢位に配慮して可能な範囲で評価を行う．座位や腹臥位は肢位自体が制限されていたり，痛みを増悪させる場合があるので，背臥位で施行可能な評価を中心に行う図7．基本的な評価肢位で測定できなかった場合には，どのような肢位で評価したかを再現できるように具体的に記録しておく．急性期を脱しても，痛みを増悪させるような姿勢は避け，コルセットを装着した状態で評価し，姿勢変換の回数を最低限に抑えるよう，同一姿勢で可能な評価はまとめて行う．

1-4　姿勢アライメント異常

　座位や立位のアライメントの評価は脊柱の変形の程度を評価したり，ADL 動作能力を推察するために行う．椎体骨折による楔状変形は，脊柱の後弯変形をきたし，骨癒合完成後も脊柱後弯化は進行する．脊柱後弯の進行は遅発性に脊柱管を圧迫し神経症状を起こすこともあるため注意する．また，変形による過剰な筋活動は，慢性的な痛みの原因ともなり得る．

　脊椎の後弯は矢状面で評価する．静止立位での骨盤角度の評価や，

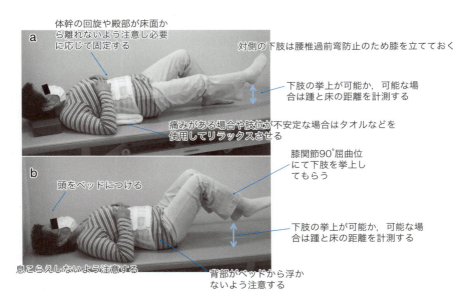

図7 背臥位で施行可能な筋力評価・ガイド
a：背臥位での下肢の筋力評価
b：背臥位での腹筋力の評価（両下肢の挙上）
背臥位にて下肢の挙上が可能か，可能であれば何cm挙上可能かを記録する．背部全体をベッドにつけることで体幹への過負荷を避ける．

体幹の最大突出部を壁や背もたれにつけて頭部までの距離を測定するなど，変化をとらえられるよう数値化できる評価を行う 図8 ．なお，アライメントの評価の際は手すりなどにつかまる，壁に寄りかかるなど安全に配慮して行う．

治療の効果判定や患者自身へのフィードバックのため，画像を撮影しておく．さらに，X線写真からも椎体の変形やそれに伴う脊椎のアライメントの変化を評価する 図9 ．

骨折後は身長の変化を引き起こすこともあるため，受傷前の身長と受傷後の経過による変化も指標となる．

1-5 歩行能力低下

歩行が可能となったら，場面に応じた歩行補助具の選定や，歩行耐久性や歩行速度などを評価する．歩行補助具の選定では，初めは安全性を重視し歩行器や歩行車などを利用する．その後安定性の向上に従

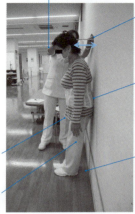

視線は正面を向く

後頭隆起から壁までの距離をメジャーで測定する

殿部を壁につけかるく寄り掛かる

上肢は体側におろす

足部は安楽に立位姿勢を保てる位置におき,壁からの距離も測定しておく

踵を床につけて膝を伸ばす.膝の伸展が困難な場合は膝の屈曲角度も記録する

図8 立位姿勢矢状面の評価・ガイド
壁から頭部との距離で体幹の前傾の程度を評価.無理ない立位姿勢を取ったときの矢状面からのアライメントを評価する.

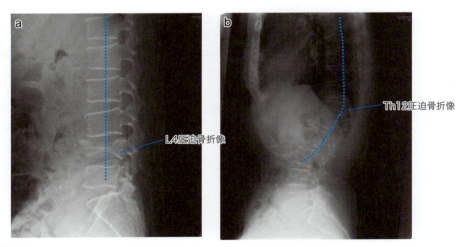

図9 X線写真を用いた姿勢評価・ガイド
a: L4の圧迫骨折,椎体の扁平化による生理的な前弯の減少
b: Th12の圧迫骨折,椎体楔状変化による生理的な後弯の増強
X線で椎体の位置を評価することで姿勢アライメントを評価する.

いT字杖歩行や杖なし歩行へ移行し，活動性や活動範囲を拡大していく．受傷前の歩行状態も重要な因子となるので転倒歴なども含めて情報収集しておく．

歩行耐久性や歩行速度は歩行の実用性を決定するための評価となる．歩行速度の評価には 10 m 歩行速度の評価が用いられることが多い．10 m を 10 秒以内で歩行できるかどうかは，転倒リスク予測の指標の 1 つとされるほか，横断歩道で渡り切れるかの目安とされるなど，有用性が高い．また，歩数も評価して歩幅を算出し，数値化して歩行能力の変化を評価する．歩容の評価では，歩幅や単脚支持時間の左右差，視線や上肢の振りの左右差などを評価する．日常診療で数値化することが難しい評価であるため，臨床的には動画を撮影することで本人へのフィードバックや変化の確認に役立てる．

1-6 バランス能力低下

立位でのバランス能力の低下はアライメントの変化や筋力低下などに起因して頻発する．上肢での支持なく立位が保持できるのか，片手での支持で立位が保てるのか，また片脚立位が可能か，上肢は自由に動かせるかなどは動作遂行能力の推察にも役立つ．

バランス能力の低下した，いわゆる運動器不安定症の状態は，転倒リスクが高く，椎体骨折の再発やその他の障害の引き金となる．運動器不安定症の判断基準（日本整形外科学会ホームページ「運動器不安定性」を参照．https://www.joa.or.jp/public/sick/condition/mads.html）でもある開眼での片脚立位検査 図10 や Time Up & Go Test（TUG テスト）は，カットオフ値が設定されているため，転倒リスクの指標にしやすい．開眼での片脚立位保持時間が 15 秒未満，もしくは最大努力下での TUG テストが 11 秒以上だと転倒リスクが高いとされる[9]．

1-7 活動量低下

骨折後の痛みや安静制限により活動量が低下すると，筋力低下や関節可動域制限，さらに運動耐容能の低下を引き起こし，身体的な悪循環をもたらす．運動耐容能の評価で簡便な方法として 6 分間歩行テストがある．心肺機能との関連も多く報告されており，日常的な運動量の設定や介入の効果判定に役立つ．

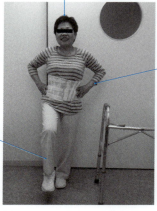

検査は開眼のまま施行する

両手を腰に当てる

転倒予防のためセラピストが近くにいるか，つかまれるところを用意するなど配慮する

片脚を床から5cm程度持ち上げる．高く上げすぎると不安定になるので注意する

図10 片脚立位検査・ガイド

開眼のまま一方の足を持ち上げ，片脚立位保持時間を計測する．上げた足が床に接地するまで，もしくは立ち足がずれるまでの時間を評価する．1～2回練習し左右それぞれ2回計測したうちよい値を採用する．

2 理学療法治療

理学療法治療の原則は，椎体の圧潰変形の進行をできる限りくいとめ，偽関節や遅発性麻痺の発生，脊柱変形などの二次障害を引き起こさずに早期からADLを獲得できるようにすることである．具体的な治療内容は，発症からの経過時間によってその主な目的が異なる 図11 ．

急性期においては，患部の安静を保ちつつ，疼痛管理と長期臥床に伴う廃用症候群（筋力低下，静脈血栓症，褥瘡など）の予防を最優先する．亜急性期に移行するとコルセット着用などで安全を確保したうえで離床を進め，筋力強化など積極的な理学療法介入を開始する．回復期では，活動量をアップさせ，日常生活へ復帰することが第1の目的となる．さらに，偽関節や脊柱後弯変形の抑制が治療介入や動作指導のポイントとなる．長期的には再発予防の観点から，転倒予防や骨粗鬆症の治療，家屋調整・環境改善なども検討する．

2-1 患者教育

急性期は体動時の激痛を伴うことが多く，日常生活においても過度な安静をとってしまう例も少なくない．そのため，筋力低下のほかさまざまな廃用症候群が生じる．廃用症候群のなかでも筋力低下以外の

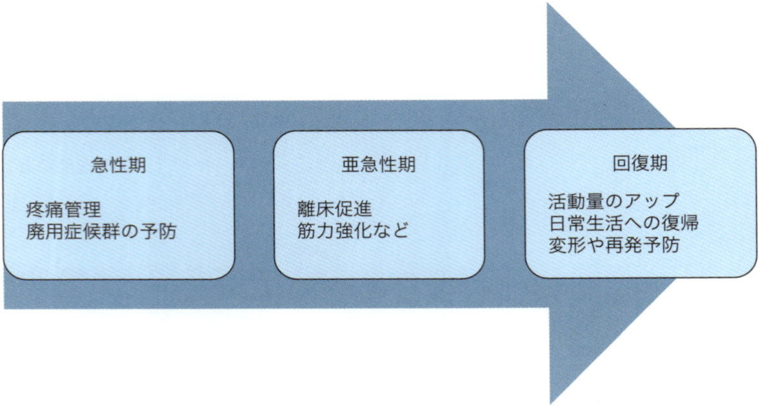

```
急性期              亜急性期           回復期

疼痛管理           離床促進          活動量のアップ
廃用症候群の予防   筋力強化など      日常生活への復帰
                                    変形や再発予防
```

図11　受傷からの経過と理学療法治療内容
理学療法治療は圧迫骨折の受傷からの経過時間によって主な目的が異なる．急性期は疼痛管理と廃用症候群の予防，亜急性期は離床を進め，筋力強化などの理学療法介入を行う．その後は活動量をアップさせ，変形や再発予防に対するアプローチへ移行する．

深部静脈血栓症や褥瘡などについては認知されていないことも多い．安静によるデメリットについては十分に説明を行い，早期からの治療介入について理解を得る．急性期以降も活動量の低下は筋力や体力の低下を招き，不動による合併症を引き起こすため，長期的に運動が重要であることを説明しておく．活動量が増える時期においては，コルセット着用の重要性（2-2 参照）や一般的な腰部への負担を軽減する動作方法 図12 も指導する．

2-2　体幹装具（コルセット）の選定，治療環境の調整

体幹装具（コルセット，図13 ）は，主に体幹の前傾運動を制限する目的で処方される．急性期において，十分な固定が必要な場合はギプスもしくは硬性コルセットが処方される．特に胸腰椎移行部は解剖学的に常に椎体前方への圧迫が加わるため他の部位の骨折に比べて変形のリスクが高く，より強固な固定が必要となる．一方，胸腰椎移行部以外の圧迫骨折や急性期を脱した骨折では，可動性やコンプライアンスを重視して軟性のコルセットが適応される．コルセットの目的や必要性を十分に説明し，指示された期間は必ず装着するよう指導する．

離床を開始する際はコルセットを着用するが，起き上がり動作は激

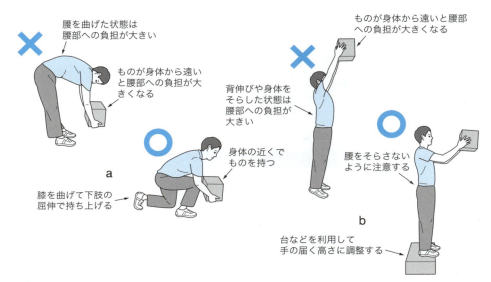

図12 腰部負担の少ない動作方法の指導・ガイド
a: 低い位置から荷物を持ち上げる動作．腰を曲げた状態でものを持ちあげると腰部には最大 4〜5 倍の負荷がかかるため，膝を曲げ下肢を使って持ち上げるようにする．
b: 高い位置のものを取る動作．背伸びした状態ではなく，台などを用いて身体に近いところでものを持つようにする．

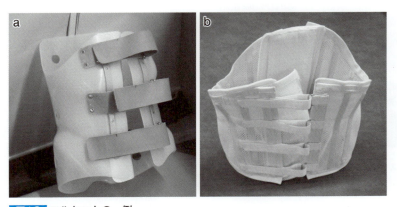

図13 コルセットの一例
a: プラスチックでできた硬性コルセット．固定力には優れるがコンプライアンスが悪いことも多い．
b: メッシュ素材の軟性コルセット．硬性のものより固定力は劣るが比較的コンプライアンスがよく，市販されているものもあり一般によく用いられる．

痛を伴うことも多い．廃用症候群予防のためには，電動ベッドなどの環境設定にも配慮して，臥床時間を最小限にとどめる[10]．

急性期で痛みが強い場合には消炎鎮痛薬の投与や座薬・湿布薬の使用，頑固な痛みにはときにはブロック注射が適応になることもある．運動療法がスムーズに進まない場合は薬物治療との兼ね合いも検討して治療を進める．

2-3 関節可動域制限の予防と改善のためのストレッチング

痛みや安静臥床によって可動域制限が生じないよう，可及的早期から関節可動域制限の予防に努める．特に四肢の ROMex はベッド上でも安全に施行できるため早期から介入を行う．Thomas test 肢位での股関節屈筋のストレッチングや SLR でのハムストリングスのストレッチングは背臥位で安全に行えるためよく用いられる．

圧迫骨折後は脊柱後弯変形が生じやすく，骨癒合完成後も脊柱後弯化は進行する可能性がある．一度変形した骨は徒手的な治療での回復は難しいため，臥位で可能な範囲で体幹の伸展運動を施行するほか，長時間の体幹前屈位を避けるように指導する．痛みが落ち着いてから

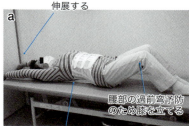
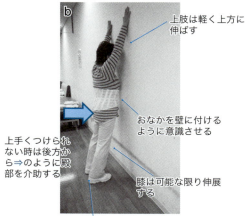

図14 体幹伸展のストレッチング・ガイド
a：臥位での体幹伸展ストレッチング，b：立位での体幹伸展ストレッチング
上肢の位置は痛みの少ない位置を選択する．臥位もしくは立位にて，体幹のストレッチングを施行する．呼吸は止めないように指示し，20〜30秒間ストレッチングする．

は立位でも体幹の伸展運動を行うが，痛みの増悪や過度なストレッチングには十分注意する 図14 ．

2-4 筋出力，筋力の強化[11,12]

高齢者が対象となることの多い本疾患では，筋力強化は，受傷後の経過期間を問わず重要となる．いずれの時期においても脊柱に急激な衝撃を与えずに四肢・体幹の筋力強化を図る．基本的には過度な体幹の可動を避けた等尺性運動を行う．特に心疾患や呼吸器疾患を有する場合は，呼吸を止めずに息を吐きながら力を入れるようにアドバイス

○○○様　自主トレーニング

①足首の運動

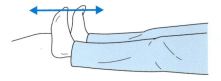

足首を上下にゆっくりと動かします．
寝た状態や座った状態で行いましょう．
むくみや静脈血栓の予防にもつながります．

②膝の押しつけ運動

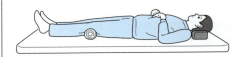

膝の下にバスタオルを丸めたものを用意します．
バスタオルを押しつけるようにしてゆっくりと力を入れ5秒保持したらゆっくりと力を抜いてください．

③手の運動

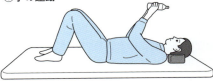

膝を立てた状態で両手を天井の方に持ち上げます．
500mLのペットボトルに水を入れて持って行うとより効果的です．

調子がよいときに，痛みが強くならない範囲で行って下さい．

図15 ベッドサイドで施行可能な自主トレーニング資料の例
ベッド上で臥位でできるものを中心に自主トレーニングが行えるよう資料を作成する．安全に行えるものを選択する．

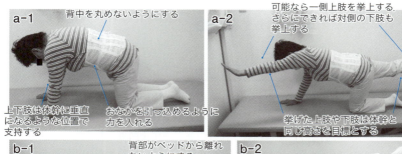
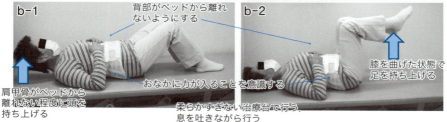

図16 体幹の可動を伴わずに行う体幹の筋力強化・ガイド
a：四つ這い位での体幹筋力強化，b：臥位での腹筋力強化
b-1もしくはb-2で痛みが増強せずできる方法を選択する．a，bとも息を吐きながら3〜5秒かけて頭部や上下肢を持ち上げ，ゆっくりと戻す．

する．また，内科的合併症や変形性関節症などの他の整形的疾患を有していることも多く，負荷量や運動時の症状に対して十分に注意する．
　急性期においては，骨折が生じたことに起因する廃用症候群を最小限にとどめることが主な目的となる．特に臥床によって筋力低下をきたしやすい抗重力筋を中心に施行し，ベッド上で安全に施行できるものは患者自身で施行できるような資料を作る 図15 など工夫する．亜急性期には，活動性を上げるために必要な筋力強化を中心に施行し，痛みが落ち着いてからは体幹筋力の強化を中心に行う 図16 ．椎体骨折後に生じやすい椎体変形を予防するポイントの1つが腹腔内圧である．腹腔内圧が高まると脊柱の安定感をもたらし，下部腰椎では約30％程度負担が減少する．腹筋力の強化は腹腔内圧と直接的な相関関係は認められていないが，最深部の腹横筋や多裂筋は腹腔内圧と関連がある．また，腹直筋や腹斜筋も補助的に腹腔内圧と関連しているため，腹筋力などの体幹筋力強化も効果的である．

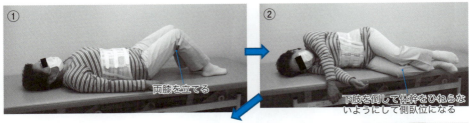
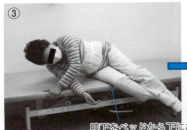
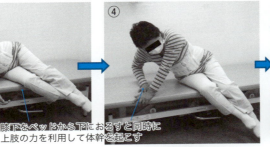
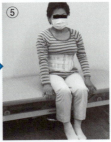

図17 起き上がり方の指導・ガイド
① 膝を立てる → ② 側臥位になる → ③④ 体幹を起こす → ⑤ 座位になる．
体幹前屈は胸腰椎移行部の椎体圧縮力が集中するため，体幹を前屈させないで起き上がる方法が推奨される．ベッドサイドでは，ベッド柵などを用いて起き上がるのも有用である．

2-5 起居移動動作の指導

　安静制限が解除されたら速やかに離床を進め，移動能力を確保する．特に起き上がり動作は痛みを引き起こしやすく，離床の基本的な動作であるため，脊椎に負担のかからない起き上がり動作の方法を早期に指導する 図17 ．

　また，体幹の前傾は椎間板内圧を上昇させ，脊柱周囲筋の負担も増加させるため座位からの起立動作も痛みを引き起こしやすい．体幹前傾での痛みが強く，上肢の筋力が十分ある場合には体幹を前傾しない起立方法 図18 を指導する．

2-6 姿勢の修正，歩行練習，バランス練習

　座位や立位など抗重力位の肢位を取る際は，変形を増悪させないよう姿勢に注意する．状態に応じてコルセットも用いて体幹の過度な前傾を生じないよう指導する．

　歩行練習は活動量の確保や ADL 動作の自立に欠かせない．筋力や

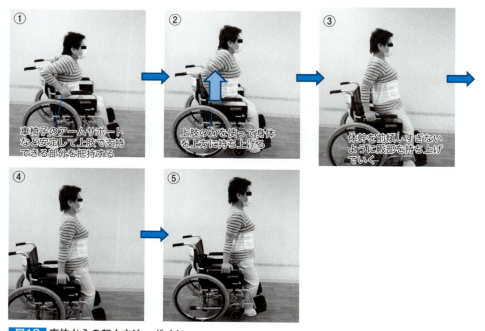

図18 座位からの起立方法・ガイド
体幹前傾を伴わない起立方法は，体幹前傾による痛みが強いときに有効

痛みの状況により歩行補助具を選択するが，初期は歩行器を使用した歩行練習が中心になる．その際歩行器の高さが低いと体幹の前傾を助長してしまうので，高さの設定には注意する 図19．

立位でのバランス能力の向上は，転倒予防の観点からも重要である．手すりなどにつかまり安全性を確保して，片脚立位や立位での上肢挙上 図20 など ADL にもつながる練習を行う．

2-7 体力増強，活動量維持

起居動作や歩行など基本的な動作の獲得とともに，日常生活に戻るための運動耐容能の向上に向けた介入を行う．歩行距離の延長や自転車エルゴメーターなど安全に遂行できるものを選択し，負荷量の設定は心肺機能やその他の合併症の有無を確認したうえで慎重に行う．自転車エルゴメーターは背もたれのついたリカベントタイプのものが脊柱への負担が少ない．

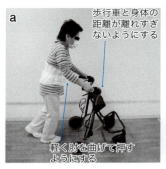
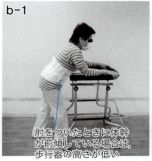
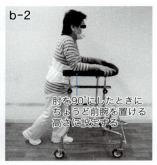

図19 歩行練習・ガイド
環境や能力に応じて a の歩行車・b の歩行器など歩行補助具を選択する.
a の歩行車は比較的コンパクトで動きやすい. b の歩行器は前腕で体重を支持できて安定感がある.
b-1 のように歩行器の高さが低いと体幹が前傾位となり脊柱の後弯を引き起こすため, b-2 のように前腕を置いたときに体幹が伸展できる高さに設定する.

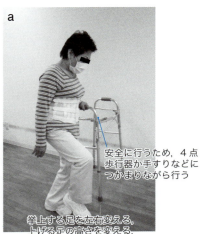
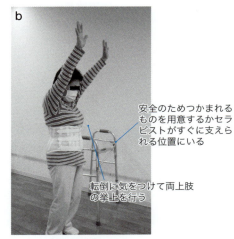

図20 バランス練習の一例
a: 片脚立位の練習, b: 立位での上肢挙上・可動練習

2-8 再発予防

椎体骨折の既往は隣接椎体の骨折リスクを高める，椎体骨折は生命予後と関連し骨折椎体数とも関係するとされており，長期的な観点からの再発予防に関する指導的介入も重要である．ウォーキング習慣や週2〜3回の筋力トレーニングなどの運動は，骨密度の上昇や転倒による骨折の予防にもつながるため，継続的な運動習慣を身につけられるよう指導する．また，ステロイドの使用などは骨脆弱性を引き起こし骨折のリスクを高める可能性があるため薬物の使用についても確認し，安全な運動指導につなげる．

❖文献

1) 折茂　肇，他．骨粗鬆症の予防と治療ガイドライン2015年版．東京：ライフサイエンス出版；2015．p.2-5.
2) 藤原佐枝子．骨粗鬆症の疫学的背景．臨床画像．2009；25：822-7.
3) 津田隆之．骨折の疫学と転倒予防．臨床整形外科．2015；50：1201-8.
4) 森　諭史，宗圓　聰，荻野　浩，他．椎体骨折評価基準（2012年度改訂版）．Osteoporosis Jpn. 2013；1：25-32.
5) Kim HJ, Kim YH, Kang KT, et al. Contribution of catastrophizing to disability and pain intensity after osteoporotic vertebral compression fracture. J Orthop Sci. 2016；21：299-305.
6) 日本緩和医療学会　緩和医療ガイドライン作成委員会．がん疼痛の薬物療法に関するガイドライン2010年版．東京：金原出版；2010.
7) Norkin CC, White DJ 著，木村哲彦，監訳．関節可動域測定法―可動域測定の手引き．改訂第2版．東京：協同医書出版社；2002．p.199-214.
8) Offierski CM, MacNab I. Hip-spine syndrome: The effect of total replacement surgery on low back pain in severe osteoarthritis of the hip. Spine. 2007；32：2099-102.
9) 日本整形外科学会ホームページ：https://www.joa.or.jp/public/locomo/comparison.html
10) 竹井健夫，他．高齢者脊椎圧迫骨折と装具療法．PTジャーナル．2014；48：1035-9.
11) Voight ML, et al. Musculoskeletal interventions: techniques for therapeutic evercise. 2007: 743-80.
12) Sinaki M. Exercise for patients with osteoporosis: management of vertebral compression fractures and trunk strengthening for fall prevention. PM R. 2012；4：882-8.
13) Dewar C. Diagnosis and treatment of vertebral compression fractures. Radiol Technol. 2015；86：301-20.

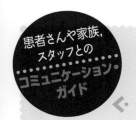

Communication Guide:
「××?」ときかれたらどうする?

Q 「リハビリ病院などに転院してリハビリを継続したほうがよいでしょうか?」ときかれたらどうする?

A 圧迫骨折後,急性期を脱しリハビリが進むとその後の転帰先を検討しなくてはいけない時期がきます.つまり,自宅に帰るか,それともリハビリ病院などの施設でさらにリハビリを継続するか,ということです.転帰先は患者さんと医師,そして患者さんの家族が話し合って最終的な決定をすることになりますが,検討する際に身体機能は重要な因子となります.そのため患者さんや患者家族,担当医などからも身体機能の状況について意見を求められることもしばしばあります.一言に身体能力といっても,屋外か自宅かなどの環境や体調の良し悪しによっても遂行可能な動作能力は変わってきます.そのため,最大限遂行可能な動作と安全に行える動作をしっかりと把握しておきましょう.また,転帰先の検討には,身体能力のみならず,認知面や家屋の状況,同居家族の有無やその介護力,さらに投薬状況なども重要な因子となります.社会的な資源の活用が有益な場合もあるので,他職種のスタッフでさまざまな情報を持ち寄って,患者さんに情報を提供できるようにしましょう.

<三森由香子>

3 非特異的腰痛

Introduction

疾患の特徴

　非特異的腰痛は，癌や感染症，馬尾神経症状のような深刻な基礎疾患や脊柱管狭窄症，神経根障害，他の特定の脊椎由来の疾患（脊椎圧迫骨折，強直性脊椎炎など）の徴候のない背部（肋骨下縁から殿溝の間の領域）の痛みや不快感を指し[1]，下肢痛を伴う場合もある．非特異的腰痛は腰痛全体の 85〜90％を占める[1-4]．症状と関連の乏しい腰椎の退行変性は一般的に非特異的腰痛に含める．

　2013 年の厚生労働省による国民生活基礎調査によると，腰痛の有訴者率は男性で 1 位，女性で 2 位であり[5]，国際的な疫学研究では生涯有病率は 70％以上と推定されている[1]．発症から 6 週以内を急性期，6〜12 週を亜急性期，12 週以後を慢性期とすることが多い[1,4]．非特異的腰痛は発症から 6 週以内に 90％が治癒するとされ[1]，比較的予後が良好であると考えられていたが，最近のレビューでは，最初の 3 カ月で治癒する症例は 33％に過ぎず，65％が 1 年後にも痛みを訴えていると報告されている[6]．再発率も 24〜33％と高く[7]，再発を繰り返しながら慢性経過をたどる傾向がある．

　急性腰痛発症の生体力学的リスク要因として，腰部への負荷の蓄積と関節モーメント，脊椎に対する剪断力が重要とされており[8]，肉体労働者の有病率は 39％，デスクワーカーでも 18.3％と報告されている[7]．個人的リスク要因には決定的な根拠はない[3]．また，恐怖回避思考や心理的苦痛，抑うつ，仕事への不満などの心理社会的要因もリスクとなり得る[1,3,7,8]．

　非特異的腰痛は器質的疾患のない腰痛の総称のため，特定の病態は存在しないが，腰椎そのものの機能障害以外に隣接関節の可動域制限

や筋力低下，運動・動作パターンの障害などが腰部の特定の構造にストレスを与えて腰痛を発症していることが多い．腰痛や下肢痛のために様々な運動，動作が妨げられ，日常生活や仕事，スポーツ活動などが制限される．

1 理学療法評価

1-1 痛み

筋・筋膜，靱帯，椎間関節，椎間板，椎骨は侵害受容性の神経分布が明らかになっており，これらすべてが腰痛の原因構造として考えられる[3]．原因構造を確定診断することは困難であるが，およそ 表1 のような特徴がある．

痛みの程度は Visual Analogue Scale や Numerical Rating Scale で数値化する．悪化・緩和要因は痛みのメカニズムを推論する上で非常に重要なため，必ず聴取する．また，腰部だけでなく，関連痛を殿部や下肢に訴えることがあるため，痛みが複数箇所ある場合はそれぞれの痛みの関連性までボディーチャートに記載する．

患者が痛みを訴える部位を中心に触診を行い，圧痛を確認する．左右の腸骨陵を結んだ線（Jacoby 線）が第 4 腰椎棘突起上を通るため，これを基準として各分節の棘突起間や椎間関節を触診していく 図1 ．これらの構造や傍脊柱筋群を触診した際の圧痛が患者の主訴と同じであったり，殿部痛や下肢痛が再現されたりすれば，それが原因構造である可能性が高まる．

表1 腰痛の主な原因構造と痛みの特徴（文献 3, 9〜12 を参考に作成）

椎間関節	立位の持続や腰椎伸展で悪化 朝方のこわばり（関節症性変化がある場合） 脊柱の側方（片側または両側）に分布
椎間板	腰椎屈曲位（座位，前屈位），屈曲位での回旋，咳やくしゃみで悪化 腰椎伸展や伸展位で改善，痛みは腰部を横切るように分布
筋・筋膜	腰椎屈曲や屈曲位の持続（筋の伸張）で悪化 腰椎伸展位で改善 脊柱の側方（片側または両側）に分布
仙腸関節	特徴的な受傷機序（段差の踏み外し，殿部から転倒，妊娠など） 階段の上り下り，立ち上がり動作で悪化 片側性に出現することが多い

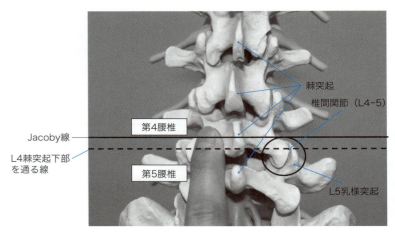

図1 腰椎の触診・ガイド
棘突起下部から1横指外側にその下の腰椎の乳様突起，その内側に椎間関節を触れる．

　腰痛の日常生活活動（ADL）への影響を評価するため，患者立脚型のアウトカムである ODI（Oswestry Disability Index）や RDQ（Roland-Morris Disability Questionnaire）などの質問票を用いる[6]．それぞれ日本語版が作成され，計量心理学的特性も分析されている[13,14]が，ODI では床効果，RDQ では天井効果が認められることから，ODI は重症例，RDQ は軽症例への使用が勧められている．

1-2 アライメント異常

　痛みや筋力，筋長の不均衡，関節可動域（ROM）の制限などによりアライメントが不良となる．持続的なアライメント不良は二次的な筋長の異常や ROM 制限を生じさせ，腰部の特定構造に対する過剰なストレスの原因となる．

　主観的評価において特定の姿勢で痛みが発現，悪化する場合，その姿勢を中心に分析する．立位において主に観察される姿勢の異常と予測される原因を 図2 に示す．

　詳細な分析をする前に全体像を把握できる位置から各骨指標の位置関係を観察し，およそどの部位に力学的ストレスが加わっているかを推測する．立位では，骨盤を中心に骨指標を触診しながら骨盤の前後傾や左右の傾斜を前額面，矢状面から観察する．骨盤の前後傾は上前腸骨棘（ASIS）が上後腸骨棘（PSIS）よりも2横指程度低い位置が正

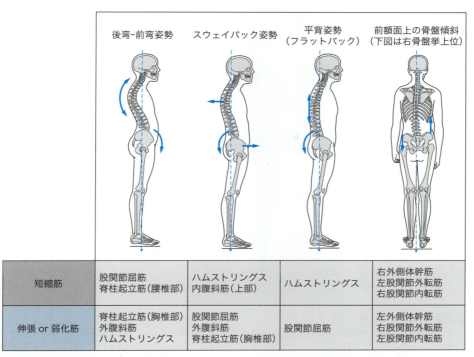

図2 主な姿勢の異常とその原因筋（Kendall FP, et al. MUSCLES testing and function with posture and pain. 5th ed. Lippincott Williams & Wilkins; 2005[15]）をもとに作成）

常であり，ASISと恥骨結合を結ぶ線が垂直になる 図3．座位では耳垂と肩峰，大転子を結んだ線が矢状面上で垂直であること，腰椎の生理的前弯が保たれていることを確認する．

　異常姿勢が痛みを回避するためなのか，その姿勢そのものが痛みの原因であるのかを確認するために，セラピストが正常なアライメントに徒手的に修正する．このとき，痛みが発現もしくは増強すれば，患者の姿勢は痛みを回避するためのものである可能性がある．

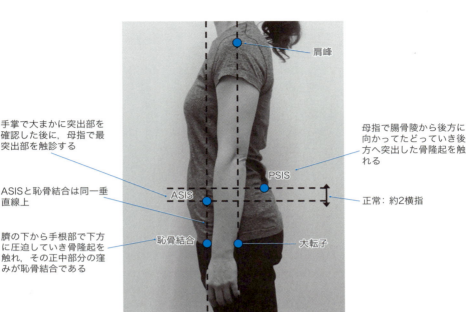

図3 立位姿勢の評価・ガイド
まず，患者の全体像を把握できる位置から，矢上面で耳垂，肩峰，大転子，膝蓋骨後面，外果前方が同一垂直線上に並んでいるかを観察する．その後，骨盤の前後傾や左右の傾斜を評価する．恥骨結合を触診する場合は，患者に触診方法を指導して患者自身に指し示してもらうとよい．

1-3 ROM 制限

　痛みや関節の退行変性，筋長の短縮などにより脊椎や股関節 ROM が制限される．ROM 制限はアライメント不良や運動・動作パターンに影響し，腰部の一部の構造への過剰なストレスの原因となる．

　脊椎や股関節の ROM は関節角度計や傾斜計，巻尺などを用いて定量的に評価する．腰椎の自動運動検査では，全体の可動域だけでなく，動きの質も同時に観察する 図4 ， 図5 ．正常な腰椎骨盤リズムは，前屈時は腰椎が先に屈曲し始め，その後に骨盤の前傾（股関節の屈曲）の割合が大きくなる．前屈位からの伸展では股関節が先に伸展し始め，その後に徐々に腰椎の伸展が大きくなる．また，他動運動時の腰椎各分節間の可動性（PPIVMs: passive physiological intervertebral movements）や，副運動検査（PAIVMs: passive accessory intervertebral movements）により各分節間のスティフネスを評価する．テクニックの詳細は成書[16]を参考にされたい．

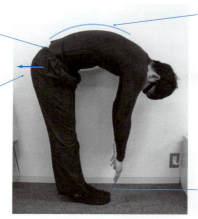

図4 前屈動作の評価・ガイド

患者に手で爪先を触るように指示し，可動性や動作パターンなどを観察する．正常では腰椎が先に屈曲し始め，徐々に骨盤の前傾が大きくなる．前屈時だけではなく直立位に戻る際も，引っかかりや疼痛弧，Gowers 徴候（登はん性起立）がないかをチェックする．

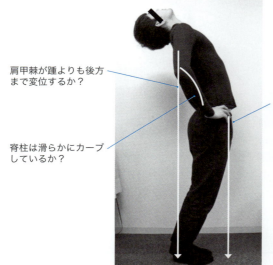

図5 後屈動作の評価・ガイド

患者に腰を後ろに反らすように指示し，可動性や動作パターンなどを観察する．この症例では肩甲棘が踵に達していないため，脊柱や股関節の伸展などに（腰椎に限らない）何らかの問題が存在していることが推測される．

3. 非特異的腰痛

1-4　筋長の異常

痛みや筋力の不均衡，ROM 制限により筋長の異常が起こる．筋長の異常はアライメント不良の原因となるため，特定の姿勢の継続で症状が誘発，増強する場合は必ず評価する．骨盤・股関節周囲の筋を中心に筋長を評価する 表2 ．修正 Thomas test では，膝関節が屈曲 90°以上で大腿が治療台に着かなければ腸腰筋の短縮が示唆されるが，このとき，膝関節の伸展が出現すれば大腿直筋，股関節が外転すれば大腿筋膜張筋が短縮している可能性がある 図6 ．

表2 主な筋長テストと正常所見[10,15,17]

テスト・筋名	方法	正常所見
腰方形筋	側臥位で上部体幹を側方に持ち上げる	・肩甲骨下角が治療台から 3〜5 cm 離れる ・脊柱のカーブが均一
修正 Thomas test （腸腰筋，大腿直筋，大腿筋膜張筋） 図6	① 背臥位で膝から遠位を治療台の端から出す ② 一方の下肢を屈曲して抱え，もう一方の下肢を治療台におろす	・股関節が外転，回旋することなく大腿が治療台に着く ・膝関節 90°以上
SLR テスト （ハムストリングス）	背臥位で一方の下肢の膝を伸展位に保ったまま挙上（股関節屈曲）する	・股関節屈曲 80°以上
Ely test （大腿直筋）	腹臥位で一方の膝関節を屈曲する	・股関節が屈曲しない（殿部が挙上しない）
Ober test （大腿筋膜張筋）	側臥位で上になった側の下肢を治療台におろす	・股関節が屈曲・回旋することなく大腿が水平面よりもわずかに下がる（膝 90°屈曲位の場合） ・大腿が水平面よりも 10°下がる（膝伸展位の場合）

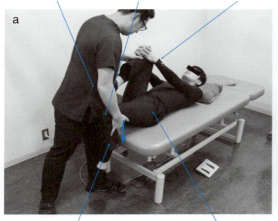
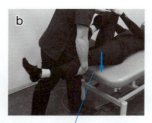
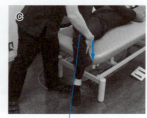

膝関節伸展位ならば大腿が治療台につく
→大腿直筋の短縮の可能性

股関節外転位ならば大腿が治療台につく
→大腿筋膜張筋の短縮の可能性

図6 修正 Thomas test・ガイド

患者は背臥位で膝から遠位をベッド端から出し一方の膝を抱える．セラピストはもう一方の下肢を治療台へおろす．股関節が内外転・回旋中間位，膝関節屈曲 90°以上で大腿が治療台につけば，腸腰筋の筋長は正常である（a）．このとき，膝関節が伸展すれば大腿直筋，股関節が外転すれば大腿筋膜張筋の短縮が疑われるため，b，c のように股関節と膝関節の角度を変えて大腿が治療台につくか確認する．

1-5 運動・動作パターン，筋機能異常

　痛みによる筋出力低下や廃用性筋萎縮による体幹や股関節の筋力低下の結果，主動筋と拮抗筋，主動筋と共同筋の不均衡を生じ，運動・動作パターンに異常が起こる．運動・動作パターンの異常によって腰部の特定構造に過剰なストレスが加わる可能性がある．

　運動の質や制御について総合的な情報が得られる 6 つの運動パターン（股関節伸展，股関節外転，体幹起き上がり，頚部屈曲，腕立て伏せ，肩関節外転）を評価する[17]．股関節伸展運動パターンテストでは，ハムストリングス，大殿筋，脊柱起立筋，肩関節周囲筋の始動順序と筋活動の程度を観察する 図7 ．正常なパターンでは，ハムストリングスに続き大殿筋，次に反対側の脊柱起立筋，そして同側の脊柱起立筋が働く[17]．股関節外転運動パターンテストは，外側の筋による骨盤の安定機構の質や歩行時の前額面での骨盤の安定についての情報が得

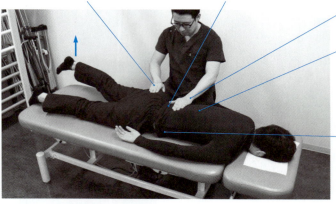

図7 股関節伸展運動パターンの評価・ガイド
患者は腹臥位で一方の股関節を伸展させる．正常ではハムストリングス，大殿筋，反対側の脊柱起立筋，同側の脊柱起立筋の順に筋収縮が起こる．

られる．側臥位で上になった方の下肢を挙上したときに，正常パターンでは，骨盤の挙上や体幹の回旋，股関節の屈曲も内外旋もなく，股関節は約 20°外転する[17]．体幹起き上がり運動パターンテストは，腸腰筋と腹筋群との相互作用を評価するテストであり，背臥位（下肢屈曲位）から前方に起き上がろうとしたときに，正常パターンでは骨盤の前傾や踵の挙上なしに，上部体幹が屈曲する[17]．以上が比較的腰痛に関連の強い運動パターンであり，その他のパターンの評価方法については成書[17]を参考にされたい．また，その他に患者が痛みを訴える動作やそれに含まれる運動の一部を再現させ，そのパターンに問題はないかを観察する．その動作が主訴に影響していれば，その原因を推論しその後の評価計画を修正する．

　運動・動作パターンの評価によって推測された筋機能異常について，体幹や股関節を中心に徒手筋力検査やダイナモメータを用いて評価する．ローカル筋（腹横筋，内腹斜筋，多裂筋）の機能不全は腰椎の不安定性や運動・動作パターンに影響し，一部の構造への過剰なストレスの原因となるため，プレッシャーバイオフィードバック装置などを用いてその機能を評価する 図8 ．

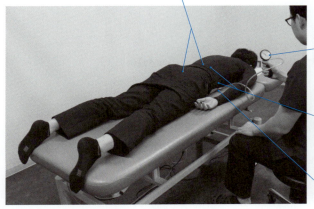

図8 ローカル筋（腹横筋）の機能評価・ガイド
正常では圧が 4～10 mmHg 低下する．圧の低下が少な過ぎたり多過ぎたりする場合は，ローカル筋の機能不全やグローバル筋（腹直筋や外腹斜筋，脊柱起立筋など）の過活動などが推測される．

1-6 腰椎不安定性

前屈動作や前屈位から直立位へ復位する間の引っかかり（catch）や有痛弧，Gowers 徴候（登はん性起立），腰椎骨盤リズムの異常は不安定性の臨床徴候の1つとされている[18]．腰椎の不安定性を呈する症例では，前屈動作では腰椎が屈曲せずに股関節のみを屈曲させたり，前屈位からの復位では股関節の伸展よりも腰椎の伸展が先行して先に完了するパターンを認めることがある．加えて prone instability test 図9 や腰椎全体または各分節間の可動性検査の結果から総合的に不安定性を評価する．腰椎屈曲が 53°より大きい場合や伸展が 26°より大きい場合，腰椎各分節の検査で過可動性が認められた場合は X線画像において不安定性が認められる可能性が高い[19]．

1-7 仙腸関節機能障害

仙腸関節の機能障害が腰痛の原因となることがあるため，痛みが仙腸関節付近や殿部，下肢に生じている場合は仙腸関節の疼痛誘発テストを実施する．distraction test, thigh thrust test, Gaenslen's test, compression test, sacral thrust test のうち，3つ以上のテストで陽性所見が出なければ，仙腸関節が痛みの原因である可能性は低い[20]．

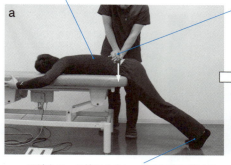
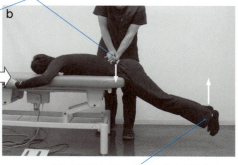

図9 prone instability test・ガイド

a で出現した痛みが b で消失した場合に不安定性があると判断する（筋活動によって腰椎が安定したために痛みが出現しなかったと解釈）．
下肢の挙上で痛みが出現するようであれば症状を悪化させる恐れがあるので，このテストは無理に行わない．

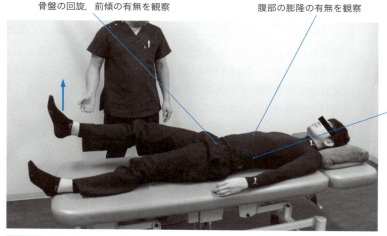

図10 ASLR test・ガイド

患者は背臥位で，下肢を1側ずつ膝関節伸展位で挙上する．患者に，容易に挙上できたか，左右差はないかを聴取する．下肢の挙上に困難感がある場合に，仙腸関節の不安定性を有する可能性がある．腰椎の不安定性やローカル筋の機能不全，グローバル筋の過活動があっても陽性を示すことがある．

また，仙腸関節の不安定性を評価するために，active straight leg raising test（ASLR test）を実施し，下肢から骨盤帯，体幹へとつながる負荷の伝達機能を評価する **図10** ．

1-8 心理社会的要因

心理社会的要因が腰痛の発症や慢性化に影響することが報告されている[1,3,6,7]．心理社会的要因のスクリーニングツールとして Fear-Avoidance Beliefs Questionnaire (FABQ)，Tampa Scale of Kinesiophobia (TSK)，Pain Catastrophizing Scale (PCS)，STarT back screening tool などがある．いずれも日本語版の計量心理学的特性が検討され使用可能となっている[21-25]．FABQ と TSK は恐怖回避思考の評価尺度で，FABQ は項目 2～5 の合計が 15 点以上で恐怖回避思考が強いとされる[26]．PCS は破局的思考の評価尺度である．STarT back は腰痛の身体的要因と心理社会的要因の総合的なスクリーニングツールで，心理社会的要因のサブスケールが 4 点以上でハイリスク群に分類される[25]．

2 理学療法治療

非特異的腰痛症は器質的疾患のない腰痛症の総称であるため，痛みに対する直接的な治療だけではなく，腰部の特定構造に力学的ストレスを与え得る間接的要因に対するアプローチが重要となる．

非特異的腰痛症のガイドラインにおいて，急性期における非薬物的治療としては，過度なベッド上の安静をさせないことや活動をできる限り維持させるアドバイスが中心となり，特定の運動療法を指示することは推奨されていない[1,4]．慢性期では各種運動療法や患者教育，認知行動療法を含むカウンセリング，マニピュレーション，集学的リハビリテーションなどの実施が推奨されている[1,2,4,6]．また，全病期にわたって，セントラリゼーション（中央化現象）を利用したエクササイズの実施も推奨されている[6]．

2-1 痛みに対する治療

腰椎の自動運動や各分節の他動運動，副運動検査で痛みが誘発された場合は，グレードⅡ（こわばりや筋スパスムが出現しない範囲までの振幅の大きな運動）の関節モビライゼーションを実施する[16]（図11 参照）．筋に対する触診で腰痛や下肢痛が再現される場合は，その部位に対して持続的な圧迫や短いストロークでのマッサージを 20 秒程度実施する．

特定の方向への運動の繰り返しにより，痛みが腰椎の中央に移動する現象をセントラリゼーション（中央化現象）という．この現象を利

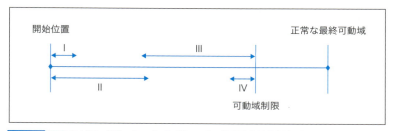

図11 関節モビライゼーションのグレード（低運動性関節）（Maitland GD, et al. Maitland's vertebral manipulation. 7th ed. Elsevier；2005[16]より改変）

グレードⅠ：可動域の開始位置近くでの振幅の小さな運動
グレードⅡ：こわばりや筋スパズムが出現しない範囲までの振幅の大きな運動
グレードⅢ：こわばりや筋スパズム内まで達する振幅の大きな運動
グレードⅣ：こわばりや筋スパズム内まで伸張を加える振幅の小さな運動

用したエクササイズがガイドラインにおいても推奨されている[6]．腰椎伸展運動が適応になる場合が多く，腰椎の伸展運動の繰り返しでセントラリゼーションが認められる場合は，伸展エクササイズ[27]の実施を検討する．伸展エクササイズでは，まず初めに腹臥位を2〜3分間取らせる 図12a ．これで痛みの悪化がなければ，前腕をついて上半身を起こした肢位を2〜3分間取らせる 図12b ．これで痛みの悪化がなければ，両手を肩の下について両肘を伸展させ，脊柱をさらに伸展させる 図12c ．痛みに耐えられる所まで伸展したら，その肢位を1〜2秒間維持し，元に戻す動きを10回程度繰り返す．この一連のエクササイズを1日に6〜8セット実施する．運動中に痛みの増強や末梢化が起こる場合は，このエクササイズは適応にならない．

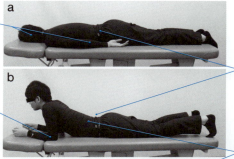

腹臥位で両上肢は体側に置き，顔は左右どちらかに向ける

深呼吸をして身体の力を抜き，この肢位を2〜3分間保持する

肘が肩の直下にくるようにして，前腕で上半身を支える

脊柱が重力にまかせてたわむように，できる限りリラックスさせる

両手を肩の直下に置き，肘を伸展しながら上半身を持ち上げる

体幹や殿部，下肢をリラックスさせて，痛みに耐えられるところまで腰椎を伸展，その肢位を1〜2秒維持する．10回1セットとし，繰り返すたびに腰椎の伸展を大きくしていく

図12　伸展エクササイズ・ガイド
a〜cの順に1日に6〜8セット実施する．痛みが増強したり，痛みの末梢化が起こる場合はこのエクササイズは実施すべきでない．

2-2　ROM制限に対する治療

　脊椎や四肢のROM制限が主訴に影響している場合に実施する．ROM制限に対する治療は筋機能低下や運動・動作パターン異常に対する治療に先立って実施する．

　ROM測定時の最終域感や関節の副運動検査の結果，筋長検査の結果などから，制限の原因を予測する．制限が軟部組織性のものであればストレッチングや軟部組織モビライゼーションなどの手技を用いる 図13 ．関節性のものであれば関節モビライゼーションを実施する 図14 ．ROMの改善を目的とする場合は，こわばりや筋スパズム内まで達するグレードⅢもしくはⅣのテクニックを用いる[16]（ 図11 参照）．

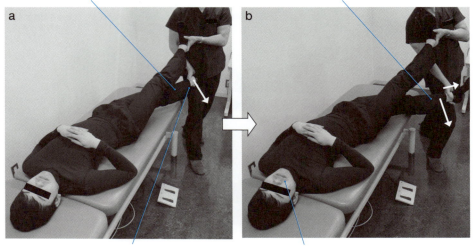

②患者は息を吸いながらわずかに股関節を外転させる求心性収縮を行った後、セラピストの力に抵抗して等尺性収縮をさらに2秒ほど行う（最大筋力の5～20%）

④セラピストは患者が息を吐くのに合わせ、下肢を牽引しつつ、セラピストの大腿上を滑らせるように下肢を内転・伸展させる

①セラピストは患者が体幹や股関節、大腿外側に伸張を感じるところまで下肢を内転させる

③等尺性収縮後、息を吐きながらリラックスしてもらう

図13 ラテラルライン（一側の腰方形筋、大腿筋膜張筋、腸脛靭帯など）の筋膜ストレッチング[28]・ガイド
①～④を可動域が変化しなくなるまで繰り返す.

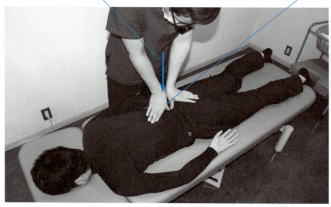
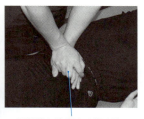

肩を手の直上に位置させ、体重が上腕～前腕～母指に伝わるように圧迫する

両母指の先端を合わせ、棘突起の外側に置き、母指はできる限り垂直に立てる

両側性に治療する場合は、豆状骨と有鉤骨鉤の間に棘突起が位置するように手を置き、その上にもう一方の手を重ね合わせる

図14 腰椎（片側の椎間関節）に対する関節モビライゼーション・ガイド
可動域制限に対するアプローチでは、グレードⅢ（制限に達する振幅の大きな運動）もしくはグレードⅣ（制限に達する振幅の小さな運動）の手技を用いる（図11参照）.

2-3 筋機能トレーニング

　理学療法評価において腰椎の不安定性が疑われる場合には，まずはじめにローカル筋（腹横筋，多裂筋，内腹斜筋）の収縮を促す 図15 ．ただし，安静呼吸で胸郭の挙上やグローバル筋の収縮が認められるようであれば，ローカル筋のエクササイズの前に呼吸パターンを修正する．ローカル筋の収縮が得られたら，カールアップやサイドブリッジ，バードドッグエクササイズ 図16 などのグローバル筋の収縮を含めた安定化エクササイズを指導する．グローバル筋を含めた安定化エクササイズと平行して，患者の仕事やスポーツにおける機能的動作を利用し，腰椎を安定させながらその動作を遂行させる課題を実施する．

　筋の抑制や筋力低下が痛みを誘発する姿勢や運動・動作パターンに影響していると推測される場合には，その原因となっている筋の収縮を促す．抑制や筋力低下を呈する筋をトレーニングする場合は，他の筋の代償的収縮が出現しないような方法を検討する 図17 ．

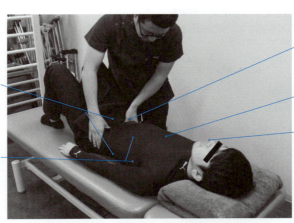

図15 ローカル筋（腹横筋）のエクササイズ・ガイド
患者は背臥位で両膝を屈曲し，安静呼吸の呼気後にさらに腹部を引き込む（ローカル筋の収縮）．セラピストは ASIS の内下方・腹直筋の外側に指を沈め，深部の緊張の高まりを触診．呼吸を止めずにローカル筋を収縮させた状態を 10 秒間維持する．

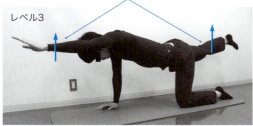
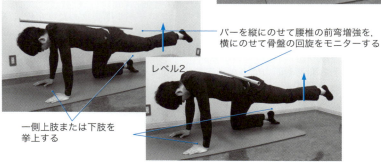

図16 バードドッグエクササイズ・ガイド

患者の能力に合わせて実施する．腰椎の伸展や骨盤の回旋だけでなく，バランスを維持できるか，呼吸が自然にできているかもチェックする．

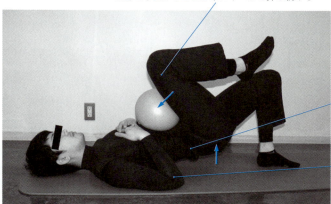

図17 脊柱起立筋を抑制した大殿筋エクササイズ（ヒップリフト）・ガイド

患者は背臥位で両膝を屈曲し，一方の下肢の大腿部と殿部でボールなどを挟む．ボールを押しつけながら，もう一方の下肢で床（治療台）を押し，殿部を挙上させる．ハムストリングスが強く働き，大殿筋の収縮が弱い場合は，このエクササイズの前に四つ這い位，膝屈曲位での股関節伸展エクササイズによって大殿筋の収縮を促す．

2-4 姿勢,運動・動作パターンの修正エクササイズ

　ある特定の姿勢で痛みが出現,悪化する場合は,姿勢の修正エクササイズを実施する.セラピストが口頭指示や徒手的に姿勢を修正した後,脊柱や骨盤のアライメントを保持させながら特定の運動課題を行わせる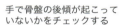.

　運動・動作パターンの異常は,ROMや筋長,筋機能の改善に伴い正常化する場合もあるため,それらの異常に対してアプローチした後に運動・動作パターンの修正エクササイズを実施する.理学療法評価において異常の認められた運動・動作や患者の日常生活,仕事,スポーツにおける動作やその動作の一部などのうち,難度の低いものから実施する 図20 .

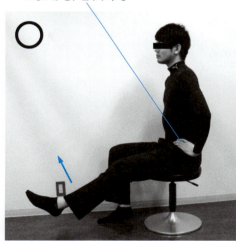
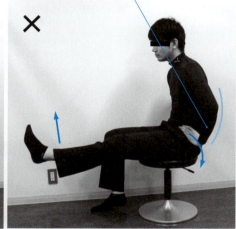

図18　座位姿勢の修正エクササイズ・ガイド
患者は椅子に腰掛け,セラピストが口頭もしくは徒手的に座位姿勢を修正する.患者は骨盤の後傾,腰椎の屈曲が起こらないように,一方の膝を大腿後面に軽い伸張を感じるところまでゆっくりと伸展する.5秒間保持×10回程度.ローカル筋の機能やハムストリングスの柔軟性改善にも有効である.ホームエクササイズとして実施する場合は,壁を背にすると腰椎の前弯が維持できているかを確認しやすい.

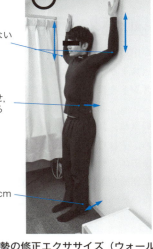
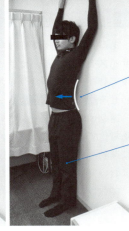

肘が壁から離れないように

下腹部をへこませ，背中を壁につける

踵を壁から7〜9cm離す

NG：腰椎前弯増強

腰椎の前弯が強く，上肢の挙上がほとんどできない場合は膝を軽度屈曲させたり，足をさらに前に出して行う

図19 立位姿勢の修正エクササイズ（ウォールスタンディング）・ガイド

患者は背中を壁につけて，踵を壁から 7〜9 cm 離して立つ．手を頭の横に置いて顎を引き，肘を後方に引いて壁につける．息を吐きながら下腹部をへこませ，背中をできる限り壁につける．背中を壁につけたまま，上肢が壁から離れないよう手をゆっくり上下させる．肩に痛みや ROM 制限がある場合は無理に肘を壁につける必要はない．痛みが悪化しない程度に留めておく．

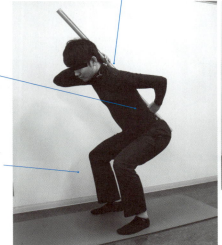
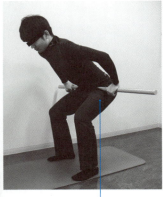

脊柱を中間位に保つためにバーを背中に当てる

腰椎の生理的前弯を維持する

膝が爪先よりも前に出ないように

股関節屈曲を強調するためにバーを横にして股関節前面に当ててもよい

図20 スクワット動作の修正エクササイズ・ガイド

腰椎の生理的前弯を維持しながら，スクワット動作を行う．腰部の安定性向上や腰椎と股関節の動きの分離にも有効である．スクワット動作は立ち上がりやリフティング（持ち上げ），各種スポーツ動作などに含まれる基礎的な動きの1つである．

2-5 患者教育, カウンセリング

　患者に対する教育やカウンセリングも重要視されている[7]. ヒトの脊椎の解剖学的, 構造的強度について理解させること, 疼痛認知に関する神経科学, 腰痛は一般的に予後が良好であること, 痛みに対する恐れや破局的思考を軽減させる能動的な痛みへの対処方法を用いること, 痛みがあっても早期に通常の活動を再開させることなどを重視する[7]. 一方, ベッド上安静を長引かせることや, 患者に対して腰痛の病理解剖学的要因を詳細に説明することは推奨されない[7].

　日常生活や仕事上での生体力学的, 人間工学的アドバイスを実施する 図21 , 図22 . 基本原則は, 腰椎の生理的前弯を維持する, 体幹屈曲姿勢での作業をしない, 腰部に近い位置で作業する, 腰部のみを支点にしない, 長時間の同一姿勢を避ける, 反復動作を避けることである[29].

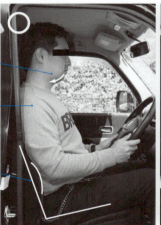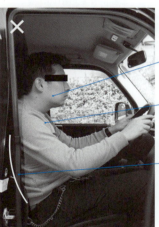

顎を軽く引く
肩が前に出ないようにシートをハンドルに近づける
背もたれは105°程度で必要に応じてランバーサポートやクッションを用いて腰椎の生理的前弯を維持する

頭部前方位
肩前方突出位
体幹屈曲位

図21 自動車運転時の姿勢指導と環境設定・ガイド
長時間の座位に加え, エンジンの振動によって, 腰部の構造のひずみが増加し (クリープ現象), 腰部が不安定な状態となるため, 姿勢に注意していたとしても適宜休息をとるように指導する.

3. 非特異的腰痛　293

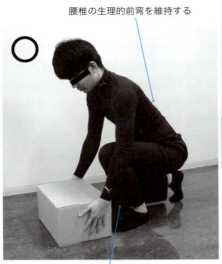
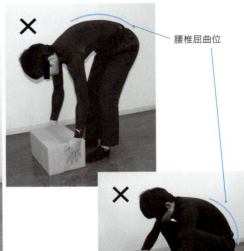

腰椎の生理的前弯を維持する

腰椎屈曲位

足を前後に開き，荷物にできる限り近付く

図22 リフティング動作の指導・ガイド
ローカル筋を収縮させ腰椎の生理的前弯を維持する．腰椎の伸展ではなく，下肢を伸展させることで持ち上げるように指導する．

❖文献

1) van Tulder M, Becker A, Bekkering T, et al. European guidelines for the management of acute nonspecific low back pain in primary care. Eur Spine J. 2006; 15 (Suppl. 2): S169-91.
2) Chou R, Qaseem A, Snow C, et al. Diagnosis and treatment of low back pain: A joint clinical practice guideline from the American College of Physicians and the American Pain Society. An Intern Med. 2007; 147: 478-91.
3) Liebenson C，原編，菊池臣一，監訳．脊椎のリハビリテーション臨床マニュアル上巻．東京：エンタプライズ；2008．
4) Koes BW, van Tulder M, Lin CW, et al. An updated overview of clinical guidelines for the management of non-specific low back pain in primary care. Eur Spine J. 2010; 19: 2075-94.
5) 平成25年国民生活基礎調査の概況．http://www.mhlw.go.jp/toukei/saikin/hw/k-tyosa/k-tyosa13/dl/04.pdf（2016/10/28 アクセス）
6) Itz CJ, Geurts JW, van Kleef M, et al. Clinical course of non-specific low back pain: a systematic review of prospective cohort studies set in primary care. Eur J Pain. 2013; 17: 5-15.

7) Delitto A, George SZ, Van Dillen LR, et al. Low back pain. J Orthop Sports Phys Ther. 2012; 42: A1-57.
8) McGill S. Low back disorders. 3rd ed. Human Kinetics; 2015.
9) Bogduk N. Clinical anatomy of the lumbar spine and sacrum. 4th ed. Elsevier; 2005.
10) Magee DJ. Orthopedic physical assessment. 4th ed. Saunders; 2002.
11) Cleland J, 著, 柳澤 健, 赤坂清和, 監訳. エビデンスに基づく整形外科徒手検査法. 東京: エルゼビアジャパン; 2007.
12) 隈元庸夫, 伊藤俊一. 非特異的腰痛の理学療法における臨床推論とディシジョンメイキング. 理学療法. 2011; 28: 1339-49.
13) Fujiwara A, Kobayashi N, Saiki K, et al. Association of the Japanese Orthopaedic Association score with the Oswestry Disability Index, Roland-Morris Disability Questionnaire, and short-form 36. Spine. 2003; 28: 1601-7.
14) Nakamura M, Miyamoto K, Shimizu K. Validation of the Japanese version of the Roland-Morris Disability Questionnaire for Japanese patients with lumbar spinal diseases. Spine. 2003; 28: 2412-8.
15) Kendall FP, McCreary EK, Provance PG, et al. MUSCLES testing and function with posture and pain. 5th. Lippincott Williams & Wilkins; 2005.
16) Maitland GD, et al. Maitland's vertebral manipulation. 7th ed. Elsevier; 2005.
17) Page P, Frank CC, Lardner R. Assessment and treatment of muscle imbalance: The Janda Approach. Human Kinetics; 2010.
18) Hicks GE, Fritz JM, Delitto A, et al. Interrater reliability of clinical examination measures for identification of lumbar segmental instability. Arch Phys Med Rehabil. 2003; 84: 1858-64.
19) Fritz JM, Piva S, Childs JD. Accuracy of the clinical examination to predict radiographic instability of the lumbar spine. Euro Spine J. 2005; 14: 743-50.
20) Laslett M, Young S, Aprill C, et al. Diagnosing paiful sacroiliac joints: A validity study of a McKenzie evaluation and sacroiliac provocation tests. Aust J Physiother. 2003; 49: 89-97.
21) Matsudaira K, Kikuchi N, Murakami A, et al. Psychometric properties of the Japanese version of the Fear-Avoidance Beliefs Questionnaire (FABQ). J Orthop Sci. 2014; 19: 26-32.
22) 松平 浩, 犬塚恭子, 菊池徳昌, 他. 日本語版 Fear-Avoidance Beliefs Questionnaire (FABQ-J) の開発―言語的妥当性を担保した翻訳版の作成. 整形外科. 2011; 62: 1301-6.
23) 松岡紘史, 坂野雄二. 痛みの認知面の評価: Pain Catastrophizing Scale 日本語版の作成と信頼性および妥当性の検討. 心身医学. 2007; 47: 95-102.
24) Kikuchi N, Matsudaira K, Sawada T, et al. Psychometric properties of the Japanese version of the Tampa Scale for Kinesiophobia (TSK-J) in patients

with whiplash neck injury pain and/or low back pain. J Orthop Sci. 2015; 20: 985-92.
25) Matsudaira K, Oka H, Kikuchi N, et al. Psychometric properties of the Japanese version of the STarT Back Tool in patients with low back pain. PLoS ONE. 2016; 11: e0152019.
26) Crombez G, Vlaeyen JW, Heuts PH, et al. Pain related fear is more disabling than pain itself: evidence on the role of pain-related fear in chronic back pain disability. Pain. 1999; 80 (1-2): 329-39.
27) McKenzie R. Treat your own back. 8th ed. Orthopedic Physical Therapy Products; 2006.
28) Frederic A, Frederic C, 著. 中丸宏二, 訳. 筋膜ストレッチセラピー. 東京: ナップ; 2015.
29) 新田　收, 中丸宏二, 相澤純也, 他. 腰痛予防のためのエクササイズとセルフケア―バックケアマニュアル―. 東京: ナップ; 2009.

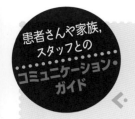

Communication Guide:
「XX？」ときかれたらどうする？

Q 「コルセット（腰痛ベルト）をすると腹筋が弱くなるときいたのですが，使わない方がよいでしょうか？」ときかれたらどうする？

A 知人からきいたり何らかの媒体でみたりして，このようなことをおっしゃる患者さんがいらっしゃいます．しかし，コルセットを装着することによって腹筋などが筋力低下を起こすというエビデンスはありません．ただし，コルセットが腰痛を予防できるか否かについては一定の結論が出ていません．現在のところ，以前に腰痛を経験していない人の予防にはならないが，再発予防には有効な可能性があるといったところのようです．「疾患の特徴」で述べたように，腰椎にかかる負荷の大きさとその蓄積が腰痛の発症リスクとなりますので，腰部に負荷のかかる活動をするときに限定して使用するのが適切な使い方だと考えます．もちろん，急性期で被刺激性の高い患者さんで，コルセットがなければまったく活動できないという場合には，一定の期間装着することは活動性を維持するためにも必要ではないでしょうか．

Q 「○○がしたいのですが…．」「○○はやってはいけませんか？」ときかれたらどうする？

A 仮にそれが患者さんの症状にとってよくないことであった場合はどのように答えるべきでしょうか．頭ごなしに否定せず，まずは「確かにそれも必要ですよね．」「○○もやりたいですよね．」などと，患者さんの希望に共感しつつ，その行為がよくない理由を説明してください．患者さんが理解できたら，「○○はどうですか？」「○○なら是非やってみてください．」などと，症状を悪化させずに可能な活動を勧めてください．特に，痛みが慢性化した患者さんでは思考が否定的，消極的になりがちです．それがさらに慢性化を助長する可能性がありますので，「できないこと」や「やってはいけないこと」ではなく，「できることに」に目を向けさせ，患者さんが物事を前向きに捉えられるようなコミュニケーションを心がけましょう．

〈瓦田恵三〉

4 腰椎椎間板ヘルニア

Introduction

疾患の特徴

　腰椎椎間板ヘルニアは，退行変性した椎間板から髄核が脱出することにより神経根や馬尾が刺激され，腰部や下肢に痛みやしびれなどの感覚障害を引き起こす疾患である．変性した椎間板に過度の屈曲・回旋ストレスが加わることによって線維輪の部分損傷が生じ，それが繰り返されることにより，椎間板前方に圧迫ストレスが加わった際，髄核が後方に押し出されることによって生じる[1] 図1 ．

　ヘルニアの程度は，MR画像所見によって判断される 図2 ．T2強調像では硬膜内が白く，変性した髄核が黒く描出され，脊柱管内，椎間孔内の椎間板ヘルニアはまず見落とすことはない．外側型は画像が不鮮明となる場合が多い[2]．

　ヘルニアは脱出の程度により，①髄核膨隆（bulging），②髄核突出（protrusion），③髄核脱出（extrusion），④髄核分離（sequestration）の4つに分類される．さらに③は後縦靱帯の穿破なしとあり

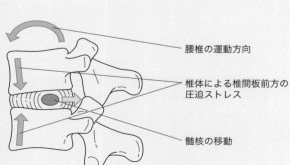

図1 **腰椎屈曲（後弯）で生じる椎間板へのストレス**（齋藤昭彦. 理学療法. 2011; 28: 666-7[1]より改変）

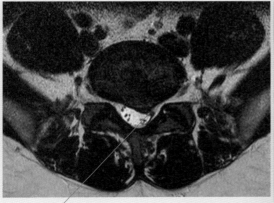
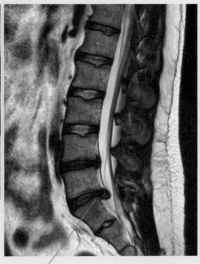

髄核の突出の大きさと部位をみる

ヘルニアによって圧迫された髄節を確認する

図2 MR画像（T2強調像）

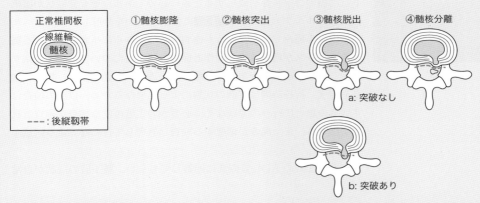

図3 ヘルニアの分類（大道裕介, 他. 理学療法. 2011; 28: 688-95[3]. 愛知医科大学大道裕介先生のご厚意により, 許可を得て転載）

で細分類される[3] 図3．

　腰椎椎間板ヘルニアは青壮年期の男性に好発し（男女比2〜3：1），頻度は下位腰椎において第4/5椎間，第5腰椎〜仙骨間（L5/S1），第3〜4腰椎間（L3/4）の順に高く，上位腰椎ではまれである．また肉体労働者は一般人口と比して発生頻度が高い傾向にあり，子どもを持ち

4. 腰椎椎間板ヘルニア

上げる動作もヘルニア発生頻度が高い[4]．

腰椎椎間板ヘルニアの大きさは下肢痛や神経症状と相関することが多いが，必ずしも一致するわけではない[4]．これはヘルニアが存在しても，神経根がその機械的圧迫から逃れる余地があれば症状を起こさないからである．腰椎椎間板ヘルニアの主な臨床所見は，①腰部から下肢にかけての放散痛，②神経根の走行に一致する痛み，③側弯，④局所の筋スパズム，⑤麻痺，⑥筋萎縮，⑦腱反射異常などである[5]．

痛みやしびれの発現はヘルニア塊による神経根や馬尾の物理的な圧迫だけでなく，椎間板自体の痛みや炎症メディエーターによる痛みがあげられる[3]．神経根の炎症や過敏状態が収まれば痛みは改善することが多く[6]，神経根由来の痛みのみで麻痺がない腰椎椎間板ヘルニアの多くは十分な運動療法で軽快する[5]．

1 理学療法評価

1-1 痛み・しびれなどの症状

問診では痛みや神経症状によって日常生活で何が制限されているかを聴取する．問診項目の例を 表1 に示す．これは日常生活でのニードと治療のゴールを明確化するために必要である．そして症状が腰椎椎間板ヘルニアの臨床症状 表2 に合致するかを吟味し，椎間板ヘルニア由来の痛みであるかどうかを判断する．さらにヘルニアによる機械的ストレスが増幅される動作と症状の関連性について仮説を立案する．これが今後の検査項目や治療方針の選択に必要となる．痛みの強さや程度，持続時間は症例の状態によって異なるため，以下の検査はすべての患者に行うのではなく，必要かつ実施可能な検査を適宜選択し実施する．また痛みが増悪する検査は無理して行わないよう留意する．

また自記式の ADL 質問票に回答してもらい，腰下肢の症状が日常

表1 問診項目

- 症状の出現部位（どこに？）
- 症状の種類（痛み？　しびれ？　感覚障害？）
- 疼痛誘発動作（立ち上がり，寝返り，咳・くしゃみ，前かがみ動作？）
- 疼痛強度（安静時・動作時）
- 疼痛の持続時間（痛みが生じてから軽減するまでの時間）
- 現病歴（きっかけとなった動作やエピソード）
- 疼痛緩和動作（痛みが生じたときの対応方法）

表2 腰椎椎間板ヘルニアの臨床症状

① 下肢まで放散する痛み
② 神経根の走行に一致する痛み
③ 咳やくしゃみにより悪化する痛み
④ 発作性の痛み

生活に及ぼす影響も評価する．これにより患者の障害とその程度について網羅でき，さらに治療の効果判定ができるからである．以下に代表的な ADL 質問票の特徴を示す．

ローランド・モリス障害質問票（Roland and Morris Disability Questionnaire: RDQ）は腰痛による ADL の機能評価に有用である．24 項目の「はい」，「いいえ」で回答する質問からなり，24 点満点である．高得点であるほど日常生活における障害の度合いが大きい[7]．RDQ は身体機能，身体の痛み，日常役割機能（身体）が表出され，障害の改善に対し良好な反応を示す．ただし心理側面を測定する項目がわずかである点が欠点である[8]．

オズウェストリー障害質問票（Oswestry Disability Index: ODI）は，腰痛による日常生活上の機能障害の評価に有用である．痛みの強さ，身の回りのこと，物を持ち上げること，歩くこと，座すこと，立っていること，睡眠，性生活，社会生活，乗り物での移動の 10 項目に対し，5 段階の質問からなり，重症度が増すほど高い点数となる．ODI の算出方法は各 10 項目合計点数を満点の 50 で割り，％で表現する．未回答の項目があれば，その項目数の 5 倍したものを満点の 50 から減じたもので合計得点を割り，％で表現する[9]．ODI は睡眠や社会生活などの項目も含まれ，「身体的健康」だけでなく「精神的健康」についても十分に表出される[8]．

日本整形外科学会腰痛評価質問票（Japanese Orthopaedic Association Back Pain Evaluation: JOABPEQ）は，疼痛関連障害（4問），腰椎機能障害（6問），歩行機能障害（5問），社会生活障害（3問），心理的障害（7問）の 5 領域 25 問からなり，対象者には全項目回答してもらう．いずれの領域も 0～100 点で表され，点数が大きいほど良好な機能であることを示す[10]．

腰椎椎間板ヘルニアに対する神経学的検査では，神経組織の機能異常と動作時における神経組織の影響を評価する．末梢神経の圧迫はその神経に沿った感覚入力の減少による表在感覚の低下，運動インパルスの減少による筋出力の低下，反射の減弱，デルマトーム領域での痛

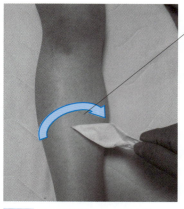
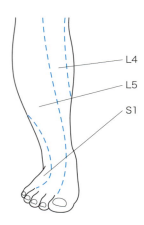

ティッシュペーパーなどを用いて輪を描くように行う

図4 表在感覚テスト・ガイド

表3 腰椎椎間板ヘルニア高位（内側型）に対する他覚的所見・陽性検査のまとめ

ヘルニア高位	障害される神経根の高位	主な症状	陽性検査
L2/3	L3	・大腿前面内側の知覚異常 ・膝伸展筋力低下	大腿神経伸張（FNS）
L3/4	L4	・下腿内側・拇趾の知覚異常 ・足関節背屈筋力低下，筋萎縮 ・膝蓋腱反射低下	
L4/5	L5	・下腿外側から足背・第2〜4趾の知覚異常 ・足趾背屈筋力低下，筋萎縮	下肢伸展挙上（SLR）
L5/S1	S1	・下肢後面から足底外側の知覚異常 ・足関節・足趾底屈筋力低下，筋萎縮 ・アキレス腱反射低下・消失	

外側ヘルニアでは，罹患高位が1分節上位の神経根障害をきたす．
神経伸張テストによる緊張性徴候は，麻痺の進行によって陰性化する場合もある．

みなどを引き起こす[11]．よって神経学的検査は，下肢の表在感覚，腱反射，下肢MMTを行う．表在感覚 図4 については，下腿に対し横断的に輪を描くように検査を行うと，デルマトームによる各髄節の評価ができる[4]．MMTは前脛骨筋，腓腹筋，足趾背屈に対して行い，各髄節における筋出力低下の有無を判断する．

腰椎椎間板ヘルニアで生じる高位別神経学的検査の徴候[3]を 表3 に示す．また神経学的検査は，MRIによるヘルニア高位と神経学的

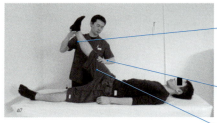
抵抗を意識しながら徐々に踵から挙上する

検者の一側の手を対象者の下腿遠位部におき，反対側の手で膝関節が屈曲しないように保持する

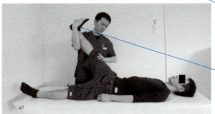
痛みやしびれが出た点で，症状の特徴と部位を聴取し，股関節屈曲角度を計測する

さらに股関節屈曲角度を保持したまま足関節背屈を促し，症状の変化を聴取する

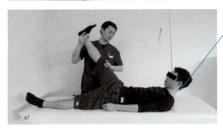
足関節背屈を緩めた後，頚部屈曲挙上を行い，症状の変化を聴取する

股関節や足関節の可動域と抵抗感は，左右差を比較する

図5 神経伸張テスト：SLR・ガイド

徴候が一致するか確認する．これが一致していれば，ヘルニアに対し機械的ストレスを増幅させる因子を評価にて抽出する．一致しなければ他の疼痛出現機序を探し出す必要が生じる．

中央に巨大なヘルニアが脱出し下位の第1〜4仙骨神経を両側に圧迫する，いわゆる馬尾神経障害が生じると，尿閉（膀胱・直腸障害），括約筋の障害，サドル麻痺（自転車のサドルが当たる部分における感覚障害），下肢の全体的衰弱や進行性衰弱などが生じる．その場合は48時間以内に除圧しないと予後不良となることから，緊急手術の適応となる[3]．評価にて同様の症状を認めた場合，早急に主治医へ報告する．

腰椎椎間板ヘルニアに対する神経学的テストでは，神経組織の機能異常と動作時における神経組織の影響を評価する．

腰椎椎間板ヘルニアによる神経の滑走性と伸張性を評価するために，神経伸張テスト（neuro-dynamics）を行う．神経の滑走性と伸張性が阻害されると，Straight leg raise test（SLR，**図5**）や

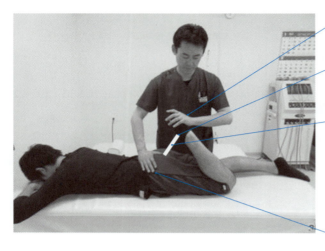

- 腹臥位にて膝関節を他動的に屈曲させる
- 正常では踵が殿部につくまで膝関節を屈曲できる
- 大腿部の痛みやしびれによって踵が殿部に届かない場合には，坐骨結節から踵までの距離をメジャーにて計測する
- 股関節屈曲や外転の代償に注意して行う

図6 神経伸張テスト（FNST）・ガイド

　Femoral nerve stretching test（FNST，図6）で痛みや知覚障害を引き起こす[12]．

　SLRの角度は健常人で50〜120°程度である[12]が，腰椎椎間板ヘルニア患者では，30〜60°に低下している[13]．椎間板ヘルニアが原因の坐骨神経痛において，病歴と理学所見の意義では，SLRテストが腰椎椎間板ヘルニアによる坐骨神経痛に対して信頼度が高く，感度0.85，特異度0.52であった[5]．またSLRテストの強弱（下肢挙上角度）は，安静時痛・夜間痛・咳での痛み・鎮痛薬の必要度・歩行障害などのヘルニアの重症度と相関関係にある[5]．SLRテストで症状が出現した場合，足関節背屈や頚部屈曲挙上を行い症状の増減を確認する．ここで症状の増加を認めた場合，症状の増悪は神経系の滑走性や伸張性の制限によるものと判断できる[12]．SLRテストでは，症状出現時のSLRと足関節背屈角度・症状の出現部位・質・程度を詳細に記録する．

　上位腰椎椎間板ヘルニアで陽性となる頻度が高いとされるFNSTは，陽性となる頻度が明確化されていない[5]．FNSTでもSLRテストと同様，症状出現時の膝関節屈曲角度とともに，症状の出現部位・質・程度を詳細に聴取する．

1-2　姿勢・アライメント異常

　腰椎椎間板ヘルニアでは，疼痛回避姿勢や筋緊張の異常によって痛

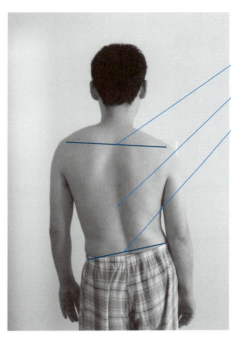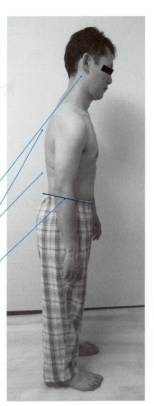

（正面・背面から確認）
左右の肩峰の高さ
側弯の程度
左右の骨盤の高さ

（側面から確認）
頭部の前方変位
胸椎後弯，腰椎前弯の程度
骨盤前傾・後傾の程度

図7 疼痛回避姿勢・ガイド

みが増強されている場合が多い．評価は正面・背後・側面から観察し，両肩峰の高さや骨盤の高さなどの左右差から側弯の程度を評価する **図7** ．そしてヘルニア高位においてどのような機械的ストレスを回避しているのか仮説を立案する．

1-3 ROM 制限，運動パターンの問題

疼痛出現動作の確認（例：立ち上がり動作や洗顔動作など）は，ADL 上で特に困難な動作について行う．その動作が腰椎回旋など椎間板を引き裂く方向のストレスを生じるのか，腰椎屈曲など髄核が後方に変位しやすい動きを含むか確認し，椎間板ヘルニアに対する機械的ストレスと症状の関連について吟味する．またこれは治療の前後で

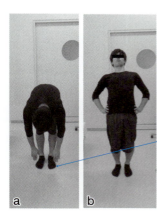
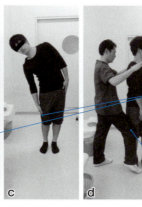

痛みが始まる点までの前屈と側屈可動域として，指床間距離を計測しておく

回旋は股関節の代償を防ぐため，検者の膝で大腿部を押さえる

図8 自動運動の各運動方向・ガイド
前屈（a），後屈（b），側屈（c），回旋（d），後屈＋側屈（Kemp test）を行う．痛みを増悪させないよう，end range での保持は最小限にする．

行う効果判定にも重要である．この疼痛出現動作において痛みの程度や動作の円滑さに改善を示す場合は治療方針と介入方法の妥当性を示す．ただし検査中に症状を増悪させないよう留意しなければならない．

腰椎における active ROM テストでは，各運動方向のうち特に制限される運動方向と症状の関連を調べ，その原因について考察する．体幹の屈曲・伸展・左右の側屈，左右回旋の6方向について行う[11]（**図8**）．さらに Kemp test として伸展と側屈の複合運動を行う．前屈や症状と反対側への側屈など，損傷された椎間板が伸張される運動方向で症状が出現する場合と，伸展・症状側への側屈・Kemp test のように絞扼性の神経根障害を生じる場合がある．Kemp test が陽性となる場合は炎症が消退し安静時痛の症状は軽減しても，神経根に刺激が加わると下肢痛が再発しやすい[14]．また動作時における異常運動パターンの確認も行う．自動運動にて症状出現メカニズムを把握した後，今後の検査にて痛みの出現メカニズムを助長する因子を探し出す．

1-4 筋機能異常

筋緊張の亢進や筋の短縮などの筋機能異常は，腰部骨盤帯のアライメントや運動パターンを変化させる．また股関節をはじめ下肢の柔軟性が低下すると，動作時における罹患椎間板高位への負荷が集中し，

表4 体幹安定性の評価

1. 四つ這いにて腹式呼吸
2. 四つ這いから片側上肢挙上
3. 四つ這いから片側下肢を後方へ滑らせる
4. 四つ這いから片側下肢挙上
5. 四つ這いから対側上下肢挙上

(渡辺　昌, 他監修. 最新運動療法大全. 東京: 産調出版; 2008. p. 383-406[13]より改変)

　腰椎椎間板ヘルニアを増悪させる危険性が高まる．よって下肢の筋長検査を行う必要がある．腰椎椎間板ヘルニアの患者は，ハムストリングスや股関節周囲筋のタイトネスにより股関節の運動が制限されていることが多い[6]．また下肢の柔軟性低下は神経伸張テストの結果にも影響するため重要である．

　体幹深層筋による腰椎の保護は，椎間板・椎間関節・靱帯などの非収縮組織による安定性が確保できない場合，特に重要となる．筋による体幹の安定化機構は生理学的な椎間運動における中間位にて働く[15]．またこの安定化機構で重要な役割をもつ多裂筋はわずかな動作にも鋭敏に反応し，個々の体節に対し最適に微調整を行う．しかし多裂筋の機能は腰痛によって低下し選択的に萎縮する[16]．よって腰椎椎間板ヘルニアに対する体幹安定性の評価は，四肢の運動を介して段階的に負荷を上げ，腰椎を前後弯中間位で保ちながら痛みなくできる運動課題 表4 , 図9 を評価する[15]．具体的には以下の課題 図9 が腰椎前後弯中間位を保ちながら，筋収縮によって痛みなく行うことができるか評価を行う．

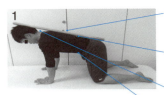

四つ這い，肩・股・膝関節屈曲90°，両手と両膝は骨盤幅にて行い，指示棒を腰背部の中心に置く

腰椎は前後弯中間位とし，腰部と指示棒に隙間が開かないよう留意する

腰椎前弯が増強したり，頸部が屈曲しないよう留意する

この姿勢を保持したまま腹式呼吸（1）を行う．吸気で下腹部を膨らませ，呼気で腹横筋の収縮を促す

腹式呼吸は1分間に5回行う（吸気で6秒，呼気で6秒を5セット）

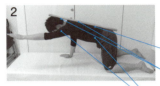

1の腹式呼吸が代償動作なく実施できれば，この肢位を保持したまま上肢挙上（2）を行う

1と同様，腰椎は前後弯中間位とし，腰部と指示棒に隙間が開かないよう留意する

上肢の運動を行う際も，1と同様，腰椎前弯が増強したり，頸部の屈曲や肩甲骨のwingingが起こらないよう留意する

この姿勢と腹式呼吸を継続したまま，上肢挙上運動を左右ともに5回ずつ3セット行う

上肢挙上は1分間に5回行う（挙上で6秒，戻す際も6秒かけて5セット）

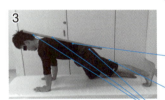

2が代償動作なく実施できれば，この肢位を保持したまま下肢の屈伸運動による下腿の後方スライド（3）を行う

前述と同様，腰椎は前後弯中間位とし，腰部と指示棒に隙間が開かないよう留意する

下腿のスライドは，片側ずつ1分間に5回行う（6秒かけて滑らせ，6秒かけて戻す）

下肢を動かす際，指示棒が動かないよう，腰椎前弯の増強や骨盤の傾斜，頸部屈曲や肩甲骨のwingingが起こらないよう留意する

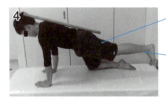

3が代償動作なく実施できれば，前述の要領で下肢の伸展挙上（4）を行う

足部は床から15～20cm持ち上げる

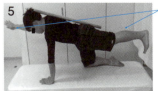

4が代償動作なく実施できれば，上記の要領で対側上下肢挙上（5）を行う

図9 体幹安定性の評価と治療・ガイド

2 理学療法治療

　腰椎椎間板ヘルニアによる痛みは様々な ADL 障害を引き起こし，さらに炎症反応の持続や一次感覚ニューロンの感作，精神・心理的問題へ発展する危険性を含む[3]．よって腰椎椎間板ヘルニアの治療では，損傷された椎間板の周辺組織に対する機械的ストレスを回避して，痛みなくできる ADL を早期に獲得することが必要になる．具体的にはヘルニアが生じた椎間板を保護しながら周囲の代謝を高めて炎症物質の滞留を改善させる．そして神経根から末梢にかけて坐骨神経領域の滑走を引き出し，下肢動作時における神経根への機械的ストレスを減らすようにする．そのためには痛みを増悪させずに体幹の筋活動を高め，神経が絞扼される部位の滑走を改善し，筋の柔軟性を獲得することが必要になる．また症状改善だけでなく，ヘルニアの原因となった動作や姿勢，つまり「腰が痛む前」に存在していた椎間板に不適切な歪みを与える要因も是正する[17]．以下，治療の手順を紹介する．

2-1　患者教育

　腰椎椎間板ヘルニアの痛みは，動作をきっかけに発作的に生じる．よって理学療法はホームエクササイズ実施中に誤って痛みが生じた場合，症状を緩和させるための姿勢を患者自身が理解することが，患部の保護と疼痛緩和のためには必要である．そのために，評価によって痛みのメカニズムを理解しておく必要がある．安楽肢位の多くは腰椎を伸展位に保った状態での安静腹臥位となる．伸展の際には椎間板内で髄核が前方へ移動するため，後方の椎間板への負担は減少する．この運動学的特徴が，腰椎椎間板ヘルニア例における症状寛解のメカニズムとなっている[18]．

2-2　筋機能異常に対する治療

　腰椎椎間板ヘルニアの患者は，股関節周囲筋など下肢の柔軟性低下により，動作時における機械的ストレスが腰椎椎間板に集中しやすくなる[6]．よって動作時における椎間板への機械的ストレスを減らすため，下肢の短縮した筋に対しストレッチングを行う．これらは椎間板への負荷が増加する腰椎屈曲位を避けた状態で行う．

　下肢のストレッチングは，評価にて最も制限された運動方向を1つ選択し，その制限因子となる筋に対し行う（例：大殿筋）．これは腰痛の誘発なく実施可能な方法を選択して行う．ストレッチングは 20 秒

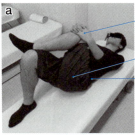
- 抱えた膝を対側の肩に向かって持続的に引く
- 殿筋の伸張感を聴取しながら行う
- 腰椎の後弯に注意し，股関節を屈曲させる

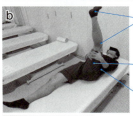
- 坐骨神経が過度に伸長されないよう，膝関節軽度屈曲位，足関節底屈位にて行う
- ハムストリングスの伸張感があるか聴取しながら行う
- 腰椎の後弯に注意し，股関節を屈曲させる

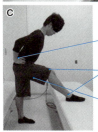
- 腰椎前弯を保ったまま股関節屈曲・体幹前傾を行う
- 坐骨神経が過度に伸張されないよう，膝関節軽度屈曲位，足関節底屈位にて行う
- ハムストリングスの伸張感があるか聴取しながら行う

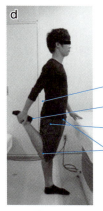
- 腰椎の過度な前弯に注意する
- 一側の膝を曲げて足首を保持する
- 股関節外転の代償に注意する
- 股関節を軽く伸展させながら，足首を引っ張り膝を屈曲させる
- ストレッチの際，痛みの強さがNRS 3/10程度になる負荷で20秒間引っ張る

図10 下肢ストレッチ・ガイド
a: 殿筋ストレッチング，b, c: ハムストリングスストレッチング（背臥位・立位），d: 大腿四頭筋ストレッチング

間の保持を数回行い，その後疼痛出現動作（例：立位での前屈）にて効果検証を行う．疼痛出現動作による再評価は，症状を悪化させる危険性を伴うため，痛みが開始する地点までとし，過剰に行わないよう留意する．疼痛出現動作や自動運動における疼痛強度または可動域に改善を示す場合，このストレッチングをホームエクササイズとして行う．さらにそれ以外の運動方向で制限を示す筋に対してもストレッチングと効果検証を行う．下肢のストレッチングについては，図10 に示す．ここで重要なのは，自分で行う体操だけでも症状が改善することを患者に理解してもらい，自己管理を促すことである．

2-3 神経の滑走性や伸張性に対する治療

SLRや大腿神経伸張テストにて痛みやしびれが生じた部位は，神経の滑走性が低下している部位と考えられる[12]．この場合，坐骨神経や大腿神経と接する軟部組織との滑走性を引き出す必要が生じる．神経は横断方向の滑走性が必要となるため，軟部組織モビライゼーションによる横断マッサージを行う[12]．神経伸張テストで痛みが誘発される主な部位に対する横断マッサージについては図11 に示す．また梨状筋の柔軟性低下は，坐骨神経の圧迫による症状を引き起こす[4]．梨

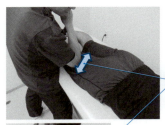

大腿神経や坐骨神経の走行に対し横断方向にマッサージを行う

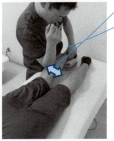

横断マッサージの最中に下肢が動かないよう，ほぐす下肢の遠位を把持して固定し，近位の手で治療を行う

横断マッサージによる圧迫の強さは，NRS 3〜4/10程度で開始し，痛みが軽減したら徐々に深層をほぐす

図11 軟部組織モビライゼーション（横断マッサージ）・ガイド
原則，腹臥位にて行う．神経伸張テストにて症状が出現した部位に対して行う．

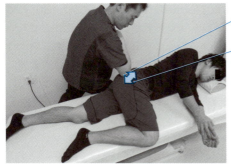

仙骨と大転子を結ぶ線を目安に横断的にほぐす

梨状筋を直接ほぐす際は，膝を60°以上屈曲させた状態で行う

強い痛みを生じやすいため，押す力はNRS 3〜4/10程度になるよう加減して行う．圧痛が軽減したら，圧を徐々に増やす

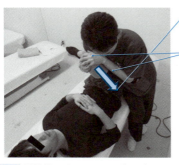

背臥位では膝関節屈曲110°＋軽度内転位にて，大腿骨を押し込みながら梨状筋のストレッチングを行う方法もある

治療者は両手で膝蓋骨を包むように膝を把持し，両脇を絞めて前腕部を患者の大腿部と密着させ，大腿骨を後方へ押し込む

ストレッチングの負荷は，NRS 3〜4/10程度になるよう加減して行う

図12 梨状筋ストレッチング・ガイド

状筋に対する横断マッサージとストレッチングは 図12 のように行う．

2-4 腰椎の関節機能異常に対する治療

　椎間板が斜め後方に膨隆した例に対し，髄核の生理的動きが保たれている場合は脊椎の伸展・側屈運動を促せば痛みの改善が期待できる[3]．腰椎伸展の際には椎間板内で髄核が前方へ移動するため，後方の椎間板への負担は減少する．この運動学的特徴が，腰椎椎間板ヘルニア例における症状緩解のメカニズムとなっている[18]．椎間板内圧を減弱させ，後方変移した髄核を前方に押し戻すためには，椎間関節を支点として，椎体間を拡大するように脊椎を伸展させる 図13 [19]．またこの動きは椎間関節のすべり運動も促進され，腰椎前弯を維持しやすくなる．

　痛みは神経根や痛覚受容器を有する根周囲組織への機械的刺激だけでなく，神経根に対する炎症メディエーターによっても生じる[3]．伸

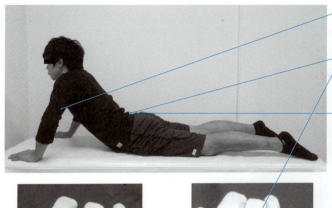

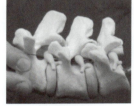 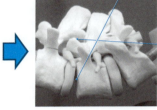

- 腹臥位にて，肘の屈伸運動（push-up）による腰椎伸展を行う
- 椎間関節を支点として椎体間を開大するように脊柱を伸展させる
- 2～3Hzの速さで伸展運動を10～15回行う
- セラピストは運動中に腰椎伸展の動きが少ない髄節を観察し，触知にて患者に同髄節の動きを意識化させる
- 伸展エクササイズは椎間関節のすべり運動も促進する

図13 運動療法（伸展エクササイズ）・ガイド

展エクササイズによる腰椎の分節運動では，罹患部位における局所の循環代謝も向上するため，炎症メディエーターの停滞改善による疼痛緩和も期待できる．ただし伸展エクササイズによって炎症状態や神経根症状が悪化する場合には直ちに中止し，他の治療方法を検討する．

椎間板への栄養供給と代謝の改善には，脊椎全体の運動と有酸素運動の継続が重要である．これはヘルニアが生じる椎間板は，線維輪最外層以外は無血管の組織であり，組織の栄養や代謝産物の物質交換は椎体および線維輪周辺からの栄養供給に依存する．そして椎間板は長期のエクササイズにより，酸素やコンドロイチンなど栄養の取り込みが増大するが，運動不足に陥ると栄養素を吸収できなくなる[3]からである．ヘルニアによる症状が悪化しない範囲で，ウォーキングなどの有酸素運動を行い，四肢や体幹の廃用予防だけでなく，椎間板自体の代謝を高めていく．エアロバイクを行う際は，腰椎後弯に注意する 図14．

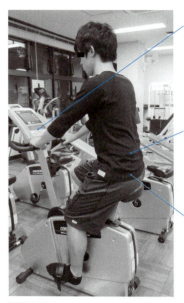

図14 有酸素運動（エアロバイク）・ガイド

2-5 体幹の不安定性に対する治療

　腰椎椎間板ヘルニアにおける体幹の不安定性に対しては，腰椎椎間板内圧の上昇を抑制させるために多裂筋などの体幹深層筋を促通する[6]．方法は体幹安定性の評価と同様，腰椎を前後弯中間位に保ち，痛みを誘発せずに四肢の運動を介して体幹深層筋への負荷を段階的に増加させていく 表4 [15]．背臥位で腹筋群を強化する方法もある[15]が，椎間板内圧が上昇する危険性も含むため，四つ這い位による体幹安定化エクササイズを勧める（ 図9 参照）．本エクササイズは起居動作や股関節周囲のストレッチングが痛みなく可能となった時点で開始する．負荷量は痛みや代償動作なく実施可能である最大難易度とし，1～3分繰り返し行う．

　また，動作時に腰を保護するためには，体幹が安定した状態を保ちながら四肢（末梢）を動かす能力が必要となる．よって体幹安定化エクササイズ実施後は体幹を安定させた状態で下肢の筋力強化を行う．具体的な方法としては，スクワット・ランジ・段差昇降・ブリッジング動作などがある 図15 ．

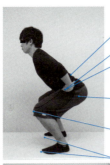

― 腰椎後弯を出さずに行う
― 患者は骨盤（寛骨）を把持する
― スクワットで股関節の屈曲角度が浅い場合には，把持している手を骨盤前面と大腿部で挟むように意識させる
― 股関節の可動域制限があると腰椎後弯の代償が出現しやすいため，あらかじめ十分な可動域を確保しておく
― 膝の先端が第2趾の先端と重なって見える状態で，膝関節を曲げるよう指示する
― 両足は骨盤幅とし，爪先が外を向かないよう平行を保つ

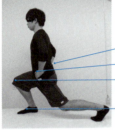

― 腰椎後弯を出さずに行う
― 患者は骨盤（寛骨）を把持する
― 膝の先端が第2趾の先端と重なって見える状態で，膝関節を曲げるよう指示する
― 両足は骨盤幅とし，爪先が外を向かないように行う

図15 スクワット・ランジ・ガイド

2-6 ADL 指導

　罹患椎間板高位への負荷が集中しない動きを獲得することによって，椎間板内圧が上昇した際に増悪する症状を回避できる．これは早期の ADL 獲得と再発予防につながる[6]．

　椎間板ヘルニアの再脱出や症状悪化を予防するためには，髄核の自然消退が期待できる3カ月間は，椎間板内圧が上昇する体幹の過剰な前屈動作は可能な限り避けるよう指導し，腰椎の生理学的前弯を保つ姿勢・動作を促すことが必要となる[3]．ここでは椎間板内圧が上昇しやすい主な ADL 動作として，起き上がり動作，デスクワークでの姿勢，物を拾う動作，リフティング動作における注意点を 図16 に示す．

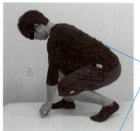

すべてのADL動作は，腰椎前弯を保った状態で行う．起き上がり動作や低いところでの作業，長時間同じ姿勢をとる作業では，特に気を付ける

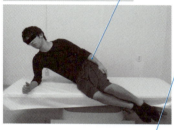

股関節屈曲可動域に制限があると，腰椎後弯が生じやすい

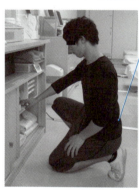
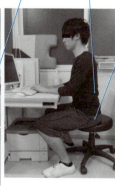
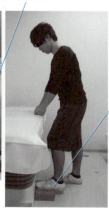

炊事動作や立位での軽作業，洗顔動作などは，片足を台の上に置いて行うと，腰椎後弯を防ぐことができる

図16 ADL 指導・ガイド

❖文献

1) 齋藤昭彦．腰椎椎間板および椎間関節の機能解剖的理解の要点．理学療法．2011；28：666-7．
2) 山下一太，西良浩一．屈曲時腰痛の画像診断．臨床スポーツ医学．2016；33：962-6．
3) 大道裕介，大道美香，井上真輔．他．椎間板ヘルニアの機能解剖学的特性．理学療法．2011；28：688-95．
4) 美咲定也．腰椎椎間板ヘルニア．In：ビジュアル実践リハ 整形外科リハビリテーション〜カラー写真でわかるリハの根拠と手技のコツ．

東京：羊土社；2012. p. 420-6.
5）伊藤俊一，久保田健太，菊本東陽．腰椎椎間板ヘルニアの理学療法診療ガイドライン．PTジャーナル．2013；47：439-44.
6）半谷美夏，三富陽輔．腰椎椎間板ヘルニア—保存療法としての運動療法．臨床スポーツ医学．2016；33：980-4.
7）鈴鴨よしみ．Roland-Morris Disability Questionnaire（RDQ）によるアウトカム評価．日本腰痛学会誌．2009；15：17-22.
8）鈴木重行，松原貴子，岩田全広，他．背部痛 理学療法診療ガイドライン．In：日本理学療法士協会，監修．理学療法診療ガイドライン．2011. p. 14-150.
9）藤原 淳，野原 裕．Oswestry Disability Index—日本語版について—．日本腰痛学会誌．2009；15：11-6.
10）宮本雅史，福井 充，紺野慎一，他．日本整形外科学会腰痛疾患問診票（JOABPEQ）の科学性と有用性について．日本腰痛学会誌．2009；15：23-31.
11）Petty JN, Moore AP. Subjective examination, physical examination. In: Neuromusculoskeletal examination and assessment—A handbook for therapist. 2nd ed. Edinburgh: Churchill Livingstone; 2001. p. 5-111.
12）齋藤昭彦．神経系モビライゼーション．In：竹井 仁，黒澤和生，編．系統別・治療手技の展開．改訂第3版．東京：協同医書；2014. p. 353-73.
13）渡辺 昌，中山彰一，柳澤 健，監修．脊椎と姿勢：組織・機能・姿勢に関する障害と管理のガイドライン．In：最新運動療法大全．東京：産調出版；2008. p. 383-406.
14）金岡恒治．器質的腰部障害への進行とその特徴は？ In：金岡恒治，編．腰痛の病態別運動療法—体幹筋機能向上プログラム．東京：文光堂；2016. p. 29-35.
15）渡辺 昌，中山彰一，柳澤 健，監修．脊椎：運動療法．In：最新運動療法大全．東京：産調出版；2008. p. 439-80.
16）Hodges PW, Richardson CA. Inefficient muscular stabilization of the lumbar spine associated with low back pain. A motor control evaluation of transversus abdominis. Spine. 1996；21：2640-50.
17）倉持利恵子，西良浩一．腰椎椎間板ヘルニア—競技復帰への術後エクササイズ．臨床スポーツ医学．2016；33：986-92.
18）伊藤俊一，隈元庸夫，田口孝行．腰椎・腰部のバイオメカニクス的特性．理学療法．2011；28：680-7.
19）成田崇矢．腰椎に対する徒手療法の応用と機能的障害に特異的な運動療法とは？ In：金岡恒治，編．腰痛の病態別運動療法—体幹筋機能向上プログラム．東京：文光堂；2016. p. 61-81.
20）日本整形外科学会．他監．腰椎椎間板ヘルニア診療ガイドライン．改訂第2版．東京：南江堂；2011.

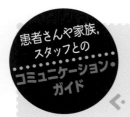

Communication Guide:「××?」ときかれたらどうする?

Q 「ヘルニアは治りますか?」ときかれたらどうする?

A ヘルニアは免疫反応によって吸収されて小さくなることがあります．しかしヘルニアが突出した場所と大きさによって異なります．通常，大きく脱出しているヘルニアは毛細血管の新生と免疫反応によって分解・吸収されますが，膨隆のみの小さなヘルニアはあまり吸収されません．脱出型のヘルニアは，3～6カ月でかなり小さくなる人もいます．ただし吸収の有無にかかわらず，患部の炎症が落ち着けば改善する方が多いです[20]．痛み止めを飲みながらでもよいので，リハビリにてコンディションを改善させていきましょう．

Q 「腰椎椎間板ヘルニア患者では,どの程度の患者が手術を行いますか?」ときかれたらどうする?

A 腰椎椎間板ヘルニアでは多くの患者で自然治癒または保存療法で改善しますが，一定期間以上保存療法を行って効果が出ない場合には手術を行います．手術に至る割合は重症度によりますが，2～5割と幅があるのが現状です．そして手術を行うか否かは，ヘルニアの大きさよりも，症状の強さによって決定します[20]．日常生活でどうしても困る，仕事に支障が生じているなどの場合には，主治医と相談しましょう．

<大石敦史>

5 腰椎分離症

疾患の特徴

　腰椎椎弓の関節突起間部 図1 に繰り返しストレスが加わって生じる疲労骨折を腰椎分離症という．腰椎分離症の罹患率は一般成人で6〜8％であり[1-3]，L5に好発する．発症時期は10歳代に圧倒的に多く，5歳未満での発症はまれである[4-6]．20歳を超えてから罹患することはほとんどないため，骨が成熟していない青少年期に特徴的な疾患といえる．腰椎分離症の発生機転は腰椎伸展および回旋の反復負荷である．有限要素モデルにより腰椎運動を再現した検討では[7]，腰椎の伸展と回旋で関節突起間部に高い応力を生じた．さらに伸展と回旋が同時に起こると，その応力は最大となる．したがって，腰椎伸展と回旋運動を頻回に行うような野球やバレーボール，バスケットボールなどの球技，水泳競技，器械体操などで多く発生する．スポーツ活動を行っていると，発生率は一般人口よりも高率となる．

　症状と原因は腰椎分離症の病期によって異なる．初期には疲労骨折に伴う腰痛が主体であり，伸展と回旋の運動時痛を認めやすい．片側

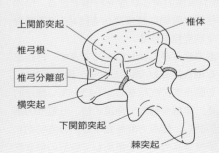

図1 腰椎椎弓の分離部
腰椎分離症では，上関節突起と下関節突起の間（関節突起間部）に疲労骨折が起こる．

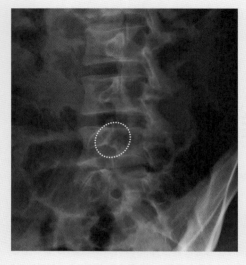

図2 X線斜位像
丸で囲った部位に「スコッチテリアの首輪」とよばれる骨折線が認められる．

性の分離の場合は，分離側への回旋で痛みが増強する．神経根症状はまれであるが，神経根孔周囲の炎症がある場合や，重度の分離すべり症の場合には起こり得る．進行期から終末期にかけては，疲労骨折よりも分離部の滑膜炎に伴って腰痛が発生する．この場合，伸展・回旋時以外の運動時痛を認めることも少なくない．

腰椎分離症の診断はまず，スポーツ活動歴，症状発現時のエピソード，症状発現からの経過，自発症状の詳細などを問診し，機能検査で得られる身体所見と統合する．分離症が疑われる場合には単純X線画像を確認する．X線斜位像では，"スコッチテリアの首輪"とよばれる骨折線が認められる 図2．X線像だけでは偽陰性となる場合も多く，CT画像の所見は，診断の確定から病期の判断，治療進行に伴う骨癒合の確認にも有用である 図3．CTは骨形態を評価するのに優れているが，MRIは骨髄の状態や周囲の炎症状態を評価できる．MRIのT2強調脂肪抑制像では椎弓根の骨髄に輝度変化を認め，CTで骨折線が認められる前の病期に早期発見できる．

手術療法は通常，分離終末期で痛みがコントロールできず，分離部の不安定性が原因となっている場合にのみ，適応となる．保存療法は，骨癒合を図る目的と，骨癒合を図らずに症状をコントロールし機能的な回復を図る目的に分けられる．年齢や発育・発達状態，分離部の画像所見から骨癒合の可能性を判断し，治療方針を立てる．分離初期までは骨癒合の可能性が高く，硬性コルセットを使用して腰部の動きを

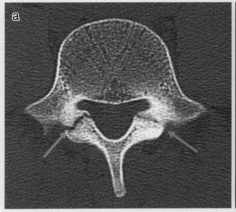
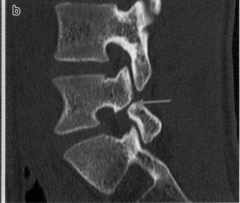

a: 横断面　　　　　　　　　　　　　b: 矢状断面

図3　CT画像
矢印部分が分離部．

制限し，スポーツ活動を中止することで骨癒合を促す．このため，腰椎分離症では早期発見，早期治療がきわめて重要である．分離進行期以降では，骨が未成熟な年齢では骨癒合を目的とした治療を行う．偽関節となっている場合，骨癒合は期待できないため，スポーツ活動の制限と理学療法を中心に機能回復を図る．

1　理学療法評価

1-1　痛み

　腰椎分離症の典型的な痛みの特徴は，伸展時および回旋時の運動痛である．しかしながら，発症初期には単に軽度の腰痛のみを訴えることもある．また，分離終末期では周囲の滑膜炎に伴う痛みを認めることもあり，すべり症を合併している場合には下肢への放散症状を認める可能性もある．分離症の病期や病態によっても症状が変化することから，痛みに関する評価は鑑別も含めて腰部全般について行う．症状の範囲は，ボディチャート 図4 を使用して可能な限り正確に記入してもらう．痛みの質もボディチャート内にまとめる．痛みの程度は，日常生活とスポーツ活動，学校生活に分けて Numerical Rating Scale (NRS) または 100 mm Visual Analogue Scale (100 mm VAS) で点数化する．加えて，各活動の開始から症状発現までの時間，活動が疼痛自制内で継続可能な時間などを問診し記録する．その他，痛み

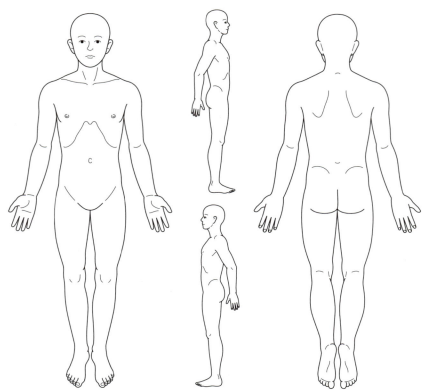

図4 ボディチャート
問診から症状とその部位をボディチャート内に書き込む．痛みとしびれ感，感覚低下など分けて記載し，症状の程度を NRS や VAS で点数化する．

の悪化要因と緩和要因をそれぞれ記録する．発症時期が 10 歳代に多いことから，特に学校生活や学外活動といった環境因子と症状との関連について検討する．痛みの問診内容から，痛みが単に分離症に由来するものか，椎間板や椎間関節，筋・筋膜その他痛みの発生源となるような要因が影響している可能性があるかを考慮し，機能評価の内容を構成する．

1-2 アライメント異常

日常的な自然姿勢やスポーツ活動時の姿勢が腰部構造にどのような負荷を加えているかを判断するため，アライメントを評価する．分離

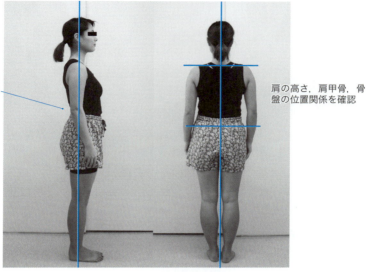

図5 アライメント評価・ガイド
腰椎-骨盤のアライメントを中心に，全体像から腰椎に加わる負荷と筋力の不均衡を考察する．

症の場合，立位アライメントでは腰椎前弯・骨盤前傾の増強を認めることが多い 図5．腰椎の過前弯に伴って，胸椎では後弯が増強していることもある．立位時の脊柱起立筋を触診し，過緊張の有無を確認する．また，前額面では側弯がないかを確認する．特に片側性の症状を呈している患者では，側弯の有無とそれに伴う骨盤傾斜，脚長差まで評価する必要がある．

座位アライメントも腰椎前弯・骨盤前傾が増強していることがあるが，反対に前弯が減少し骨盤が後傾する患者も少なくない．座位アライメントは授業時の座位と関連するため，立位と座位でのアライメントの変化と痛みの問診で得られた情報の相違を検討する．

1-3 抗剪断力の低下

腰椎分離症では，腰椎後方支持要素の破綻により，椎体間に生じる剪断力に抗する能力が低下している例が多い．抗剪断力の程度を把握

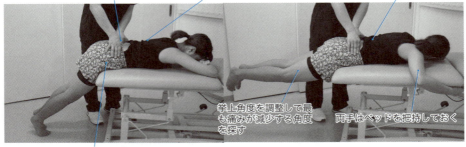

a：安静時　　　　　　　　　　　　　　　　　b：下肢挙上時

図6 剪断安定性テスト・ガイド

患者は上前腸骨棘がベッド端に乗るように腹臥位となり，下肢をベッドから出して床に足底を接地させる．検者は仙骨と各腰椎棘突起に背側から腹側方向へ1kg程度の圧を加えていく（a）．圧を加えた際の痛みの有無と，関節不安定性を評価する．次に，患者に両下肢の挙上を指示し，腰椎・骨盤の運動が生じない高さまで挙上させる（b）．患者が両下肢を挙上した状態で，検者は安静時と同様に棘突起に同程度の圧を加える．安静時に圧痛があり，両下肢挙上時に痛みが減少あるいは消失する場合，テスト陽性とする．

することは，理学療法プログラムの作成に重要となる．腰椎における抗剪断力の徒手検査のうち，感度・特異度に優れた鋭敏な検査は少ない．そのため，理学療法評価として徒手検査を行う際は，複数の検査を組み合わせて総合的に評価すること，筋収縮の有無など条件変更による症状の変化を観察して機能的な評価を行うことが重要である．

1）剪断テスト

a）圧痛テスト

腹臥位にて棘突起に腹側への圧を加える．腰椎すべり症を発症している場合には，圧痛所見が唯一，鋭敏な検査法（感度60〜88％，特異度87〜100％）である[8]．分離症のみの場合には認めないことも多いが，圧痛がある場合には重度の症状レベルと判断して対応する．

b）剪断安定性テスト **図6**

圧痛テストをさらに発展させて，筋収縮の有無によって剪断ストレスを加えた際の痛みの変化を機能的に評価する．両下肢挙上に伴う腰部伸筋の収縮は，腰椎の前方剪断ストレスを軽減させる役割がある．このため，テストが陽性となった場合，患者は前方剪断に対する耐性が低下していることを示唆する．反対に両下肢挙上に伴って痛みが増

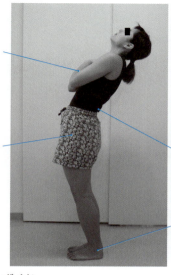

両手を対側肩に当てておく

腰椎に過剰な運動が生じると，脊柱全体のスムーズな弯曲が失われる

股関節の伸展が十分に得られているかを確認

両踵をつけておく

図7 立位伸展テスト・ガイド
体幹の自動伸展運動を指示し，痛みの有無を確認する．

強した場合，腰部伸筋の収縮による腰椎への圧縮ストレスの増大に起因するものと考えられ，椎間板障害などの圧縮耐性低下を示唆する．剪断安定性テストの結果は，その後の運動療法における疼痛管理やエクササイズ選択の重要な指標となる．

2）立位伸展テスト

立位での伸展テストは，運動パターンを変えて複数行うことで，伸展運動に伴う症状パターンを把握することができる．伸展テスト 図7，伸展・回旋テスト 図8，片脚伸展テスト 図9 では，① 自動運動のみ，② 最終域で他動運動を加えた場合，③ 体幹筋の収縮を意識的に加えた状態での自動運動，の3パターンで痛みの変化を確認する．また，脊柱の各分節と骨盤，下肢（特に股関節伸展）の運動のパターンを注視し，動きが過剰あるいは制限を受けている分節がないかを確認する．

伸展テストで痛みが誘発される場合，必ずしも分離症の特異的な所見ではないことに注意が必要である．伸展時に負荷の加わる椎間関節と関節突起間部との鑑別は伸展テストでは困難である．また，重度の椎間板障害でも症状を引き起こす可能性がある．

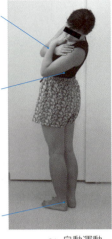
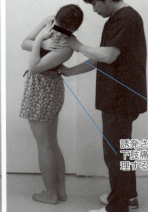

両手を対側肩に当てておく

「左肩を左の後ろポケットに入れるように」と指示するのも有効

右手で伸展，左手で回旋を加えている

誘発される痛みが腰部のみか，下肢痛のみか，その両方かを整理する

両踵をつけておく

a：自動運動　　b：最終域での他動運動

図8 立位伸展・回旋テスト（Kemp's test）・ガイド

立位伸展テストと同様に体幹を伸展し，さらに回旋を加える（a）．腰部の回旋側に痛みが誘発されると椎間関節障害あるいは分離症を示唆する．伸展・回旋により同側下肢への放散痛を生じる場合は，椎間板障害を示唆する．この場合，最終域でさらに他動運動を加えると放散痛が増強する（b）．

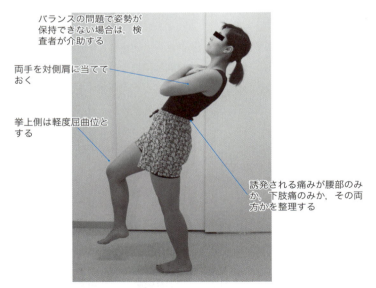

バランスの問題で姿勢が保持できない場合は，検査者が介助する

両手を対側肩に当てておく

挙上側は軽度屈曲位とする

誘発される痛みが腰部のみか，下肢痛のみか，その両方かを整理する

図9 片脚立位伸展テスト（one-legged stork test）・ガイド

片脚立位で体幹の伸展を指示する．片側性の分離症の場合，分離側の片脚立位伸展で痛みが誘発される．分離症の検査法として感度は 50〜73％と中等度であるものの，特異度は 17〜32％と低く[8]，単独での椎間関節障害との鑑別は困難である．片脚立位伸展テストで痛みを認める場合には，スポーツ活動においても相当に支障をきたしていると考えられるため，機能評価の1つとして重要である．

1-4 ROM制限・過可動性

　腰椎分離症では，隣接関節の可動性低下が分離部分節への過可動性を助長している可能性がある．そのため，一般的な体幹のROMとともに，股関節のROM（特に伸展，回旋）を確認する．体幹では胸椎の可動性低下が問題となりやすい．脊柱全体の可動パターンを評価するため，キャット-キャメル運動（図21を参照）を最大範囲で行う．脊柱全体を屈曲あるいは伸展させた際に，スムーズな弯曲をつくることができるか，一部の分節の過可動性や可動性低下がないかを確認する．

　股関節の可動性は，腰部の動きを制限して保護しながら動作を行うのに非常に重要である．股関節周囲筋の筋長検査を実施し，筋タイトネスの有無を確認する 図10 ．力学的な影響は不明であるものの，

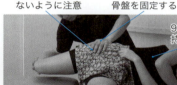
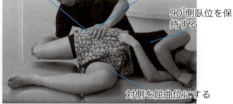
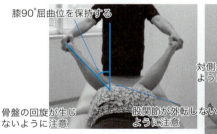
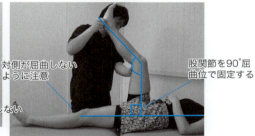

図10 筋長検査・ガイド
a： 腸腰筋．膝以遠をベッド端から出し，反対側の股関節を最大に屈曲させる．腸腰筋が短縮している場合，検査側の股関節が屈曲する．
b： 大腿筋膜張筋．側臥位で下側下肢を屈曲位とし，上側下肢を膝屈曲位のまま股関節を内転させる．
c： 股関節外旋筋．腹臥位で膝関節90°屈曲位とし，股関節を内旋させて可動域を測定する．
d： ハムストリングス．背臥位で股関節を90°屈曲位とし，膝関節を伸展させて可動域を測定する．

腰椎分離症患者ではハムストリングスのタイトネスが多いことが報告されている[9]．

1-5 筋力・筋持久力低下

アライメントやROM検査で検出された問題から，筋機能が低下していると考えられる筋群を中心に筋力を確認する．一般的に腰椎前弯・骨盤前傾が増強しているアライメントでは，脊柱起立筋と股関節屈筋，大腿筋膜張筋が過剰に活動し，腹筋群と大殿筋，中殿筋が弱化していることが多い．これらの筋力を評価し，アライメントやROM，筋タイトネス，その他の臨床所見との相違を検討する．

腰部の問題がある場合，筋持久力も重要な指標である．脊柱の可動域増大と筋持久力の低下は初発腰痛の危険因子とされており，絶対筋力の関連は認められていない．また，筋力よりも筋持久力の改善が腰痛予防に効果的であることがわかっている．体幹筋持久力の評価は，屈筋群と伸筋群，側腹筋群 図11～13 に分けて行う．各テストは高い再現性が得られている[10]．

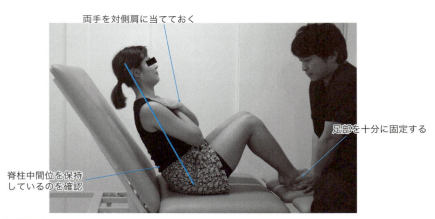

図11 体幹屈筋群持久力テスト・ガイド
ベッド上で背もたれを55°とし，股・膝関節90°屈曲位でシットアップの姿勢をとる．両足背は検者が固定するかストラップで固定する．背もたれから10 cm離した位置で姿勢を保持する．患者の背部が背もたれについたら終了とし，保持時間を計測する．

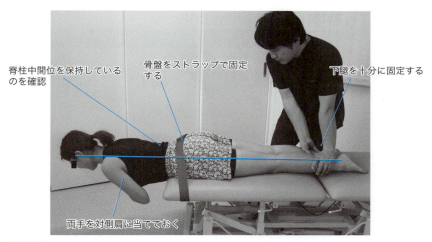

図12 体幹伸筋群持久力テスト・ガイド
腰部より頭側をベッド端から出し，骨盤・下肢をストラップで固定する．両手を対側の肩に当て，体幹と下肢が一直線になるまで上体を持ち上げ，脊柱中間位を保持する．上体が水平姿勢から崩れたら終了とし，保持時間を計測する．

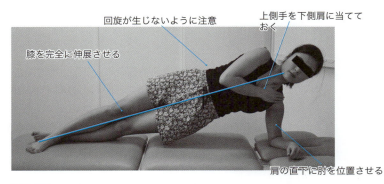

図13 体幹側腹筋群持久力テスト・ガイド
サイドプランクの姿勢で上側の足部を前方，下側の足部を後方に着く．片肘と両足部で支え，脊柱は中間位を保持し，体幹と下肢が一直線になるまで殿部を持ち上げる．中間位姿勢が崩れるか殿部が床に着いたら終了とし，保持時間を左右とも計測する．

1-6 動作パターンの機能不全

腰椎分離症の要因として，他部位の機能不全を代償するために腰椎が過度の運動を強制されていることも少なくない．そのため，動作全般において関節ごとに問題を特定し，相互の関連性を検討する必要が

表1 SFMAのトップティアパターン

		FN	FP	DP	DN
1. Active Cervical Flexion					
2. Active Cervical Extension					
3. Cervical Rotation	L				
	R				
4. Upper Extremity Pattern 1	L				
	R				
5. Upper Extremity Pattern 2	L				
	R				
6. Multi-Segmental Flexion					
7. Multi-Segmental Extension					
8. Multi-Segmental Rotation					
9. Single-Leg Stance					
10. Arms Down Deep Squat					

FN；機能的・痛みなし（Functional/Non-painful）
FP；機能的・痛みあり（Functional/Painful）
DP；痛みあり・機能不全（Dysfunctional/Painful）
DN；痛みなし・機能不全（Dysfunctional/Non-painful）
各動作パターンを評価し，上記の4型に分類する.

ある．また，機能不全が可動性の問題なのか，安定性の問題なのかを特定することも重要である．Gray Cookらの提唱するFunctional Movement Systems[11]のうち，系統的な動作評価であるSelective Functional Movement Assessment（SFMA）は，この動作上の機能不全の問題特定に有用である．

SMFAはトップティアパターン **表1** とよばれる主要動作パターンの評価とそれに続くブレイクアウト（問題特定のフローチャート）から構成されている．関節の相互関連性から検討するには，伸展動作だけでなく全パターンを評価し，問題解決に取り組む必要がある．ここでは，多分節伸展パターン（multi-segmental extension， **図14** ）におけるブレイクアウトの例を取り上げる．

多分節伸展パターンで機能不全に該当する場合，脊柱と上肢，下肢に分けてブレイクアウトを行う．自動運動と他動運動での変化や，部位を限定する，重力方向を変えるといった作業から，機能不全の問題を特定する．痛みと機能不全を **表1** に示す4型に当てはめて評価を進めていくことで，問題を，①可動性，②安定性，③痛みに大別でき

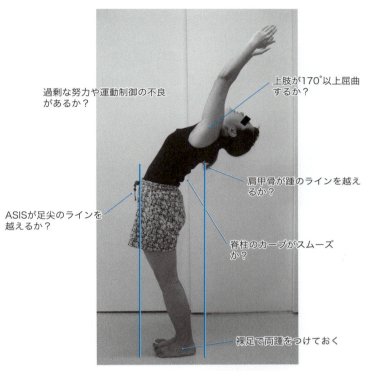

図14 多分節伸展パターン（multi-segmental extension）チェック・ガイド
両上肢を挙上しながら全身の伸展運動を可能な限り行わせる．上記の基準をクリアできない場合を機能不全とし，さらに痛みの有無によって，表1のようにFN，FP，DP，DNの4型に分類する．

る．
① 可動性の問題：関節構造の制限あるいは関節外の軟部組織伸展性の制限があれば，徒手療法などの直接的な可動性に対する治療手段を選択する．
② 安定性の問題：安定性の低下あるいは運動制御の機能不全があれば，エクササイズを通して動作パターンの改善を図る．
③ 痛みの問題：ブレイクアウトの結果，痛みの軽減が得られない場合は，その原因が動作ではない可能性を意味する．この場合，何らかの化学的刺激によるものと判断し，専門医による痛みの治療を行う．

各ブレイクアウトのフローチャートの詳細は他書[11]にて確認可能であるが，ここではフローチャート中の主要な評価方法をトップティア

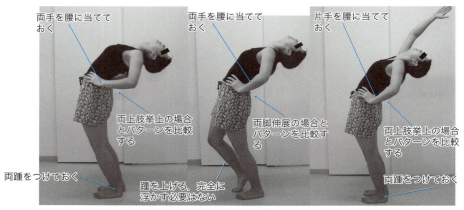

a: 伸展（上肢なし）　　b: 片脚伸展（上肢なし）　　c: 片側上肢挙上

図15 伸展パターンチェック・ガイド

パターンで機能不全が認められた場合を例に解説する．

1）伸展パターン 図15

① 上肢なし：両手を腸骨稜に当てた状態で伸展を可能な限り行わせる．多分節伸展パターンと同様の基準で機能的か，痛みがないかを判断する．上肢の挙上を取り除くことで機能的かつ痛みがなくなる場合，伸展パターンの問題が上肢にあると判断できる．

② 上肢なし＋片側踵上げ：①のパターンを片側の踵を上げて行う．一側ずつパターンの変化をみる．動作が機能的で痛みがない場合，左右対称的な立位での体幹の安定性の問題か，体幹前面の可動性の問題を示唆する．

③ 片側上肢挙上：片側上肢を挙上し，伸展を可能な限り行わせる．一側上肢の挙上を取り除くことにより機能的で痛みがなくなる場合，体幹前面の可動性の問題あるいは頚椎の影響が示唆される．

2）プレスアップ 図16

腹臥位にて両手でベッドを押しながら上体を起こす．肘が完全に伸展した状態でも ASIS がベッドから離れなければ機能的と判断する（フォームパッド1個分までは可）．プレスアップ時の脊柱のカーブに偏りがないかを確認する．動作が機能的で痛みがない場合，荷重時の安定性の問題を示唆する．

3）胸椎伸展・回旋 図17

① 自動運動：胸椎の可動性を評価するため，殿部を踵につけたまま

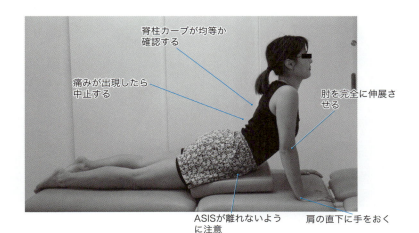

図16 プレスアップチェック・ガイド

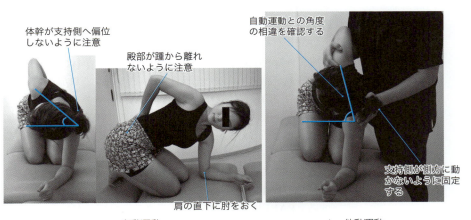

a：自動運動　　　　　　　　　　　b：他動運動

図17 胸椎伸展・回旋チェック・ガイド

　　　　片肘支持し，腰椎を固定する．片側の手を腰背部に置いて内旋位
　　　とする．この状態で胸椎の伸展・回旋自動運動を行わせる．両肩
　　　峰を結ぶ線が水平から 50° 以上回旋する場合に機能的と判断す
　　　る．
　　② 他動運動：① を他動的に行う．自動では機能不全，他動では機
　　　能的で痛みがなかった場合，胸椎伸展・回旋の安定性の問題を示
　　　唆する．他動でも機能不全だった場合，胸椎伸展・回旋の可動性

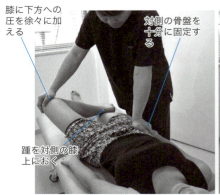 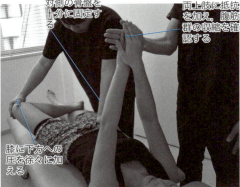

a：FABER テスト　　　　b：stabilized FABER テスト
図18 FABER テスト・ガイド

の問題を示唆する.

4）FABER テスト **図18**
① FABER テスト：背臥位で対側膝上に検査側の踵を載せて股関節屈曲・外転・外旋位をとる．検者は最終可動域からさらに圧を加えて痛みが誘発されるかを確認する．可動域制限に加えて，股関節痛は股関節，背部痛は仙腸関節の機能不全を示唆する．
② stabilized FABER テスト：FABER テストを体幹筋の収縮を加えた状態で行う．FABER テストと同様の肢位から，両上肢を 90°屈曲位として両手を合わせる．検者は上肢の伸展を指示し，患者の両手に抵抗を加えて等尺性収縮を行わせる．これにより体幹筋を動員させた状態で，FABER テストの反応の変化を確認する．FABER テストで機能不全あるいは痛みがあり，stabilized FABER テストで機能的で痛みがない場合，股関節と体幹の安定性の問題が示唆される．

5）modified Thomas テスト **図19**
患者は下肢がベッド端から出るように背臥位となる．検者は非検査側の股関節を屈曲最終域で保持する．検査側の下肢はリラックスさせておく．この状態から，以下の操作を加えて股関節屈筋群および股関節前面の可動性を確認する．
　a：膝屈曲位．股関節が屈曲位となれば機能不全と判断する．この場合，股関節伸展の可動性の問題，あるいは体幹の安定性の問題が示唆される．

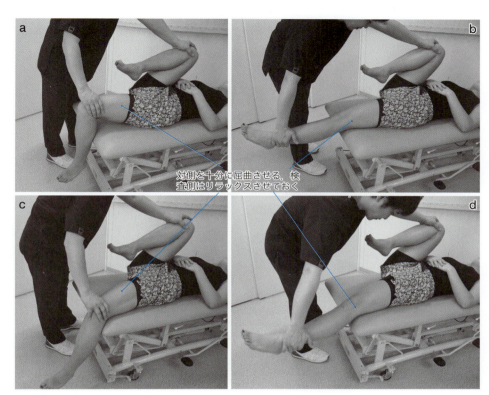

図19 modified Thomas テスト・ガイド

対側を十分に屈曲させる．検査側はリラックスさせておく

b：膝伸展位．aで機能不全が認められる場合，膝伸展位での変化を確認する．膝伸展位にて機能的で痛みがない場合，下肢前面の可動性の問題が示唆される．

c：膝屈曲・股外転位．膝屈曲位のまま股関節を外転させる．これにより機能的で痛みがなくなる場合，下肢外側の可動性の問題が示唆される．

d：膝伸展・股外転位．膝伸展位のまま股関節を外転させる．これにより機能的で痛みがなくなる場合，下肢前面および外側の可動性の問題が示唆される．

6）広背筋伸張テスト 図20

① 広背筋伸張（股屈曲位）：背臥位で両膝を十分に抱えて腰部を平坦にする．この状態を保ったまま，両上肢を最大に挙上させる．両上肢がベッドにつけば機能的と判断する．股屈曲位にするこ

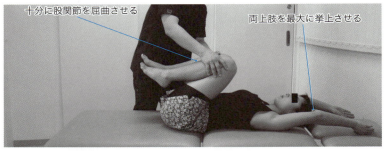

a：広背筋伸張（股屈曲位）

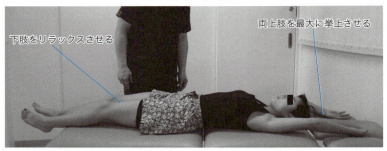

b：広背筋伸張（股伸展位）

図20 広背筋伸張テスト・ガイド

とで，広背筋と胸腰筋膜，下肢後面を伸張させている．
② 広背筋伸張（股伸展位）：股屈曲位で機能不全や痛みがあった場合のみ，股伸展位で同様に両上肢挙上を行う．これにより，広背筋を含む後面の筋・筋膜が弛緩する．股屈曲位で機能不全があり，股伸展位では機能的で痛みがない場合，広背筋か後面の筋・筋膜の可動性の問題が示唆される．

2 理学療法治療

腰椎分離症における理学療法治療のポイントは，痛みのコントロールと動作パターンの改善（伸展・回旋負荷の軽減）である．病期によっては，硬性コルセットによる装具療法が加わる．理学療法治療全般において腰椎に過剰な伸展・回旋運動が生じないように注意し，エクササイズ中に脊柱の中間位を常に維持させる．

2-1 痛みに対する治療

　日常生活活動で痛みが強い症例では，硬性コルセットにより腰椎運動を制限することが効果的である．腰椎の一分節に過剰な伸展や回旋負荷が加わって生じる運動時痛に対しては，隣接分節や胸椎，股関節の可動性改善を目的としたアプローチにより痛みが軽減することが多い．深部にある椎弓分離部の痛みに対する物理療法では，深部への到達性のある高電圧刺激療法や低出力レーザー療法，超音波療法などが適応となる．体動による痛みが強い時期には，腰椎の運動制限と物理療法などによる痛みのコントロールを行い，痛みが自制内となった段階で運動療法へ移行する．

2-2 ROM 制限・過可動性に対する治療

　理学療法評価から胸椎や股関節に ROM 制限が認められた場合，腰椎の過剰運動を助長する因子として積極的に改善を図る．以下，治療

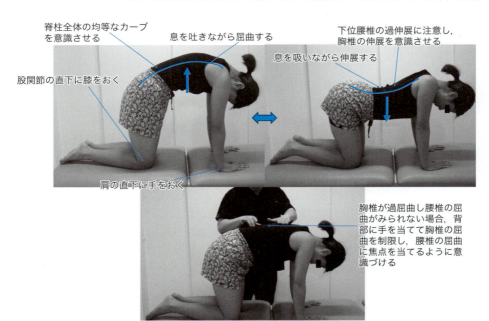

図21 キャット-キャメルエクササイズ・ガイド
四つ這い位にて脊柱全体の屈曲と伸展自動運動を繰り返す．8～10回の反復で組織粘弾性は改善する．脊柱カーブが均等で分節的な屈曲・伸展運動となるように注意する．

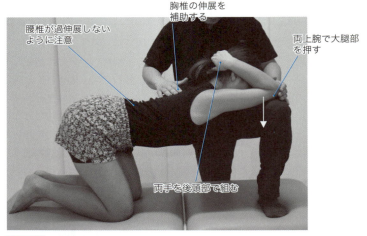

図22 胸椎伸展ホールドリラックス・ガイド

治療者は患者の前方で片膝立ち位となる．患者は四つ這い姿勢から両手を後頭部で組み，両上腕を治療者の大腿部に載せて姿勢を保持する．治療者は大腿部の位置を操作しながら胸椎の最大伸展姿勢をつくり，患者に両上腕で大腿部を押すように指示する．5秒間の最大等尺性収縮を行わせた後，リラックスさせる．この手順を3～5回繰り返す．

エクササイズの例をあげる．キャット-キャメルエクササイズ 図21 は可動性に対するアプローチの最初に実施し，均等な脊柱カーブの獲得と脊椎組織の粘弾性の改善を目的に行う．脊椎各分節の可動性を高めるため，胸椎では伸展および回旋を促すモビライゼーションを行う．腰椎分節に対しては，過可動性のある分離部位の分節を除く他分節に対してモビライゼーションを行う．胸椎伸展の可動域改善を目的に，胸椎伸展ホールドリラックス 図22 を行う．リーチバッグエクササイズ 図23 は，胸椎の回旋および上肢帯の可動性を改善させる目的で行う．股関節周囲筋で短縮が認められた筋に対しては，個別的にストレッチングを指導する．過可動性のある分節では運動を制限し保護する必要があるため，抗剪断力と筋力・筋持久力に対する治療が適応となる．

2-3 抗剪断力，筋力・筋持久力に対する治療

剪断安定性テスト 図6 で得られた所見が抗剪断力を高めるエクササイズの参考となる．剪断安定性テストと同様の方法により，両下肢

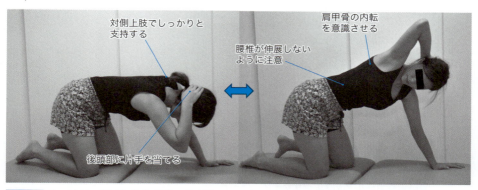

図23 リーチバッグエクササイズ・ガイド

四つ這い位にて片手を後頭部に当て，肘を天井に向けるように肩の水平外転と肩甲骨の内転，胸椎の回旋運動を行う．

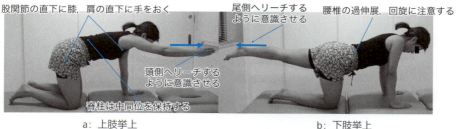

a：上肢挙上　　　　　　　　　　　　b：下肢挙上

c：対角上下肢挙上

図24 バードドッグエクササイズ・ガイド

四つ這い位にて脊柱を中間位とし，上下肢の一肢挙上と対角上下肢挙上を行う．挙上位を10秒間保持する．腰椎の過伸展や回旋が生じないように注意する．

挙上に伴う腰部伸筋の収縮を促す．両下肢挙上により腰痛が軽減する場合にはエクササイズとして導入する．椎間板障害を有する症例では圧縮ストレスが高まることで痛みを誘発する場合があるため，注意する．同様の目的で行う低強度エクササイズとして，バードドッグエク

5．腰椎分離症　339

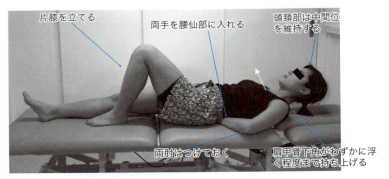

図25 カールアップエクササイズ・ガイド

背臥位で片膝を立て，両手をベッドと腰仙部の間に入れる．頭頚部は中間位を保ったまま，肩甲骨下角がわずかにベッドから離れる程度まで胸部を持ち上げる．この状態を10秒間保持する．難易度を上げる場合，胸部の持ち上げは同様とし，両肘を浮かす，一側上肢を90°屈曲位，一側上肢を最大屈曲位など条件を変更させる．

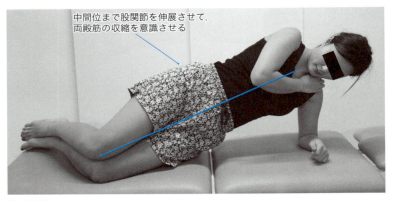

図26 サイドブリッジエクササイズ・ガイド

側臥位で片肘支持し，股・膝関節を屈曲位とする．脊柱は中間位を保持したまま，体幹と下肢が一直線になるまで殿部を持ち上げて股関節を伸展させる．

ササイズ 図24 がある．これは体幹伸筋群を動員させるエクササイズであり，腰椎への負荷が少なく四肢と体幹の協調性を向上させる．

体幹筋の筋力および筋持久力を向上する目的で行うエクササイズは，腰椎分節に過負荷とならずに体幹筋を動員できるエクササイズから選択する必要がある．カールアップエクササイズ 図25 は，腰椎に運動を生じさせるシットアップ（上体起こし）と異なり，腰椎中間位を維持したまま体幹屈筋群を動員させるため，腰椎への負荷が少な

い．サイドブリッジエクササイズは 図26，体幹側副筋群を動員させるエクササイズであり，体幹の安定性向上に役立つ．

2-4 動作パターンの機能不全に対する治療

より機能的な動作パターンを獲得するには，まず痛みの問題や可動性・安定性の問題に取り組む必要がある．そのうえで，腰部を支点とするような動作パターンから，腰椎運動を生じさせずに股関節を主な軸とした動作パターンへと修正する．ハーフニーリングエクササイズ 図27 は，体幹の安定性を維持して股関節軸での伸展運動を獲得するのに役立つ．臥位や四つ這い位，膝立ち位などでのエクササイズで十分に腰椎中間位が保持できている場合，立位での股関節を軸とした伸展運動を獲得する目的でシングルレッグデッドリフトエクササイズ 図28 を行う．エアプレインエクササイズ 図29 は，さらに難易度を上げて水平面上の運動を加え，動的にコントロールするための課題である．上記の自重でのエクササイズにダンベルやケトルベル，バンドチューブなどの負荷を加えることで，動作パターンを段階的に強化できる．

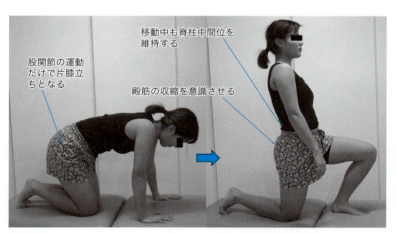

図27 ハーフニーリングエクササイズ・ガイド
四つ這い位から片膝立ち位に移動する．脊柱は中間位を維持して伸展が起こらないように注意し，支持側股関節の伸展により片膝立ち位となる．

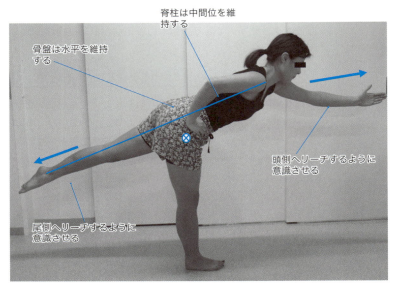

図28 シングルレッグデッドリフトエクササイズ・ガイド
患者は両脚立位から一側上下肢をそれぞれ前後方向へ伸ばしていき，体幹を床に水平となる位置まで傾ける．体幹・上下肢は一直線となるように意識し，支持側股関節を軸とした振り子運動を行う．自重での運動が問題なければ，ケトルベルなどの重りを振り子運動に合わせて持ち上げることで負荷を加える．

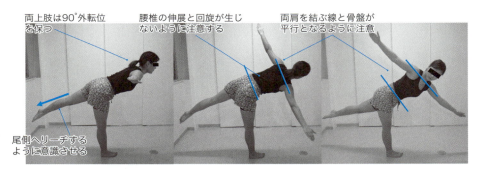

図29 エアプレインエクササイズ・ガイド
シングルレッグデッドリフトの姿勢から，両上肢を側方に伸ばす．脊柱中間位を保持したまま，支持側股関節を軸に外転–内転運動を行う．

2-5 患者教育（ADL・ホームエクササイズ）

　腰椎分離症は成長期に発症するため，就学児・者が対象となる．日常生活やスポーツ活動に加えて，学校生活の時間も長いことから，まず1週間の行動習慣を把握する必要がある．スポーツ活動の週間回数と1日当たりの実施時間，学校体育の時間と内容，座学の時間などを十分に把握したうえで，リスク要因となる活動を中心に指導する．例にあげると，スポーツ活動が隔日で1日2時間程度の場合よりも，週末に2日間連続で各6時間のスポーツ活動を行うほうが，組織の耐久性低下による損傷リスクは大きい．このような場合は，練習時間の制限や練習内容の限定を検討する必要がある．また，学校体育においては，不規則な運動を伴いやすい球技や過伸展を強制しやすい体操運動の場合は参加制限を検討する必要がある．長時間の座学で不良姿勢が続いた後に，十分なウォーミングアップなしに行うスポーツ活動にも注意が必要である．

　ホームエクササイズの実施は理学療法士の監視下ではないため，安全に正しく行えているか，適度な回数や頻度で行っているかなどを定期的に確認する必要がある．エクササイズ内容が難しい場合には，指導したエクササイズを一切行っていないということも少なくない．ホームエクササイズを指導する際は，理学療法評価から機能改善を図るべきと判断した要因について，最も容易に習得できるエクササイズを指導する．最初に指導するエクササイズは3種目程度とし，機能レベルや実施状況に合わせてエクササイズを追加するか難易度を段階的に上げる．キャット-キャメルエクササイズやカールアップ，バードドッグ，サイドブリッジなどは，比較的に腰椎への負荷も少なく，安全で初期に導入しやすいホームエクササイズである．

❖文献

1) Wiltse LL, Rothman SLG. Spondylolisthesis: classification, diagnosis and natural history. Semin Spine Surg. 1989; 1: 78-94.
2) Brooks BK, Southam S, Mlady GW, et al. Lumbar spine spondylolysis in the adult population: using computed tomography to evaluate the possibility of adult onset lumbar spondylosis as a cause of back pain. Skeletal Radiol. 2009; doi: 10.1007/s00256-009-0825-4
3) Turner PG, Green JH, Galasko CS. Back pain in childhood. Spine (Phila Pa 1976). 1989; 14: 812-4.
4) Fredrickson BE, Baker D, McHolick WJ, et al. The natural history of

spondylolysis, and spondylolisthesis in children and adolescents. J Bone Joint Surg Am. 1984; 66: 699-707.
5) Rossi F. Spondylolysis, spondylolisthesis and sports. J Sports Med Phys Fit. 1988; 18: 317-40.
6) Sakai T, Sairyo K, Takao S, et al. Incidence of lumbar spondylolysis in the general population in Japan based on multidetector computed tomography scans from two thousand subjects. Spine (Phila Pa 1976). 2009; 34: 2346-50.
7) Sairyo K, Kato S, Komatsubara S, et al. Spondylolysis fracture angle in children and adolescents on CT indicates the facture producing force vector: A biomechanical rationale. Internet J Spine Surg. 2004; 1 (2).
8) Algami AM, Schneiders AG, Cook CE, et al. Clinical tests to diagnose lumbar spondylolysis and spondylolisthesis: A systematic review. Phys Ther Sport. 2015; 16: 268-75.
9) Anderson SJ. Assessment and management of the pediatric and adolescent patient with low back pain. Phys Med Rehabil Clin N Am. 1991; 2: 157-85.
10) McGill SM, Childs A, Liebenson C. Endurance times for stabilization exercises: Clinical targets for testing and training from a normal database. Arch Phys Med Rehab. 1999; 80: 941-4.
11) Cook G, 著. 中丸宏二, 小山貴之, 相澤純也, 他監訳. ムーブメント―ファンクショナルムーブメントシステム：動作のスクリーニング, アセスメント, 修正ストラテジー―. 東京: ナップ; 2014.

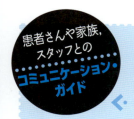

Communication Guide:
「XX?」ときかれたらどうする？

Q 「腰の痛みがまったくなくなったのですが，スポーツ活動を再開してもいいでしょうか？」ときかれたらどうする？

A 骨癒合を目的とした保存療法の場合，痛みの消失ではなく骨癒合の有無がスポーツ活動再開の条件となります．痛みがなくなったからといってスポーツ活動を再開してしまうと，受傷時と同様の負荷が腰椎に加わって再発する可能性があります．スポーツ活動再開の判断は医師が最終的に行うものなので，患者さんには担当医の判断を仰ぐように伝えましょう．そのうえで，現在の状態を勘案しながら，スポーツ活動を再開した際の再発リスクや，どのような種類の運動や競技から再開するかを指導しましょう．特に不規則な動きが要求される球技活動は，できる限り後半に再開するとよいでしょう．また，理学療法経過から，腰椎分離症を再発する可能性のある動作パターンが修正されているかどうかも，スポーツ活動再開と再発リスク軽減のポイントとなります．

<小山貴之>

6 腰部脊柱管狭窄症

Introduction

疾患の特徴

　腰部脊柱管狭窄症（lumber spiral canal stenosis: LCS）は，脊柱管内を走行している馬尾や神経根が骨などの周囲組織により絞扼された状態をいう[1]．LCS の症状としては，間欠性跛行・下肢の痛み・しびれなどさまざまである．LCS に対する治療には，薬物療法・ブロック療法・運動療法・装具療法・生活指導などを併用した保存的治療が第 1 選択となるが，保存的治療で効果を示さなかった例や高度狭窄例においては手術が適用されることもある[2]．

　診断では主に単純 X 線や MRI などの画像診断が用いられる．単純 X 線画像からは分離すべり症や変性すべり症など骨性の狭窄を含め脊柱管の大きさや骨の配列などアライメントが評価できる 図1a ．MR 画像は神経根の圧迫部位を検索するためには必須の検査である．正中矢状断像では，硬膜管の圧迫，椎間板の膨隆，黄色靱帯の肥厚などが把握できる 図1b ．その他，傍矢状断像で椎間孔の狭窄部位，水平断像では椎間孔での椎間板膨隆などが評価できる．その他には脊柱管の狭窄状態を把握するために脊髄造影が行われることもある[3]．しかし，画像診断だけでは症状の有無を判断するのは困難なため，臨床所見や問診などと画像所見を併せて診断することが重要となる．臨床所見から LCS をスクリーニングする簡便で有用な補助ツールとして，日本脊椎脊髄病学会が開発した「腰部脊柱管狭窄症診断サポートツール」 表1 があり，比較的高い検出力があるといわれている[4]．

　LCS は 60 歳以上に発症しやすく，症状は進行性で徐々に増悪していく．好発部位は L4/5 が最も多く，L3/4，L5/S1 と続く．発生頻度は 50 歳以上で 12.5%，10 年後に改善している症例は 3 割ほどで 7 割

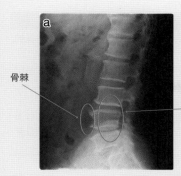
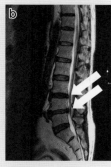

図1 L3/4・4/5 に狭窄を認める腰部脊柱管狭窄患者の画像所見
a：腰椎単純 X 線画像（矢状面），b：MR 画像（T2 強調正中矢状断像）

表1 腰部脊柱管狭窄症診断サポートツール

該当するものをチェックし，割りあてられたスコアを合計する（マイナス数値は減算）．
合計点数が 7 点以上の場合は，腰部脊柱管狭窄症である可能性が高い

評価項目		判定（スコア）	
病歴	年齢	60 歳未満（0）	
		60～70 歳（1）	
		71 歳以上（2）	
	糖尿病の既往	あり（0）	なし（1）
問診	間欠跛行	あり（3）	なし（0）
	立位で下肢症状が悪化	あり（2）	なし（0）
	前屈で下肢症状が軽快	あり（3）	なし（0）
	前屈による症状出現	あり（－1）	なし（0）
	後屈による症状出現	あり（1）	なし（0）
身体所見	ABI 0.9	以上（3）	未満（0）
	ATR 低下・消失	あり（1）	正常（0）
	SLR テスト	陽性（－2）	陰性（0）

ABI: ankle brachial pressure index，足関節上腕血圧比
ATR: Achilles tendon reflex，アキレス腱反射
SLR テスト: straight leg raising test，下肢伸展挙上テスト
（大島正史，他．日大医誌．2012；71: 116-22[3]）より改変）

程度の症例は症状が継続しているか悪化しているといわれている[5]．
　　LCS の症状として最も代表的なものは間欠跛行である．LCS による間欠跛行は前屈姿勢や座位保持をとることにより症状が改善する特徴がある．その他の症状として，下肢の痛み・しびれ・脱力・膀胱直

表2　LCS の機能的分類

神経障害形式	主な自覚症状	特徴
神経根型	一側下肢・殿部の痛み	単一神経根ブロックで一時的に症状は消失する
馬尾型	両側下肢・殿部・会陰部の異常感覚，下肢脱力感，膀胱直腸障害	痛みの訴えはないことが多い
混合型	神経根型と馬尾型の両方の症状が出現する	単一神経ブロックで痛みは消失するが，その他の症状に変化はない

腸障害などを生じる場合もある．障害される神経部位により神経根型・馬尾型・混合型と分類し，それぞれ異なった症状が出現する[2,3]．表2．

1 理学療法評価

1-1　痛み

　LCS による痛みは，狭窄部位の神経症状として支配神経領域における一側の下肢に出現することが多い．ただし馬尾神経を圧迫している場合は，両側性に痛みが出現することもある．また，その痛みは前屈姿勢をとることで症状が改善する[6]．

　痛みを評価する際は，姿勢や動作による悪化・改善する部位や程度をみる必要がある．それに加え持続的な動作により痛みが増悪する場合はその時間なども詳細に確認する．LCS による下肢痛は，支配神経領域を意識するためデルマトームが確認できるボディーチャート 図2 を用いて記録し詳細な部位などを記載する．また，痛みの程度については患者立脚型の評価法である Numerical Rating Scale（NRS）もしくは Visual Analogue Scale（VAS）を用いることで左右差や経時的な変化の確認を行う[7,8]．

1-2　感覚異常

　LCS による感覚異常は，痛みと同様に狭窄部位による神経症状として下肢に出現する．感覚異常を評価する際は，顔面など正常感覚の部位と比較するとよい．評価方法は，左右差を確認するために両側同時に内側から外側にかけて確認する 図3 ．そして痛みと同様に支配神経領域を意識してデルマトームが確認できるボディーチャート 図2 に記載する．また，足底に関しても詳細に評価する（内側部は L5 領域，外側部は S1 領域，踵部は S1, 2 領域を支配している）．

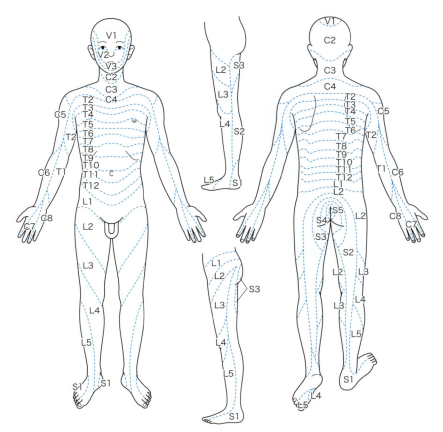

図2 ボディーチャート

ボディーチャートに記載するべきもの
・痛みの出現部位
・痛みの質
・痛みの強弱
・しびれ，異常感覚（痛みと線の種類を変えるなど工夫をする）

1-3 ROM制限

　LCS患者は脊椎の著しい変形や，痛みを回避する姿勢を取り続けることにより拘縮が発生している場合がある．前屈姿勢を多くとることにより，股関節は屈曲・外旋位で保持されやすく，股関節伸展および内旋可動域の拘縮を顕著に認める．ROM制限は，痛みや筋力低下の影響により自動運動に制限が生じている場合もあるので他動運動だけでなく自動運動での評価も行う．自動運動を行わせる際には，痛みを回避するように動かすことが多いので，代償運動の評価も必要である．

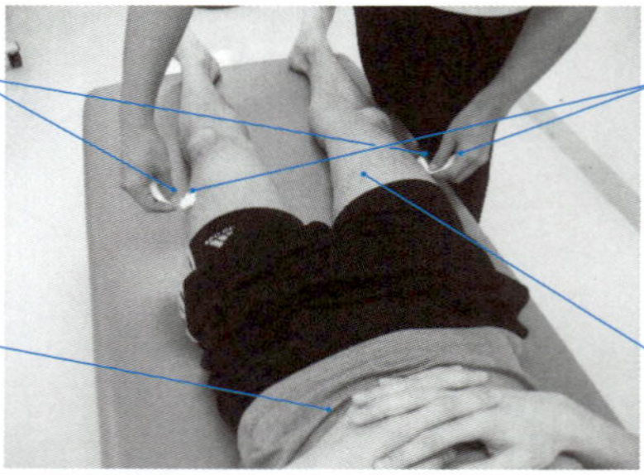

圧を一定にするために検査者は同じ角度でティッシュをあてるようにする

はけやティッシュなど両側同じ物を使用して実施する

感覚テストに集中してもらうために，リラックスした姿勢をとらせる

触覚をテストする際は，服の上から行ってはいけない

図3 末梢神経に対する下肢の感覚（触覚）テスト・ガイド
患者を背臥位（場合によっては腹臥位でも行う）として，大腿近位部の内側から外側にかけて触覚を確認する．左右差を確認するために両側同時に行う．またデルマトームをイメージして少しずつ遠位に進めていく．

1-4 アライメント異常・体幹筋機能異常

　LCSは何らかの理由による退行性変化で脊椎の変形を伴うことが多い．側弯症などを伴う場合もあり三次元に評価する必要があるが，特に矢状面の変形に関しては腰痛の発症原因にもなり得るため詳細な評価が必要となる．重篤な症状を及ぼす変形に関しては手術適応にもなり得る．また，変形は伴っていないが，痛みを回避するために立位・歩行時に前屈姿勢をとる場合がある．そのため，評価によりアライメント異常の原因を明らかにし，リハビリテーション介入が必要かを見極める．

　まず，骨盤帯を含めた脊椎のアライメントの評価は立位での単純X線画像にて行う[9,10]　図4　．また，立位姿勢だけでなく座位姿勢，臥位姿勢での関節可動域も測定し，変形によるアライメント異常かを評価する．

　次に，姿勢を保持するための体幹深部筋の機能低下がアライメント異常の原因とも考えられるため腹横筋の運動コントロールを評価する．超音波を用いて評価する方法などもあるが，簡便に実施できる方法としてプレッシャーバイオフィードバック装置（STABILIZER, Chattanooga）を用いた評価がある[11,12]．方法は，背臥位にて圧センサーを腰部に挿入しパッドの遠位部が左右の上前腸骨棘を結ぶ線上に位置するように設置し，センサーの値が40 mmHgになるよう加圧させ，安静呼吸しながら脊椎・骨盤の動きを伴わないで圧を5～10秒程度保持させる．持久性も評価するため5～10セット程度繰り返すことができるか確認する．その際，セラピストは腹横筋を触知しながら収縮の有無・強さも確認する　図5　．プレッシャーバイオフィードバッ

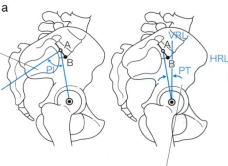
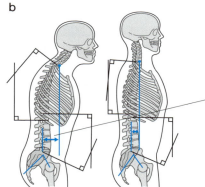

図4 骨盤脊椎アライメント評価・ガイド（Smith JS, et al. J Neurosurg Spine. 2014; 21: 160-70[10]）より改変）

単純X線像の矢状面像にて骨盤脊椎のアライメントを評価する.
PI: pelvic incidence, PT: pelvic tilt, SS: sacral slope, SVA: sagital vertical axis. A点は仙骨底の中心, B点は仙骨底の前後線, HRLは水平線, VRLは垂直線を表す.

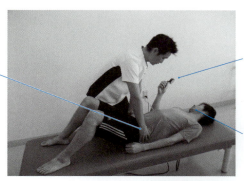

図5 プレッシャーバイオフィードバック装置を用いた体幹深部筋の評価・ガイド

プレッシャーバイオフィードバック装置のセンサーの値を確認しながら腹部を引き締めるように力を入れる.

ク装置を用いた方法は，評価後にフィードバックを利用したトレーニングとしても応用できる．

1-5 筋機能異常

　LCS 患者の筋力低下は，その原因を明らかにすることでアプローチの選択が異なってくる．痛みや感覚障害同様に，神経支配の影響により筋力低下しているのか，痛みにより活動性が低下したことによる廃用性筋萎縮に伴い筋力低下しているのか鑑別する必要がある．そのため，徒手的な筋力評価を一通り行い，ある神経支配がつかさどる筋のみが著しい筋力低下を認めていないか評価する 図6〜10 ．神経支配による筋力を評価する際は両側同時に抵抗をかけて検査すると左右差を見極めやすい 図8〜10 ．

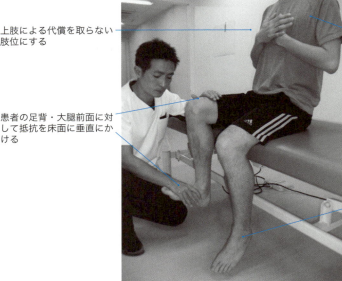

上肢による代償を取らない肢位にする

体幹が後方に倒れていかないよう注意する

患者の足背・大腿前面に対して抵抗を床面に垂直にかける

反対側の下肢は床面に接地しないようにする

図6 L2 の筋力評価・ガイド
腸腰筋の筋出力を検査するため，端座位にて片脚ずつ足背と大腿前面に抵抗を加え股関節屈曲に対して抵抗をかける．左右差を確認するため検査者は反対側でも同じ姿勢で同じ方向に抵抗をかける．

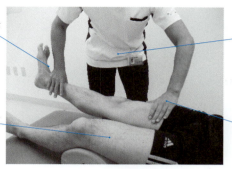

図7 L3 の筋力評価・ガイド

大腿四頭筋の筋出力を検査するため，背臥位にて膝窩に枕を置き，片脚ずつ膝を伸ばしたままの状態を保ってもらい抵抗をかける．反対側を検査するときは立ち位置を反対側に変えて同じ抵抗をかける．

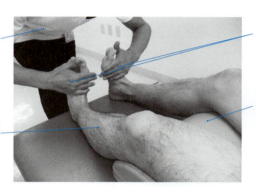

図8 L4 の筋力評価・ガイド

前脛骨筋の筋出力を評価するため，背臥位にて膝窩に枕を置き，両側同時に足関節内反・背屈した状態で保ってもらい足底方向に抵抗をかける．

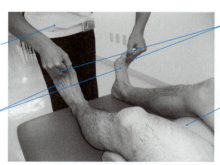

図9 L5 の筋力評価・ガイド

長母趾・長趾伸筋の筋出力を評価するため，背臥位にて膝窩に枕を置き，両側同時に足趾を伸展した状態で保ってもらい足底方向に抵抗をかける．

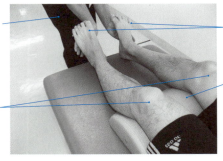

図10 S1 の筋力評価・ガイド
長指屈筋および下腿三頭筋の筋出力を評価するため，背臥位にて膝窩に枕を置き，両側同時に足関節底屈および足趾を屈曲した状態で保ってもらい頭側方向に抵抗をかける．

（両側同じ抵抗をかけるため中央に立つ）
（5指すべてに抵抗をかけるため，できるだけ内外旋中間位で行う）
（検査者の母指外側を足趾でつままえるようにする）
（背屈しやすいように下腿三頭筋の筋収縮を緩めるために膝窩に枕を入れて膝関節屈曲位で行う）

1-6　立位バランス能力の低下

　立位バランスの評価方法には多くの指標が存在するが，目的によって評価方法選択する必要がある[13]．LCS 患者は，神経症状の影響を受けていることもあり下肢筋の出力が低下している．また，退行性変化から腰背部の伸展可動性も乏しく，立位姿勢において支持基底面内から前方に重心が外れていくことが多い．

　そのため，立位バランステストして Functional Reach Test（FRT）を施行し，どのような戦略を用いて前方へのバランスを保っているか評価する．図11a のように足関節の背屈運動により姿勢を変化させ重心を移動させる場合もあれば，図11b のように股関節の屈曲運動を行い，重心を支持基底面内に留めることでリーチを行う場合もある．股関節屈曲を前方リーチの戦略に用いれば，下肢の筋出力が乏しくてもリーチ距離を大きくすることが可能となる 図11 [14,15]．

1-7　日常生活動作能力の低下

　LCS の日常生活を含めた総合的な特異的評価法は，Oswestry Disability Index（ODI），Swiss Spinal Stenosis Questionnaire（SSS），Roland-Morris Disability Questionnaire（RDQ），日本整形外科学会腰痛疾患治療成績判定基準（JOA スコア）および Japanese Orthopedic Association Back Pain Evaluation Questionnaire（JOAB-PEQ）など多く存在している[7,8]．そのなかでも，本邦においても妥当性が検証されていて，世界的にも多く用いられている

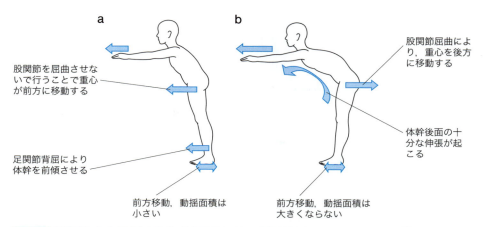

図11 各戦略によるFRTの特徴（対馬栄輝, 他. 理学療法科学. 2001; 16: 159-65[14]より改変）
aは、足関節を主な戦略としており、足関節を背屈させ前方へリーチする方法で、重心が支持基底面の前方に位置する。前方に転倒しないためには下肢後面の十分な筋活動が必要となる。bは股関節を主な戦略としており、股関節を屈曲させ前方へリーチする方法で、下肢筋の筋出力が少なくても可能であるが、体幹後面の十分な伸張が必要となる.

ことからも ODI, RDQ が推奨される[7,8]. ODI は、腰痛によって障害される日常生活動作10項目で構成されている。各項目は0～5点, 合計点数は0～50点で評価し、点数が高いほど障害が大きいことを意味する[16]. 腰痛による社会的損失をより評価できる点や、腰痛だけでなく下肢痛の影響も含んでおり、手術前後の下肢痛において相関も示されている[17]. RDQ は、腰痛を評価する24項目の質問に「はい」と「いいえ」で単純に答える形式のため簡便で使いやすいが、2択式のため精度が低く変化をとらえづらい。腰痛はなく下肢痛のみの場合にも適用できるよう modified version が開発されている[16]. 最終的に、患者の社会的背景などを考慮して適切な評価方法を選択する必要がある.

1-8 精神的QOLの低下

LCS 患者を評価する際は、身体的な機能障害だけでなく心理的問題も評価する必要がある[18]. 特に、慢性疼痛を有している人は、痛みの経験をネガティブにとらえる傾向である破局的思考となっている. 破局的思考の傾向が強いことがさまざまな機能的障害をもたらし,

表3 Pain Catastrophizing Scale (PCS) 日本語版

この質問紙では、痛みを感じている時のあなたの考えや感情についてお聞きします。以下に、痛みに関連したさまざまな考えや感情が13項目あります。痛みを感じている時に、あなたはこれらの考えや感情をどの程度経験していますか。あてはまる数字に○をつけてお答えください。

	全くあてはまらない	あまりあてはまらない	どちらともいえない	少しあてはまる	非常にあてはまる
1. 痛みが消えるかどうか、ずっと気にしている.	0	1	2	3	4
2. もう何もできないと感じる.	0	1	2	3	4
3. 痛みはひどく、決して良くならないと思う.	0	1	2	3	4
4. 痛みは恐ろしく、痛みに圧倒されると思う.	0	1	2	3	4
5. これ以上耐えられないと感じる.	0	1	2	3	4
6. 痛みがひどくなるのではないかと怖くなる.	0	1	2	3	4
7. 他の痛みについて考える.	0	1	2	3	4
8. 痛みが消えることを強く望んでいる.	0	1	2	3	4
9. 痛みについて考えないようにすることはできないと思う.	0	1	2	3	4
10. どれほど痛むかということばかり考えてしまう.	0	1	2	3	4
11. 痛みが止まって欲しいということばかり考えてしまう.	0	1	2	3	4
12. 痛みを弱めるために私にできることは何もない.	0	1	2	3	4
13. 何かひどいことが起きるのではないかと思う.	0	1	2	3	4

(松岡紘史, 他. 心身医療. 2007; 47: 95-102)[19]

ADLやQOLの低下にも影響することが知られている。破局的思考を測定する評価尺度として、日本語版も作成されていて信頼性・妥当性も証明されカットオフ値も示されているPain Catastrophizing Scale (PCS) 表3 が有用である。PCSは、13項目を5段階で評価するもので最高点が52点,最低点が0点,カットオフ値は30点となっている[19,20]。他にも、Brief scale for evaluation of psychiatric problems orthopedic patients (BS-POP) などがある[21]。

2 理学療法治療

　LCS 患者への理学療法治療は，日常生活において痛みをコントロールするための姿勢を学習し獲得することが主目的となる．その際には，脊椎骨盤のアライメントを考慮し，筋力増強および柔軟性の向上などを図っていくが，心理面へのアプローチも必須になってくる．LCS 患者に対して理学療法介入は様々な戦略で行われるが，薬物療法との併用や，複数の運動療法を併用することが効果的であるといわれている[22]．

　患者各々によって狭窄の状況は異なり痛みを緩和する姿勢が微妙に異なってくる．そのため理学療法介入で重要になるのは，最も楽な姿勢を適切に評価し，その姿勢を保つための安定性を獲得させることである．また，患者自身に楽な姿勢を把握してもらうことで，日常生活上の疼痛予防にも繋がり，心理的にも良好な結果が望める．

2-1　姿勢・アライメント修正のためのストレッチング

　長期間にわたり疼痛回避姿勢を取っていたことによる短縮筋に対してストレッチングを行う．特に前傾姿勢を持続することにより生じる股関節屈曲筋の短縮に対して伸張させるようにアプローチすることが重要である．また，腰椎の過度な後弯を抑制するためにハムストリングスに対しても伸張させるようにアプローチする．LCS 患者は，変性側弯症を合併していたり疼痛回避姿勢をとることで脊椎の側弯を認めることがしばしば見受けられる．そのような場合は，骨盤帯や肩甲帯の柔軟性を獲得させるアプローチも必要である．骨盤帯と肩甲帯は脊椎の動きに合わせて連動させて動かすことで柔軟性を獲得しやすい．下肢や体幹だけでなく上肢も含めて日常生活に影響を及ぼす制限を認めていれば全身的にアプローチする必要がある．

　アプローチ方法は，LCS 患者の姿勢や痛みの状況を考慮して行う必要があり，一般的に背臥位や側臥位もしくは立位で行う．自重を用いることが可能な立位にて股関節屈筋に対して徒手的に持続伸張を加える方法 図12 や背臥位にてハムストリングスの短縮に対してIb抑制を用いたホールドリラックス 図13 も有用である[23]．骨盤帯・肩甲帯の動きは四肢に比べて小さいのでエアースタビライザーなどの空気圧などを利用するとよい 図14 ．

　どのような方法を用いるとしてもアライメント不良を助長しないように注意して施行する．アライメントを正常に直そうとアプローチすることで痛みが増幅し立位バランスが不良になる可能性もあるので注

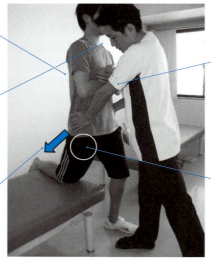

図12 股関節屈筋の伸張方法・ガイド

立位でベッドに片膝を置き股関節の前面を患者自身の自重で伸張させていく．その際，セラピストは前方への移動に対して抵抗をかけ少しずつ前方への動きを許していくことで，安定した姿勢で痛みをコントロールしながら伸張させることができる．最大伸張位で片側15秒程度保持，両側3セットを目安に行う．

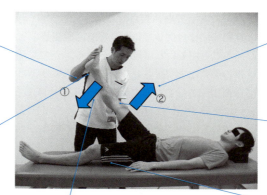

図13 ハムストリングスに対するホールドリラックス・ガイド

SLR最大伸張位より股関節伸展に対して最大静止性収縮を3〜5秒施行，その後，股関節屈曲方向へ自動運動を行わせる．可動域が増大したところで同様のアプローチを3〜5回繰り返す．

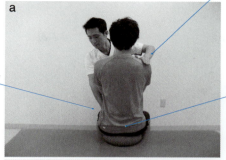

患者の凸側の上前腸骨棘に手掌をあてて患者の動く方向を誘導する

患者の凹側の肩峰に手掌をあてて患者の動く方向を誘導する

患者は，エアースタビライザー上に，可能な限り左右均等に体重をかけて端座位をとらせる

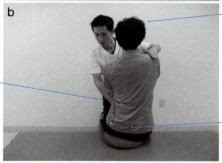

患者の凹側の肩峰に手掌をあてて患者の動く方向を誘導する

患者は，重心移動しても頭頸部を傾かせることなく視線は正面を向かせる

患者は凹側に重心移動してもらい，倒れないように保持させる

図14 肩甲帯・骨盤帯の柔軟性に対するアプローチ・ガイド
患者（右凹・左凸）はエアースタビライザー上に端座位をとり，凹側に重心移動させる．その際，凹側の肩甲帯が挙上してくるよう誘導する．痛みのない範囲でゆっくり10回程度反復運動させる．

意する．

2-2 下肢筋機能トレーニング

　下肢筋機能トレーニングに関しては，筋力テストの結果などから機能低下している原因を明らかにし，日常生活に与える影響度を考慮して目的に沿ってアプローチを進める．まず，神経症状として筋出力が低下している場合は，神経の回復過程に準じてトレーニング負荷量を上げていく．最も損傷され症状を認める神経はL4およびL5の神経症状で，重度に筋出力が低下している場合は背臥位や端座位にてエアースタビライザーを用いて自動介助にて筋収縮を促していく 図15, 16．その後，より歩行場面などを想定して立位にてアプ

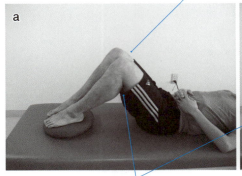
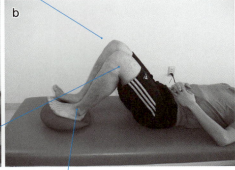

股関節内外旋中間位で行うと背屈が行いやすい．内反，外反を伴いたい場合は内旋，外旋位にするとよい

下腿三頭筋の収縮を緩めるために膝立て位で行う

健側のイメージで患側も能動的に動かすようにする

図15 臥位での足関節背屈筋に対する自動介助運動・ガイド
aの状態から踵をベッドに押し付けることでbの状態になる．エアースタビライザーの空気圧を利用して足関節背屈運動を促す．

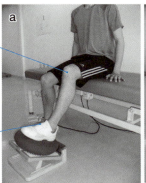
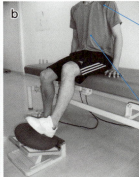

膝関節は45〜60°屈曲位に設定する

足関節は軽度底屈位を開始肢位に設定する

視覚で動きを確認しながら行う

足関節に集中するため上半身はリラックスさせておく

図16 座位での足関節背屈筋に対する自動介助運動・ガイド
aの状態から踵を床面に押し付けることでbの状態になる．端座位で行う場合は，視覚で動きをフィードバックできるメリットがある．

ローチする 図17 ．

　神経症状による筋機能の低下は認めず，活動量低下などを原因とする廃用性の筋力低下に関しては，抗重力筋の筋力低下を著明に認める．立位・歩行時に痛みのない姿勢で維持し続けるためにも，殿筋群の機

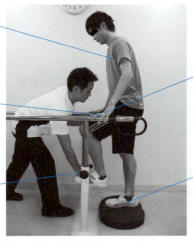

図17 立位での足関節背屈筋に対する抵抗運動・ガイド
歩行の遊脚相を想定して股・膝関節屈曲位で足関節の背屈を促す．静止性の収縮が可能になってきたら求心性・遠心性の収縮も練習する．

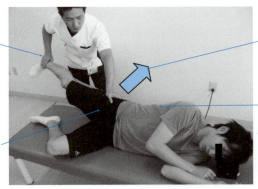

図18 側臥位での殿筋群外側部の強化トレーニング・ガイド
側臥位にて痛みの出ないよう脊椎のアライメントを調整して殿筋群外側部に筋収縮を促す．側臥位が安定しない場合は，静止性収縮からはじめ，少しずつ等張性収縮で抵抗量を増やしていく．

能を優先的にトレーニングする．背臥位の姿勢を保持することが困難な患者に対しては側臥位で，殿筋群の外側と内側に分けてアプローチし 図18, 19 ，立位バランスの向上に繋げる．

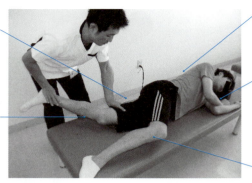

図19 側臥位での殿筋群内側部強化トレーニング・ガイド

側臥位にて痛みの出ないよう脊椎のアライメントを調整して下側の下肢伸展内転運動を行うことで殿筋群内側部に筋収縮を促す．側臥位が安定しない場合は，静止性収縮からはじめ，少しずつ等張性収縮で抵抗量を増やしていく．

2-3 体幹筋機能トレーニング

　LCS 患者の運動療法の主たる目的は痛みのない姿勢を保持できるようにすることである．そのためには，脊椎のアライメントをより正常に近づけることが重要になる．ただし，患者によって痛みが減少するアライメントは異なるため詳細な評価を行ってからトレーニングする必要がある．脊柱の安定性に最も関与する腹横筋，多裂筋などの深部筋を中心にトレーニングを行うが，その際の姿勢には十分注意する必要がある．痛みの出現しない姿勢で安定させるように調整するが，臥位から座位，立位へと難易度を上げながら行っていく．

　体幹の深部筋は収縮の確認が難しいため，プレッシャーバイオフィードバック装置を用いて深部筋の収縮を確認しながら行い正しいトレーニングを学習させていく．方法としては，腹横筋を収縮させプレッシャーバイオフィードバック装置の目盛りを 40 mmHg にセットし，呼吸を止めずに息を吐きながら 5〜10 秒間保持を 10 セット行う．初期設定で 40 mmHg まで上げられない場合は，40 mmHg を目標に徐々に圧を増やしていく．膝立て背臥位からはじめて端座位・立位と同様の負荷で実施する 図20〜22 ．

　多裂筋など背面の筋に対するアプローチは膝立て背臥位にてブリッジングに対して抵抗をかけて行う．足部にエアースタビライザーやストレッチポールを置き難易度を向上させることにより，体幹と殿筋の協調的な活動も促すことが可能である 図23 ．

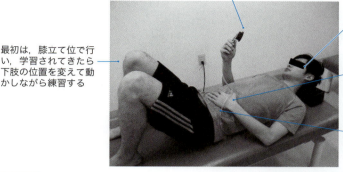

図20 プレッシャーバイオフィードバック装置を用いた背臥位での腹横筋トレーニング・ガイド
体幹の安定性を獲得させるために腹横筋のトレーニングを実施する．腹横筋は筋収縮を確認しづらい筋のためプレッシャーバイオフィードバック装置で間接的に評価しながらトレーニングする．

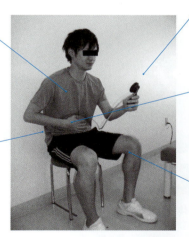

図21 プレッシャーバイオフィードバック装置を用いた座位での腹横筋トレーニング・ガイド
背臥位での腹横筋トレーニングを学習した患者の次のステップとして，より日常生活場面に近い座位で同様にプレッシャーバイオフィードバック装置を用いて腹横筋トレーニングを実施する．

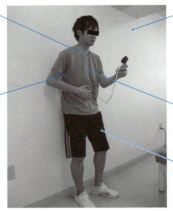

図22 プレッシャーバイオフィードバック装置を用いた立位での腹横筋トレーニング・ガイド

- 体幹が屈曲してこないようにする
- 壁と下位腰痛部の間にプレッシャーバイオフィードバック装置を挟み，呼気時に壁に押し付けるようにする
- 目盛りが40mmHgになるように力を入れてもらい，その目盛りを維持するようにする
- 片手で腹部の圧の変化を確認させる
- 膝関節は屈曲位とする

背臥位・座位の次のステップとして，日常生活を想定した立位でも同様にプレッシャーバイオフィードバック装置を用いて腹横筋トレーニングを実施する．

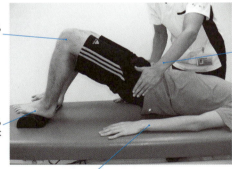

図23 ブリッジング運動による体幹・殿筋の協調運動トレーニング・ガイド

- 膝関節90°以上屈曲させることで殿部・体幹の収縮が強くなる
- 足底部を不安定にすることで，より協調的なトレーニングとなる
- 抵抗をかける方向を変化させ，患者にはその状況で静止しておいてもらう
- 上肢に関しては，最初はベッドに両手を付き安定させて行う．慣れてきたら，胸の前で組んで支持基底面を狭くして行う

ブリッジング運動は殿筋・体幹の筋収縮を促すのに効果的なトレーニングである．セラピストは抵抗のかける方向や抵抗量を変化させたり，収縮様態を静止性・求心性・遠心性など変化させたりすることで殿筋・体幹の協調運動トレーニングとなる．

2-4 持久力トレーニング

LCS患者は罹患歴が長いケースも多く全身持久力が低下していることが多い．間欠跛行が生じるため，自転車エルゴメーターを利用す

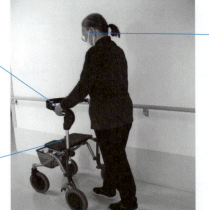

把持する高さが低くなりすぎないように調節する

視線が常に下向きにならないよう注意する

疾患特有の間欠跛行の症状が出現したときに座って休息が取れるタイプの歩行器を選択する

図24 シルバーカー歩行・ガイド
疾患特有の症状である間欠跛行に対するアプローチとして有効な手段の1つである．外出時の移動距離などに合わせて，シルバーカーと杖を使い分ける．

るなどして長時間行えるトレーニングを提供する．自転車エルゴメーターを使用する際は，馬尾神経症状を有する患者はサドルによる圧迫で痛みや異常感覚が悪化する危険を伴うため十分注意する[24]．

歩行時間を延長させていくためには，痛みに応じて杖やシルバーカーなどの適切な歩行補助具の使用を検討する 図24 ．

2-5 生活動作指導・練習，コルセット

日常生活動作において，腰椎の前後弯の動きを必要とする動作に関しては痛みを増悪させないで遂行できるように指導・練習する．特に，椅子からの立ち座りや洗面など屈む動作を必要とする場合に困難さを訴える．動作方法の指導に合わせて適切な高さの椅子を使用することを推奨する．また，ベッドではなく床に布団を敷いて就寝されている場合は，痛みを伴わない床面からの立ち上がり方の指導も必要である．体幹の安定性が得られていない場合，日常生活場面で痛みが増悪することがあるため，長時間に及ぶ作業時にはダーメンコルセットなどの軟性体幹装具を使用することも考慮する[25]．

2-6 患者教育

　下肢に痛みが生じる理由について理解してもらえるように骨模型などを使用して病態などを説明し，その上で生活上の注意点などをパンフレットにまとめて説明する．トレーニングの効果や目標なども記載することで，痛みはある程度自分自身でもコントロールできることを教え，精神的な不安を軽減さる．患者個々によって生活スタイルが異なるため，生活におけるアドバイスは症状も含めそれぞれに適した教育を行う．

❖文献

1) Arnoldi CC, Brodsky AE, Cauchoix J, et al. Lumbar spinal stenosis and never root entrapment syndromes. Definition and classification. Clin Orthop. 1976；115：4-5.
2) 菊地臣一．腰椎変性疾患．In：鳥巣岳彦，国分正一，総編集．標準整形外科学．第 9 版．東京：医学書院；2005．p. 476-96.
3) 大島正史，徳橋泰明．腰部脊柱管狭窄症の診断と治療—ガイドラインを中心に—．日大医誌．2012；71：116-22.
4) 紺野慎一．腰部脊柱管狭窄症の診断サポートツール．日本腰痛会誌．2009；15：32-8.
5) 山崎　健．腰部脊柱管狭窄症の疫学調査と QOL 調査—地方都市における一般住民の有病率と健康関連 QOL 調査—．MB Orthop. 2010；23：11-8.
6) 宮本雅史，元文芳和，伊藤博元．腰部脊柱管狭窄症の診断治療．J Nippon Med Sch. 2002；69：583-7.
7) 金景成，井須豊彦．脊髄外科研究に用いられるスコアリングシステムおよびその特徴②腰椎疾患の評価システム．Spinal Surgery. 2015；29：18-25.
8) 金景成，佐々木学，川本俊樹，他．脊椎脊髄疾患の神経症状の評価方法に関する指針—臨床研究に用いられるスコアリングシステム—．Spinal Surgery. 2016；30：41-52.
9) Schwab FJ, Blondel B, Bess S, et al. Radiographical spinopelvic parameters and disability in the setting of adult spinal deformity. Spine. 2013；38：803-12.
10) Smith JS, Singh M, Klineberg E, et al. Surgical treatment of pathological loss of lumbar lordosis (flatback) in patients with normal sagittal vertical axis achieves similar clinical improvement as surgical treatment of elevated sagittal vertical axis. J Neurosurg Spine. 2014；21：160-70.
11) Richardson C. Therapeutic exercise for spinal segmental stabilization low back pain. United Kingdom：Churchill Livingstone；1999.
12) 石田和宏，佐藤栄修，伊藤修一．腰部安定化機能評価．日本腰痛会誌．

2003; 9: 137-41.
13) Alison L. Balance disorder. Neurological Rehabilitation (ed Umphr D). Sait Louis: Mosby; 1995. p. 802-37.
14) 対馬栄輝, 對馬 均, 石田水里, 他. 下肢の運動戦略と Functional Reach Test―足・股・踵上げ運動戦略の違いが Functional Reach 距離, 重心の前後移動, 重心動揺面積に及ぼす影響―. 理学療法科学. 2001; 16: 159-65.
15) Wernick-Robinson M, Kerbs DE, Giorgetti MM. Functional reach: dose it really measure dynamic balance? Arch Phys Med Rehabil. 1999; 80: 262-9.
16) Fujiwara A, Kobayashi N, Saiki K, et al. Association of the Japanese Orthopaedic Association score with the Oswestry Disability Index, Roland-Morris Disability Questionnaire, and short-form 36. Spine. 2003; 28: 1601-7.
17) Haro H, Maekawa S, Hamada Y. Prospective analysis of clinical evaluation and self-assessment by patients after decompression surgery for degenerative lumbar canal stenosis. Spine J. 2008; 8: 380-4.
18) Bombardier C. Spine force issue introduction: outcome assesments in the evaluation of treatment of spinal disorders: summary and general recommendations. Spine. 2000; 25: 3097-9.
19) 松岡紘史, 坂野雄二. 痛みの認知面の評価: Pain Catastrophizing Scale 日本語版の作成と信頼性および妥当性の検討. 心身医療. 2007; 47: 95-102.
20) Michael JL Sullivan. The Pain Catastrophizing Scale. User Manual. 2009.
21) Yoshida K, Hayashi J, Ohzono K, et al. A validation study of the Brief Scale for patients with chronic low back pain (verification of reliability, validity, and reproducibility). J Orthop Sci. 2011; 16: 7-13.
22) 日本整形外科学会, 日本脊椎脊髄病学会. 腰部脊柱管狭窄症診療ガイドライン. 東京: 南江堂; 2011.
23) Tanigawa RC. Comparison of the hold relax procedure and passive mobilization on increasing muscle length. Phys Ther. 1972; 52: 725-35.
24) 半田一登, 右田 寛. 腰部脊柱管狭窄患者の歩行練習. PT ジャーナル. 2006; 40: 643-7.
25) 小松泰喜, 奥泉宏康. 理学療法から見た体幹装具の課題. 日本装具学会誌. 2003; 19: 215-21.

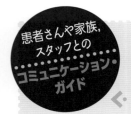

Communication Guide:
「XX?」ときかれたらどうする？

Q「痛みに耐えながらでもたくさん歩いた方がいいのでしょうか？」ときかれたらどうする？

A 痛みの出現する箇所やどのような痛みかによって変わってきます．詳細な評価のもと，狭窄部位の影響による神経症状として間欠跛行が出現していると判断される場合は，痛みに耐えながら歩行することはお勧めできません．痛みに耐えながら歩行を継続すると，痛みを回避する姿勢での歩行となり，脊椎だけでなく股関節や膝関節など他の部位にまで過度な負担をかけ続けることになります．また，「歩く」＝「痛みが出現する」という負のイメージが学習されてしまいます．精神的な不安にも繋がっていき，他の動作まで制限してしまうきっかけにもなりかねないので注意する必要があります．トレーニング量が増加してくることにより筋肉痛が生じている可能性もあります．筋肉痛の場合は，歩行前後にストレッチ運動を取り入れるなどして適度な歩行は行った方がよいです．

Q「コルセットはした方がよいですか？」ときかれたらどうする？

A 最近は様々な形や素材のコルセットが存在します．観血的治療を施行していない LCS 患者に対しては軟性コルセットを処方されることが多いです．処方された軟性コルセットは個人の体格に合わせているため，体幹の安定性を増大するのに有効といわれています．軟性コルセットを着用するということは，安定させるための筋肉を1枚付け加えた状態と同じような意味がありますので，体幹の安定性が著しく乏しい患者に対しては有効な手段です．しかし，軟性コルセットの効果で体幹の安定性が得られるため，実際に体幹を安定させるために働くべき筋の活動性を少なくしていることになります．痛みの程度や動作に応じて考慮すべきですが，廃用性筋萎縮を防ぐためにも日常場面で常時コルセットを着用することは勧められません．患者さんによって症状も活動性も異なりますので，場面によって適切な着用を指導していくことが重要になります．

<伊藤貴史>

索引

あ

アイシング	44
圧痛検査	163
圧迫型胸郭出口症候群	3, 9
圧迫骨折	254
アプリヘンジョンテスト	89
アライメント	144, 166, 323
安定化エクササイズ	289
安楽肢位	309

い

一次感覚ニューロン	309
インナーマッスル	90, 105
インピンジメント	90, 134

う

運動器不安定症	262
運動耐容能	270
運動併用セルフモビライゼーション	247

え

エアプレインエクササイズ	342
腋窩部圧痛テスト	57
エルボーバンド	158
遠位橈尺関節	216, 221
炎症期	36
炎症メディエーター	300, 313

お

横断マッサージ	311
起き上がり動作	269

か

カールアップエクササイズ	340
回外・肘伸展ROMエクササイズ	152
回旋筋腱板	105
外転装具	115
回内ROMエクササイズ	153
回内屈筋群エクササイズ	175
外反ストレステスト	164
開放性運動連鎖	134
界面構造	208
過外転症候群	9
仮骨形成	130
下肢機能異常	172
加速期	73
片脚デッドリフト	78
片脚立位検査	262
片脚立位伸展テスト	326
肩関節機能異常	167
肩関節後方構成体	61, 75
肩関節周囲炎	34
肩関節周囲の筋タイトネス	168
肩関節脱臼	86
肩関節の可動域制限	168
滑膜ひだ	140
可動域測定	39
間欠性跛行	346
関節突起間部	319
関節内圧	38
関節包	40, 45
関節モビライゼーション	285, 288

き

機械的刺激	36
機能的関節窩	132
キャット−キャメルエクササイズ	337
急性炎症期	150
胸郭アライメント	66

胸郭出口症候群	2
胸郭の拡張不全	65
胸鎖症候群	9
胸椎伸展ホールドリラックス	338
恐怖回避思考	285
魚椎	255
起立方法	269
筋スパズム	94
筋タイトネス	145
筋長検査	242, 327
筋の攣縮	38

■く

屈筋腱損傷	190
グローバル筋	289

■け

頚椎牽引	245
頚椎症性神経根症	232, 244
頚椎の自動運動パターンの異常	239
頚部深層屈筋群	240
頚肋	2
頚肋症候群	9
牽引型胸郭出口症候群	3, 9
肩甲胸郭関節	42, 47, 117
機能異常	169
肩甲挙筋	19, 20, 240, 245
肩甲骨アライメント	63, 169
肩甲上腕関節	45, 117
肩甲上腕リズム	94
剣状突起高拡張差	120
腱板	47
腱付着部症	139
肩峰下圧	47

■こ

後期高齢者	122
硬性コルセット	265
広背筋	75
広背筋伸張テスト	336

後方障害	165
絞扼性の神経根障害	306
コッキング期	72
骨盤脊椎アライメント	351
コルセット	264

■さ

座位姿勢の修正エクササイズ	291
サイドブリッジエクササイズ	340
猿手	205
三角線維軟骨複合体	215

■し

示指伸展テスト	144
姿勢アライメント	259
姿勢制御の再教育	247
姿勢評価	261
斜角筋間隙	3, 16
斜角筋症候群	9
尺側手根屈筋	223, 226
尺側手根伸筋	222, 226
尺側手根伸筋腱	215
尺側手根伸筋腱鞘	217
尺側部痛	185, 188, 194, 215
尺骨神経障害	165
就寝姿勢	212
修正 Thomas test	280, 281
手関節固定装具	208
手根管	197
手根管症候群	190, 197
原因分類	200
手根中央関節	185, 192
手根部オープニングテクニック	209
上位交差性症候群	206
小胸筋	19, 21
小胸筋下間隙	3
上肢伸張検査 A	237
上肢の空間保持	130
小頭 OCD	161
上腕骨外側上顆炎	139

上腕骨近位部骨折	113
上腕骨小頭離断性骨軟骨炎	161
上腕骨頭	45, 136
求心安定性評価	62
上腕三頭筋エクササイズ	175
上腕二頭筋長頭	125
職場環境の改善	250
シングルレッグデッドリフトエクササイズ	
	342
神経筋コントロール	96, 106
神経根	298
圧迫	234
神経伸張テスト	304
神経の滑走性と伸張性	303
人工肩関節置換術	115
深指屈筋腱	208
伸展エクササイズ	287

■ す

髄節	302
スクイージング	123
スクワット動作の修正エクササイズ	292
スコッチテリアの首輪	320
ステロイド	272
スパーリングテストA	237
スパスム	38
スライダー	210
3-part骨折	116

■ せ

成人型野球肘	160
正中神経	197
正中神経スライダーテクニック	211
正中神経の掌枝	202
生理学的椎間関節他動運動	242
脊柱後弯	257, 259, 266
脊柱・骨盤のアライメント	239
脊椎のアライメント	260
楔状椎	255
セルフモビライゼーション	246

前鋸筋	77
浅指屈筋腱	208
前斜角筋	19
剪断安定性テスト	324
仙腸関節	283
セントラリゼーション	285
前腕回内・回外運動	146
前腕回内・回外可動域	147

■ そ

総掌側指神経	204
僧帽筋下部線維	49, 50, 65, 77, 240
僧帽筋上部線維	240, 245
僧帽筋中部線維	65

■ た

ダーメンコルセット	365
体幹	
安定化機構	307
回旋可動域	69
機能評価	171
筋力強化	267
体幹屈筋群持久力テスト	328
体幹伸筋群持久力テスト	329
体幹深層筋	307
体幹装具	264
体幹側腹筋群持久力テスト	329
大結節骨折	113
第2肩関節	41
他動的椎間関節副運動	244
多分節伸展パターン	330, 331
段階的投球復帰	173, 177
短母指外転筋	204
短母指屈筋深頭	204
短母指屈筋浅頭	204

■ ち

中央化現象	285
肘関節機能異常	165
中指伸展テスト	144

虫様筋	204
長母指外転筋	204
長母指屈筋	204
長母指屈筋腱	208
長母指伸筋損傷	190

■ つ

椎間関節	275
椎間関節のすべり運動	312
椎間孔狭窄	234
椎間板	275
椎体骨折	256

■ て

デスクワークの姿勢	149
テノデーシス	186, 187
デルマトーム	348
デルマトーム領域	301
テンショナー	210

■ と

投球位相	162
投球障害肩	54
投球障害肘	160
投球動作	54
投球動作エクササイズ	176
投球動作の各相	54
頭頚部屈曲エクササイズ	249
頭頚部屈曲テスト	241
凍結肩	34
橈骨遠位端骨折	181, 216
橈骨手根関節	185, 192
疼痛回避姿勢	304, 357
疼痛軽減肢位	45
疼痛誘発テスト	141, 164
頭部前方位姿勢	238, 249
頭部前方突出姿勢	16
トリガーポイント	8
ドローイン	27, 29

■ な

内側側副靱帯損傷	162
ナポレオンテスト	91
軟性コルセット	265

■ に

日本語版 Neck Disability Index（NDI）	234
日本語版 Patient-Specific Functional Scale（PSFS）	236
日本整形外科学会上腕骨外側上顆炎診療ガイドライン	139

■ は

バードドッグエクササイズ	290, 339
ハーフニーリングエクササイズ	341
廃用症候群	263
破局的思考	285, 355
発育期型野球肘	160
馬尾	298
バランス練習	271

■ ひ

肘伸展可動域	147
非特異的腰痛	274
ピンチ力	204

■ ふ

不安定骨折	126
フォロースルー期	73
腹横筋	282, 283, 289
腹腔内圧	268
浮腫	183
評価	184
ブリストウ法	88
フリックサイン	197
プレスアップ	333
プレッシャーバイオフィードバック装置	350, 362

■ へ

閉鎖性運動連鎖	134
ベリープレステスト	91
変形性関節症	162
変形性手関節症	190
扁平椎	255

■ ほ

ホールドリラックス	357
歩行補助具	260
歩行練習	271
母指対立筋	204
母指内転筋	204
ボディーチャート	322, 348, 349

■ め

メカノレセプター	46

■ や

夜間痛	37, 44, 200
野球肘	160

■ よ

腰椎骨盤リズム	278, 283
腰椎椎間板ヘルニア	298
腰椎椎弓	319
腰椎の生理的前弯	293, 315
腰椎不安定性	283
腰椎分離症	319
腰部脊柱管狭窄症	346
診断サポートツール	347

■ ら

ラタージェット法	88
ラテラルスクワット	79

■ り

リーチバッグエクササイズ	339
立位姿勢の修正エクササイズ	292

立位伸展・回旋テスト	326
立位伸展テスト	325
リフト・オフテスト	91
リロケーションテスト	89
臨床予測ルール	233

■ れ

レンプリサージ	88

■ ろ

ローカル筋	282, 283, 289
肋鎖間隙	3, 16

■ わ

ワインドアップ期	71
腕神経叢	5

■ A

Adson test	11
ASLR test	284

■ B

ballottement test	219
Bankart 損傷	86, 89

■ C

Carpal compression test	201
CKC エクササイズ	175
closed kinetic chain upper extremity stability test（CKCUES）	99
Colles 骨折	181, 182, 191
combined abduction test	60
craniocervical flexion test（CCFT）	241

■ D

Disability of the Arm, Shoulder and Hand（DASH）	188
double crush syndrome	206

E

Eden test 14
enthesopathy 139

F

FABER テスト 334
Faces Pain Scale（FPS） 257
Fear-Avoidance Beliefs Questionnaire （FABQ） 285
femoral nerve stretching test（FNST） 304
finger sign 37
fovea sign 220
freezing phase 44
Fringe impingement test 144
frozen shoulder 34
Functional Reach Test（FRT） 354

H

Halsted test 15
head forward and rounded scapular posture（HFRSP） 98
Hill-Sachs 病変 87, 89
Hip-Spine Syndrome 259
horizontal flexion test 60

K

Kemp's test 326

L

lumber spiral canal stenosis（LCS） 346

M

MHQ 188
Mill's test 142
modified cross-body horizontal adduction stretching 74
modified sleeper stretching 74
modified Thomas test 335

Morley test 10
MOS 36-item Short Form Health Survey（SF-36） 188

N

Neer の four segment classification 114
Numerical Rating Scale（NRS） 275, 321

O

Ober test 280
Oswestry Disability Index（ODI） 276, 354

P

Pain Catastrophizing Scale（PCS） 285, 356
palm sign 37
Palmer 分類 216
passive accessory intervertebral movements（PAIVMs） 244, 278
passive physiological intervertebral movements（PPIVMs） 242, 278
Patient Evaluation Measure（PEM） 188
Patient-Rated Wrist Evaluation （PRWE） 188
perfect "O" sign 205
Phalen's test 201
piano key sign 219
PQRST 法 90
press test 219
prone instability test 283, 284

Q

quadrilateral space 圧痛テスト 57

R

ring finger splitting 203

Roland-Morris Disability Questionnaire（RDQ） 276, 354
Romberg 徴候 131
ROM 制限 146
ROM 測定 146
Roos test 13

S

scapular dyskinesis 62, 94, 95
Selective Functional Movement Assessment（SFMA） 330
setting phase 40, 47
shake hand test 218
shrug sign 40
SLAP 損傷 87
Smith 骨折 181, 182
STarT back screening tool 285
stooping エクササイズ 126
straight leg raise test（SLR） 303

T

Tampa Scale of Kinesiophobia（TSK） 285
tear drop sign 205

TFCC 215
Thomas test 259, 266
Thomsen test 143
thoracic outlet syndrome（TOS） 2
Time Up & Go test 262
Tinel 徴候 8, 201

U

ulnocarpal stress test 218

V

VDT 作業 206
Visual Analogue Scale（VAS） 275, 321

W

Wright test 12

Z

zero position での外旋筋力 67
zero position での肩外旋トレーニング 76
zero position での肘伸展トレーニング 76

疾患別整形外科理学療法ベストガイド
上肢・脊椎編　　　　　　　ⓒ

発　　行　2018年11月10日　　1版1刷

編著者　相　澤　純　也
　　　　中　丸　宏　二
　　　　平　尾　利　行

発行者　株式会社　中外医学社
　　　　代表取締役　青　木　滋

〒162-0805　東京都新宿区矢来町62
電　　話　03-3268-2701（代）
振替口座　00190-1-98814番

印刷・製本/三報社印刷（株）　　〈KH・YT〉
ISBN 978-4-498-08328-8　　Printed in Japan

JCOPY　＜(社)出版者著作権管理機構 委託出版物＞

本書の無断複写は著作権法上での例外を除き禁じられています．複写される場合は，そのつど事前に，（社）出版者著作権管理機構（電話 03-3513-6969, FAX 03-3513-6979, e-mail: info@jcopy.or.jp）の許諾を得てください．